现代肿瘤诊疗新方法

主编 朱利楠 高明 黄华忠 李向荣 彭毅

XIANDAI
ZHONGLIU ZHENLIAO
XINFANGFA

科学技术文献出版社
SCIENTIFIC AND TECHNICAL DOCUMENTATION PRESS

·北京·

图书在版编目（CIP）数据

现代肿瘤诊疗新方法 / 朱利楠等主编. — 北京：科学技术文献出版社，2018.5
ISBN 978-7-5189-4479-8

Ⅰ.①现… Ⅱ.①朱… Ⅲ.①肿瘤—诊疗 Ⅳ.①R73

中国版本图书馆CIP数据核字(2018)第104402号

现代肿瘤诊疗新方法

策划编辑：曹沧晔　　　责任编辑：曹沧晔　　　责任校对：赵　瑷　　　责任出版：张志平

出 版 者　科学技术文献出版社
地　　址　北京市复兴路15号　邮编 100038
编 务 部　(010) 58882938，58882087（传真）
发 行 部　(010) 58882868，58882874（传真）
邮 购 部　(010) 58882873
官方网址　www.stdp.com.cn
发 行 者　科学技术文献出版社发行　全国各地新华书店经销
印 刷 者　济南大地图文快印有限公司
版　　次　2018年5月第1版　2018年5月第1次印刷
开　　本　880×1230　1/16
字　　数　412千
印　　张　13
书　　号　ISBN 978-7-5189-4479-8
定　　价　148.00元

前　言

　　近年来，随着人们对健康的愈加关注以及许多关于肿瘤诊治的新理论、新知识的不断涌现，使肿瘤临床诊疗与创新的发展愈加迅速。我们工作在临床一线的广大医务人员丞须更多地了解和掌握有关肿瘤诊治的新理论、新观点、新技巧，以便更加出色地完成肿瘤疾病相关的医疗工作。为此，我们广泛参考国内外文献，结合自身多年丰富的临床经验，编著了本书，希望能对广大同仁提供具有参考价值的信息和实用的诊疗方法。

　　本书首先总体概括了现代肿瘤的诊断基础、治疗方法等内容；其次详细介绍了临床常见肿瘤疾病的诊断和治疗手段，包括甲状腺肿瘤、乳腺肿瘤、消化道肿瘤、骨肿瘤等相关内容。书中内容简明实用、论述详尽、资料新颖、图文并茂，对肿瘤疾病的诊断和治疗具有指导意义，适合我国各级临床医生尤其低年资实习医生阅读参考。

　　本书的参编者有参与临床实践多年的专家，也有参与肿瘤疾病诊疗的后起之秀，他们均为本书的最后出版付出了巨大的心血，在此一并表示最真诚的谢意。由于编者的精力有限且编写时间仓促，书中难免存在不当之处，敬请广大读者批评斧正。

编　者

2018 年 4 月

目　录

第一章

肿瘤总论

第一节 概述

（一）定义

肿瘤（tumor，neoplasm）是指机体内易感细胞在各种致瘤因子的作用下，引起的遗传物质改变，包括原癌基因突变或扩增，抑癌基因失活或缺失，基因易位或产生融合性基因等，导致细胞内基因表达失常，细胞异常增生而形成的新生物。肿瘤细胞失去正常生长调节功能，具有自主或相对自主生长能力，当致瘤因子停止后仍能继续生长。

（二）肿瘤的性质

根据肿瘤的生长特性和对身体危害程度可将肿瘤分为良性肿瘤、恶性肿瘤以及介于良、恶性肿瘤之间的交界性或中间性肿瘤 3 种类型。

1. 良性肿瘤　是指无浸润和转移能力的肿瘤，ICD－O 编码为 XXXX/0。肿瘤通常有包膜包绕，或周界清楚，多呈膨胀性生长，生长速度缓慢，瘤细胞分化成熟，对机体危害小，经局部切除后一般不会发生局部复发。少数良性肿瘤或瘤样病变所发生的局部复发多因切除不净或病变的再生所致，对局部不会造成破坏性，经完整切除后仍可获得治愈。极少数在组织学上看似良性的肿瘤可发生远处转移，但并无可靠的组织学指标来预测转移，如发生于皮肤的富于细胞性纤维组织细胞瘤。

2. 交界性或中间性肿瘤（borderline or intermediate tumor）　是指组织学形态和生物学行为介于良性和恶性肿瘤之间的肿瘤，ICD－O 编码为 XXXX/1。在临床实践中，良、恶性难以区分的肿瘤并不少见，这类肿瘤的诊断标准往往不易确定。因此，在作交界性或中间性肿瘤的诊断时，常需附以描述和说明。

交界性肿瘤又分为局部侵袭型（locally aggressive）和偶有转移型（rarely metastasizing）两种亚型。前者是指肿瘤可在局部形成侵袭性和破坏性生长，并易发生局部复发，但不具备发生转移的潜能，临床上常需作局部扩大切除以控制局部复发；后者是指肿瘤除在局部呈侵袭性生长外，还具备转移的能力，多转移至区域淋巴结和肺，但转移率多小于 2%，并无可靠的组织学指标可供来预测转移。

3. 恶性肿瘤　是指具有浸润和转移能力的肿瘤。肿瘤通常无包膜，周界不清，向周围组织浸润性生长，生长速度快，瘤细胞分化不成熟，有不同程度的异型性，对机体危害大，常可因复发或转移而导致患者死亡。ICD－O 编码有两种，XXXX/2 代表原位癌或 Ⅲ 级（高级别）上皮内瘤变，XXXX/3 代表恶性肿瘤。

（三）肿瘤的相关术语

1. 增生（hyperplasia）　组织中正常细胞的细胞数目异常增多称为增生。增生的细胞形态正常，无异型性。引起增生的刺激因子（物理性、化学性或生物性）一旦去除，组织可以恢复到正常状态。

2. 化生（metaplasia）　一种终末分化的细胞转化为另一种分化成熟的细胞称为化生。现已知化生的细胞实际上来自正常细胞中的储备细胞，并非是终末分化的正常细胞。在化生的基础上，化生细胞发生异型增生可进展为恶性肿瘤。

3. 分化（differentiation） 从胚胎到发育成熟过程中，原始的幼稚细胞能向各种方向演化为成熟的细胞、组织和器官，这一过程称为分化。肿瘤可以看成是细胞异常分化的结果，不同肿瘤中瘤细胞分化的水平不同。良性肿瘤细胞分化成熟，良性肿瘤在很大程度上相似于其相应的正常组织，如脂肪瘤中的瘤细胞相似于正常的脂肪细胞，有时甚至难以区别，平滑肌瘤中的瘤细胞与正常的平滑肌细胞极为相似。恶性肿瘤根据其瘤细胞分化程度的不同，与其相对应正常组织的相似程度各异，如脂肪瘤样脂肪肉瘤中的瘤细胞相似于正常的脂肪细胞，而多形性脂肪肉瘤中的瘤细胞在形态上与正常的脂肪细胞却相差甚远。一般来讲，恶性肿瘤可分为分化好（well differentiated）、中分化（moderately differentiated）和分化差（poorly differentiated），或分为Ⅰ级、Ⅱ级和Ⅲ级。少数肿瘤分化太差，以至于无法确定分化方向时，称为未分化（undifferentiated）。偶尔，部分恶性程度较低或分化良好的恶性肿瘤在发展过程中出现分化差的区域，提示肿瘤向高度恶性的肿瘤转化或发生去分化（dedifferentiation），如在原发或复发的隆突性皮纤维肉瘤中，有时可见到类似成年型纤维肉瘤的区域，发生于腹膜后的分化良好的脂肪肉瘤可发生去分化。

4. 间变（anaplasia） 恶性肿瘤细胞失去分化称为间变，相当于未分化。间变性肿瘤（anaplastic-tumor）通常用来指瘤细胞异型性非常显著，如间变性脑膜瘤、大细胞间变性淋巴瘤和间变性横纹肌肉瘤等。

5. 癌前病变（precancerous lesion） 是恶性肿瘤发生前的一个特殊阶段，所有恶性肿瘤都有癌前病变，但并非所有的癌前病变都会发展成恶性肿瘤。当致癌因素去除以后，可以恢复到正常状态。如致癌因素持续存在，可演变成恶性肿瘤。癌前病变不同于癌前疾病（precancerous disease），前者不是一个独立疾病，后者是一种独立的疾病，如黏膜白斑、慢性炎症、慢性溃疡、结节性肝硬化、未降睾丸、结肠多发性腺瘤性息肉病、色素痣和着色性干皮病等。

6. 非典型性（atypia） 指细胞学上的异常，在炎症、修复性增生和肿瘤性病变中，可出现不同程度的非典型性。

7. 异型增生（dysplasia） 一种以细胞学异常和结构异常为特征的癌前病变。细胞学异常主要体现在细胞核上，包括细胞核增大、核形不规则、核仁明显、核质比例增大和核分裂象增多；结构异常包括细胞排列紊乱，极性丧失。

8. 上皮内瘤变（intraepithelial neoplasia） 或称上皮内瘤形成，是指上皮性恶性肿瘤浸润前的肿瘤性改变，包括细胞学和结构两个方面的异常。上皮内瘤变与异型增生的含义非常近似，有时可互用，但前者更强调肿瘤形成的过程，后者强调形态学的改变。上皮内瘤变涵盖的范围也比异型增生要广些，通常还包括原位癌。

9. 原位癌（carclnoma in situ） 又称上皮内癌（intraepithelial carcinoma）或浸润性前癌，是指细胞学上具有所有恶性特点，但尚未突破上皮基底膜的肿瘤。

10. 早期浸润性癌（early invasive carcinoma） 癌细胞突破上皮基底膜或黏膜腺体，但侵犯周围组织局限在一定范围内，成为早期浸润性癌。早期浸润性癌的诊断标准一般以浸润深度为准，但不同器官或部位不完全一致。早期浸润性癌发生转移的危险性小，绝大多数能完全治愈。

（1）早期宫颈癌：指浸润性鳞状细胞癌的浸润深度在距基底膜 3mm 以内。

（2）早期食管癌：指癌组织累及黏膜下层以上的浅表部位而未侵及肌层，无淋巴结或远处转移。

（3）早期胃癌：指癌组织仅累及黏膜层和（或）黏膜下层，不论癌的大小和有无淋巴结转移。

（4）早期大肠癌：指癌组织穿过黏膜肌层，累及黏膜下层，但尚未侵及浅肌层。仅局限于黏膜层内的黏膜内癌仍包括在高级别上皮内瘤变中，一般无淋巴结转移，但浸润至黏膜下层的早期大肠癌 5%～10% 可发生局部淋巴结转移。

（5）早期肝癌：单个癌结节或相邻两个癌结节直径之和 <3cm。

（6）早期肺癌：经手术和病理证实的Ⅰ期（$T_1N_1M_1$ 或 $T_2N_0M_0$）肺癌。

11. 浸润性癌（invasive carcinoma） 突破上皮基底膜侵犯间质的上皮性恶性肿瘤。依据浸润的深度分为早期癌、中期癌和进展期（晚期）癌。

（四）良性肿瘤和恶性肿瘤的区别

良性肿瘤和恶性肿瘤的区别主要依据于肿瘤的分化。此外，复发和转移也是重要的依据，但这些区别均具有相对性，如发生于皮肤的富于细胞性纤维组织细胞瘤和发生于唾液腺的多形性腺瘤可转移至肺，依据目前的常规组织学无法预测其转移潜能。有时良性肿瘤与恶性肿瘤的界限并非截然可分，故要判断肿瘤的良、恶性绝非易事，需要长期工作经验的积累。良性肿瘤和恶性肿瘤的一般区别点参见表1-1。

表1-1　良性肿瘤和恶性肿瘤的区别

	良性肿瘤	恶性肿瘤
生长速度	缓慢	快
生长方式	膨胀性	浸润性，破坏性
包膜	常有包膜	无包膜或包膜不完整，或为假包膜
色泽和质地	接近相应的正常组织	与相应的正常组织相差甚远
分化	好	差
细胞形态和组织结构	变异较小	有明显的异型性，排列紊乱或极性丧失
核分裂象	不易见到	明显增多
肿瘤性坏死	无	常有
复发和转移	一般无	常复发，易转移

（五）恶性肿瘤的病理分级和分期

1. 恶性肿瘤的病理分级　国际上普遍采用的是3级分级法，有些肿瘤采用4级或2级或不作进一步分级。

Broders将鳞状细胞癌分成4级，代表由低到高逐步递增的恶性程度。Ⅰ级：未分化间变细胞在25%以下。Ⅱ级：未分化间变细胞在25%～50%。Ⅲ级：未分化间变细胞在50%～75%。Ⅵ级：未分化间变细胞在75%以上。这种分级法曾被普遍应用于其他肿瘤，但由于4级法较烦琐，现已普遍采用3级法。

以皮肤鳞状细胞癌为例，Ⅰ级：癌细胞排列仍显示皮肤各层细胞的相似形态，可见到基底细胞、棘细胞和角化细胞，并有细胞间桥和角化珠；Ⅱ级：细胞分化较差，各层细胞区别不明显，仍可见到角化不良细胞；Ⅲ级：无棘细胞，无细胞间桥，无角化珠，少数细胞略具鳞状细胞癌的形态。3级法可用Ⅰ、Ⅱ和Ⅲ级表示，也可用高分化、中分化和低分化表示。

种类型的腺癌也可根据其腺管结构和细胞形态分为3级。Ⅰ级的癌细胞相似于正常的腺上皮，异型性小，且有明显的腺管形成；Ⅱ级的癌细胞显示中等程度的异型性，有少量腺管形成；Ⅲ级的癌细胞异型性大，且无腺管形成，呈巢状或条索状生长。

神经胶质瘤（星形细胞瘤、少突胶质瘤、室管膜瘤）分为4级，Ⅰ级为良性，Ⅱ、Ⅲ、Ⅳ级分别为低度、中度和高度恶性。

畸胎瘤也分为4级，0级：全部组织分化成熟；Ⅰ级：有小灶性的胚胎性或未成熟组织；Ⅱ级：中等量胚胎性或未成熟组织，可见到核分裂象；Ⅲ级：大量胚胎性或未成熟组织，核分裂象多。

法国癌症中心联合会（French Federation Nationale des Centres de Lutte Contre le Cancer，FNCLCC）根据软组织肉瘤的分化、有无肿瘤性坏死及其在肿瘤内所占的比例以及核分裂象的计数将其分为3级，详见表1-2和表1-3。

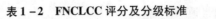

表1-2　FNCLCC评分及分级标准

组织学参数	评分
Ⅰ. 肿瘤分化	
肉瘤与正常成人组织极其相似（如分化良好的脂肪肉瘤，低度恶性的纤维肉瘤、恶性周围神经鞘膜瘤、平滑肌肉瘤和软骨肉瘤）	1
组织学类型确定的肉瘤（如黏液性脂肪肉瘤，经典型纤维肉瘤和恶性周围神经鞘膜瘤，分化良好的恶性血管外皮瘤，黏液性和席纹状恶性纤维组织细胞瘤，黏液性软骨肉瘤，经典型血管肉瘤）	2
组织学类型不能确定的肉瘤（如差分化和上皮样恶性周围神经鞘膜瘤，巨细胞和炎症型恶性纤维组织细胞瘤，横纹肌肉瘤，滑膜肉瘤，差分化平滑肌肉瘤，圆细胞、多形性及去分化性脂肪肉瘤，骨外尤因肉瘤/外周原始神经外胚瘤，骨外骨肉瘤，腺泡状软组织肉瘤，上皮样肉瘤，透明细胞肉瘤，差分化/上皮样血管肉瘤，间叶性软骨肉瘤）	3
Ⅱ. 肿瘤性坏死	
无	0
≤50%	1
＞50%	2
Ⅲ. 核分裂象计数	
0～9/10 高倍视野	1
10～19/离倍视野	2
≥20/高倍视野	3
组织学分级	总分
1	2，3
2	4，5
3	6，7，8

表1-3　软组织肉瘤的FNCLCC分级

组织学类型	分级
分化良好的脂肪肉瘤	1
黏液性脂肪肉瘤	2
圆细胞脂肪肉瘤	3
多形性脂肪肉瘤	3
去分化脂肪肉瘤	3
分化良好的纤维肉瘤	1
经典型纤维肉瘤	2
差分化纤维肉瘤	3
分化良好的恶性周围神经鞘膜瘤	1
经典型恶性周围神经鞘膜瘤	2
差分化恶性周围神经鞘膜瘤	3
上皮样恶性周围神经鞘膜瘤	3
恶性蝾螈瘤	3
恶性颗粒细胞瘤	3
分化良好的恶性血管外皮瘤	2
经典型恶性血管外皮瘤	3
黏液性恶性纤维组织细胞瘤	2
经典型席纹状/多形性恶性纤维组织细胞瘤	3

组织学类型	分级
巨细胞型/炎症性恶性纤维组织细胞瘤	3
分化良好的平滑肌肉瘤	1
经典型平滑肌肉瘤	2
差分化/多形性/上皮样平滑肌肉瘤	3
双相型/单相纤维型滑膜肉瘤	3
胚胎性/腺泡状/多形性横纹肌肉瘤	3
分化良好的软骨肉瘤	1
黏液性软骨肉瘤	2
间叶性软骨肉瘤	3
经典型血管肉瘤	2
差分化/上皮样血管肉瘤	3
骨外骨肉瘤	3
尤因肉瘤/原始神经外胚层瘤	3
腺泡状软组织肉瘤	3
上皮样肉瘤	3
恶性横纹肌样瘤	3
透明细胞肉瘤	3
未分化肉瘤	3

2. 恶性肿瘤的病理分期　国际抗癌联盟（Union Internationale Contre le Cancer，UICC）建立了一套国际上能普遍接受的分期标准，即 TNM（Tumor – Node – Me – tastasis）分期，其目的是：①帮助临床医师制订治疗计划；②在一定程度上提供预后指标；③协助评价治疗效果；④便于肿瘤学家之间相互交流。美国癌症联合会（American Joint Committee on Cancer，AJCC）与 UICC 在软组织肿瘤的分期上意见基本一致。

分期系统必须对所有不同部位的肿瘤都适用，且在手术后获得病理报告予以补充。为此，设立了两种分期方法：临床分期（治疗前临床分期），又称 TNM 分期；病理分期（手术后病理分期），又称 pTNM 分期。pTNM 分期是在治疗前获得的证据再加上手术和病理学检查获得新的证据予以补充和更正而成的分期。pT 能更准确地确定原发性肿瘤的范围，浸润深度和局部播散情况；pN 能更准确地确定切除的淋巴结有无转移以及淋巴结转移的数目和范围；pM 可在显微镜下确定有无远处转移（表1-4）。

表1-4　恶性肿瘤的 pTNM 分期

pT：原发性肿瘤
pTx　原发性肿瘤不能评估
pT$_0$　无原发性肿瘤证据
pTis　原位癌
pT$_1$、pT$_2$、pT$_3$、pT$_4$　组织学上原发性肿瘤体积增大和（或）局部范围扩大
pN：区域淋巴结
pNx　区域淋巴结不能评估
pN$_0$　区域淋巴结无肿瘤转移
pN$_1$、pN$_2$、pN$_3$　组织学上区域淋巴结累及增多
pM：远处转移
pMx　远处转移灶不能评估

pM$_0$　无远处转移

pM$_1$　有远处转移（根据转移部位可用下列字母表示：pul＝肺，OSS＝骨，hep＝肝，bra＝脑，lym＝淋巴结，pleu＝胸膜，per＝腹膜，ski＝皮肤，oth＝其他）

G：组织病理学分级术

　　Gx　分化程度不能确定

　　G$_1$　分化好

　　G$_2$　中等分化

　　G$_3$　低分化

　　G$_4$　未分化

（朱利楠）

第二节　肿瘤的病因

近年来，恶性肿瘤的总体发病情况在世界各国多呈上升趋势，估计到 2015 年，全世界肿瘤死亡人数可达 900 万，发病人数可达 1 500 万，其中三分之二将发生在发展中国家。在我国，恶性肿瘤在不同地区分别列入第一位、第二位死因。肿瘤是一种体细胞遗传病，其发生是一个复杂的多步骤过程，是环境因素和遗传因素相互作用的结果，不同的肿瘤，环境因素和遗传因素所起的作用大小各异。

（一）遗传因素

随着肿瘤遗传学的研究，人们逐渐认识到肿瘤是一种遗传学疾病，其实质为原癌基因的活化和抑癌基因的失活，通过改变控制和调节正常细胞生长发育的协调性，导致细胞的恶性增生。癌变的复杂性体现在它是一个多因素、多基因和多途径的过程，相关基因的改变发生在癌变的每一阶段，它促进了具有生存优势克隆的选择性扩增及其恶性程度的提高。在不同类型的癌，甚至同一种癌的独立起源癌灶间，所发生遗传学改变的基因的种类、数目和顺序都可能是不同的，因而肿瘤的发生存在多种遗传学途径。癌基因是一大类基因族，通常是以原癌基因的形式普遍存在于正常基因组内，其在生物进化过程中高度保守，编码的蛋白质介导细胞生长、信号传递和核转录，调控机体的生长、发育和组织分化。已知的原癌基因有 90 多种，根据其功能不同可分为：①生长因子类，如编码血小板源性生长因子的 c－sis 基因；②生长因子受体类，如编码上皮生长因子受体的 erbB 基因；③主要在生长信号的传递和细胞分裂中发挥作用的蛋白激酶类，如编码酪氨酸蛋白激酶的 src、abl、yes xfgr 基因等；④使 G 蛋白结构发生改变，不能与细胞调节因子结合导致恶性转化的，如编码 p21 蛋白的 ras 基因；⑤主要参与基因的表达或复制的调控的 DNA 结合蛋白，如 myc 基因。原癌基因的活化是一个复杂的过程，有多种诱因可导致原癌基因的活化，如：①病毒的插入或染色体重排；②抑制因子的消除；③碱基序列突变。抑癌基因是人类正常细胞中所具有的一类基因，具有促使细胞的终末分化、维持遗传的稳定性、控制衰老、调节细胞生长、抑制蛋白酶、调节组织相容抗原、调节血管生成等作用。常见的有 Rb1、WT1、p53、NF、MCC、DCC、APC 和 MEN－1。仅在少数遗传性肿瘤和遗传性肿瘤前疾病中起作用，特异性较高，多为实体瘤，如乳腺癌、结肠癌、肝癌、骨肉瘤、视网膜母细胞瘤、肾癌、神经纤维瘤病等。目前，细胞癌基因激活和抑癌基因的失活作用理论已用于解释各种环境因素（病毒、化学、物理等）的共同致癌机制。

（二）病毒因素

1911 年 Rous 报道了白血病鸡的无细胞滤液可于健康鸡中诱发细胞表型相同的白血病，为病毒致癌的实验性研究奠定了基础。但直到 1964 年 Epstein 等从 Burkitt 淋巴瘤患者的淋巴母细胞中分离出疱疹病毒样颗粒，才真正开始了人类肿瘤病毒病因学研究。近年来随着科技迅猛发展，肿瘤病毒病因的研究已深入到分子机制水平。病毒按其所含核酸不同分为两大类：DNA 病毒和 RNA 病毒。DNA 病毒一般为水平传播，病毒感染机体进入细胞后可有两种反应。一种为 DNA 病毒大量复制，同时细胞发生溶解死亡；另一种为 DNA 病毒整合于细胞内，通过编码转化蛋白，使细胞转化恶变。嗜肝 DNA 病毒科的乙型肝炎病毒（hepatitis B virus，HBV）感染和肝癌的发病有关；疱疹病毒科的 EB 病毒（Epstein – Barr virus，EBV）感染和 Burkitt 淋巴瘤、免疫母细胞性淋巴瘤、鼻咽癌、霍奇金淋巴瘤、平滑肌肉瘤及胃癌的发病有关，人疱疹病毒（human herpesvirus，HHV）– 8 感染和 Kaposi 肉瘤（Kaposi's sarcoma，KS）、Castleman 病发病有关；乳头状病毒科的人乳头状病毒（human papillomavirus，HPV）– 16，– 18，– 33，– 39 感染和肛门生殖器肿瘤、上呼吸道肿瘤的发病有关。

　　人类只有两类 RNA 病毒家族（反转录病毒科和黄病毒科）和肿瘤的发生有关，前者包括人 T 细胞白血病病毒（human T – lymphotropic virus，HTLV）和 HIV，后者包括丙型肝炎病毒（hepatitis C virus，HCV）。RNA 病毒的复制过程可简略表示为 RNA→DNA→RNA→蛋白质，通过前病毒 DNA 整合到宿主细胞 DNA，参与病毒的复制、转录，并传递其遗传信息。外源性 RNA 病毒以水平传播方式感染宿主相应的细胞，并有病毒的复制和颗粒形成，但不引起宿主细胞的死亡。其中 HTLV – 1 直接介导成人 T 细胞白血病（adult T – cell leukemia，ATL）的发生，而 HIV 和 HCV 对肿瘤的发生只起间接作用。血清学检测证实 100% 的 ATL 患者携带 HTLV – 1，患者的白血病细胞中含有 HTLV – 1 原病毒，而患者体内其他细胞却不含有此原病毒，虽然 HTLV – 1 在 ATL 发生中的分子病理学机制还不明了，但是 HTLV – 1 基因组所编码的 Tax 蛋白和 p12^1 蛋白通过和细胞蛋白的相互作用，在转录、细胞 – 细胞间调节、细胞增殖和凋亡中起重要作用。HIV – 1 和 HIV – 2 属于反转录病毒科的慢病毒属，感染人体后都可引起获得性免疫缺乏综合征（acquired immune deficiency syndrome，AIDS），但现在绝大多数的 AIDS 患者是 HIV – 1 感染者。虽然 HIV 感染所致的免疫缺陷和肿瘤的发生相关，但现无证据支持 HIV 本身可直接导致肿瘤发生。AIDS 患者可伴发非霍奇金淋巴瘤（non – Hodgkin's lymphoma，NHL）、KS、宫颈癌和肛管鳞癌，但这些肿瘤也和某些 DNA 病毒感染有关，如 HHV – 8、EBV 和 HPV。约 1% ~5% 的 HCV 患者可发展为肝癌，但有明显的地域性，在意大利、西班牙和日本，约 50% ~70% 的肝癌患者和 HCV 感染有关，而在中国主要和 HBV 感染相关。现在已可通过注射疫苗预防 HCV 感染，而对已感染的患者联合应用干扰素 – α 和利巴韦林可有效减低病毒复制，改善肝细胞的组织改变，其有效率为 50% ~80%。除了肝细胞，HCV 也可感染造血细胞，如淋巴细胞和 CD34$^+$ 前体细胞，感染者为 B 细胞 NHL 的高危人群。

（三）化学因素

　　自从 1775 年英国医师 Pott 发现扫烟囱工人的阴囊癌与多年接触煤烟灰和沥青有关，人们逐渐认识到肿瘤的发生和某些化学物质有关，并已被大量的体外实验和动物模型予以证实。化学致癌物通过引起基因的点突变、染色体易位、DNA 重排、DNA 缺失和 DNA 甲基化能力缺失，从而激活癌基因，并使抑癌基因失活，它具有明显的器官特异性。在动物和人类中已知有上百种化学致癌物。通过降低某些致癌物如己烯雌酚的摄入和特异性致癌物，例如氯乙烯、苯和芳香胺的接触，使肿瘤的发病率下降；并可通过给予某些肿瘤干预剂，如维 A 酸、抗雌激素药、花生四烯酸降低高危人群的肿瘤发病率。

　　在这中间吸烟和多种肿瘤的发病有关，如肺癌、喉癌、膀胱癌、食管癌、肾癌、口腔癌、胰腺癌和胃癌，且可能和白血病、宫颈癌、大肠癌、肝癌、前列腺癌、肾上腺癌、胆囊癌及甲状腺癌有关。吸烟者的肿瘤发生率较非吸烟者高 3 ~10 倍，在肺癌中甚至可高达 20 倍，且和吸烟的剂量和烟龄呈正相关，二手烟也可提高非吸烟人群肺癌的发病率。戒烟可降低肿瘤发生的危险性，在戒烟后的 2 年起患癌的危险度即开始下降，随着戒烟时间的延长其患癌的危险度逐渐下降。雪茄和烟斗可能要较香烟的危险性和成瘾性低，但有研究表明其也可提高肺、口腔、喉癌、肝癌、胰腺癌和膀胱癌的发病率。

（四）物理因素

　　物理致癌因素主要包括：电离辐射和紫外线。在自然界如土壤、岩石、植物和建筑材料中，广泛存在电离辐射，最常见的是氡。尽管理论上电离辐射可诱导各种类型的肿瘤，但某些器官、组织和细胞类型对电离辐射较敏感，最常见的为白血病、甲状腺癌、乳腺癌和肺癌，其次为唾液腺肿瘤、食管癌、胃癌、结肠癌、肝癌、卵巢癌、膀胱癌、皮肤癌和中枢神经系统肿瘤。潜伏期的长短和发病概率受多种因素影响，包括受辐射时的年龄、剂量、宿主的易感基因及肿瘤类型，如白血病在受辐射后 2 年即可发生，4~8 年时的发生率最高；而实体瘤的潜伏期可长达 5~20 年。现在低剂量射线广泛应用于医学诊疗，相关的放射学工作人员及接受放射诊疗的患者的安全性正越来越受到关注，特别是随着肿瘤放疗的发展，长期生存的患者逐渐增多，放疗后的继发肿瘤的报道逐渐增多。一组研究发现宫颈癌患者接受大剂量的放疗后其照射野区的膀胱癌、直肠癌、小肠癌、骨肿瘤的发病率较手术组的高，最早于放疗后 2 年即可发生第二原发肿瘤；另一组研究发现前列腺癌患者放疗后第 10 年起其照射野区的软组织肿瘤、膀胱癌和直肠癌的发病率较手术组提高。电离辐射致癌是由于放射线能量直接或间接通过细胞内的水分子产生自由基作用于 DNA，导致碱基损伤，DNA 链断裂。

紫外线（ultraviolet，UV）根据波长可分为 UVC（240~290nm）、UVB（290~320nm）和 UVA（320~400nm）。太阳产生的 UVC 在大气层中已被吸收，并没有到达地球，而导致皮肤癌的是太阳光中的 UVB 和 UVA。UVB 和 DNA 相互作用可引起一系列的分子学改变，最常见的是相邻的嘧啶形成二聚体，其中环丁烷二聚体和 6-4 光产物具有强烈的致癌性和致突变性。UVA 很少被大气层吸收，可作用于皮肤，但 DNA 和蛋白质很少吸收 UVA，主要是通过和生色团相互作用后间接导致 DNA 损伤，但是已证明它有致癌性。因而皮肤癌常见于暴露于日光的部位，如头颈和手臂。

虽然石棉纤维是一化学物质，由于其致癌作用主要是由于它和细胞间的物理作用，而不是化学作用，所以现在将其归入物理致癌物。石棉是纤维结晶后形成的硅酮，可致间皮瘤。有石棉接触史者间皮瘤的发病率可高达 2%，且肺癌、咽部肿瘤、喉癌、肾癌、食管癌和膀胱癌的发病率亦有所上升。石棉纤维通过引起双链断裂、突变和染色体损伤导致 DNA 损伤，同时还可影响有丝分裂和染色体分离，从而形成异倍体；同时石棉还可诱导炎性反应，导致细胞因子的释放，从而促进细胞的生长和克隆的选择。

（朱利楠）

第三节　肿瘤的诊断

（一）细胞学诊断

1. **方法**　正确采集肿瘤细胞是诊断的先决条件，也是提高确诊率的关键。采集样本要尽可能从疾病处直接取样方能代表主要病变。采集方法要安全、简便，患者不适感小，并不至引起严重的并发症或促进肿瘤播散。

（1）脱落细胞学检查：对体表、体腔或与体表相通的管腔内的肿瘤，利用肿瘤细胞易于脱落的特点，取其自然脱落或分泌排出物，或利用特殊器具吸取、刮取、刷取表明细胞进行涂片检查，也可在冲洗后取冲洗液或抽取胸、腹离心沉淀涂片检查。用于脱落细胞学检查的标本有痰液、尿液、乳头排液、阴道液涂片；宫颈刮片、鼻咽涂片、管拉网涂片、各种内镜片。抽取胸腔积液、腹腔积液、心包积液和脑脊液离心涂片；支气管冲洗液沉淀涂片。

（2）穿刺细胞学检查：用直径 <1mm 的细针刺入实体瘤内吸取细胞进行涂片检查。对浅表肿瘤可用手固定肿块后直接穿刺，如淋巴结、唾液腺、甲状腺、乳腺、前列腺以及体表软组织等处的肿块穿刺。对深部肿瘤则需在 B 超或 CT 扫描引导下进行穿刺，如肺、纵隔和腹腔等处的肿块穿刺。

（3）涂片制片：取材后立即涂片，操作应轻巧，避免损伤细胞，涂片须厚薄均匀。涂片后应在干燥前立即置于 95% 乙醇或乙醇乙醚（各 50%）固定 15 分钟，以保持良好的细胞形态，避免自溶变形。常用的染色方法有苏木精伊红法（HE）、巴氏法（Papanicoloau）和瑞氏法（Wright）等，应用薄层涂片和自动染色技术可获得背景清晰的高质量涂片，且可以对玻片进行自动扫描来区分出正常或异常改变。

2. **诊断报告**　如下所述。

（1）三级法：分阳性、可疑和阴性。阳性为找见肯定的癌细胞，临床医师可依据细胞学报告行手术切除或化学治疗；可疑为找见难以确认的异型细胞，临床医师应重复细胞学检查或做活检，如临床表现和 X 线影像强烈提示恶性，也可进行治疗；阴性为仅找见正常或炎症细胞。

（2）四级法：分为阳性、可疑、非典型性和阴性。非典型性属于侠义的癌前病变中见到细胞，在细胞学诊断中还可能包括异型显著的炎症变性细胞，甚至数量很少、形态不典型的癌细胞。非典型细胞的临床意义不明确，需进一步检查，不能单独依据此结果进行治疗。

（3）五级法：Ⅰ级为无异型性或不正常细胞；Ⅱ级为细胞学有异型，但无恶性证据；Ⅲ级为细胞学怀疑为恶性，但不能肯定；Ⅳ级为细胞学高度怀疑为恶性；Ⅴ级为细胞学确定为恶性。

（4）Bethesda 系统分级法：用于宫颈和阴道涂片，采用巴氏染色法的诊断报告。

WHO 推荐细胞学报告应采用诊断名称，如有可能还应说明类型（鳞癌、腺癌、小细胞癌等），不宜采用数字式分级诊断。细胞学诊断报告力戒或避免诊断过头，而阴性报告决不能解释为没有肿瘤。

3. 应用　肿瘤的细胞学诊断阳性率较高，对宫颈癌、食管癌和淋巴结转移癌的诊断阳性率可高达 90% 以上，对乳腺癌、肺癌、肝癌和淋巴瘤的诊断阳性率也可高达 80% ~ 90%。多数病例通过细胞学检查还可确定肿瘤的组织学类型。

细胞学检查还适用于宫颈癌和食管癌的普查；也可用来观察女性内分泌激素水平的变化，指导乳腺癌患者术前化疗；以及了解癌症患者的放疗反应和食管癌癌前病变及其演变过程的前瞻性研究等。

细胞学检查取材方便，所需设备较简单，操作、制片和检查过程快速，给患者造成的痛苦小，易于推广和重复检查，是一种较为理想的肿瘤诊断方法。然而，肿瘤的细胞学诊断有一定的局限性，阴性结果并不能否定肿瘤的存在；深部肿瘤如肝癌、肺癌、胰腺癌和肾癌等，常难以取得较为理想的标本，早期食管癌、贲门癌和肺癌，尽管拉网或痰液细胞学检查为阳性，因影像学检查不能显示出肿瘤的部位，难以精确定位而影响治疗，还需进一步做内镜检查确定肿瘤的部位。

（二）病理学诊断

所有的病变组织均应送病理检查，绝对不允许将标本丢弃，以致延误病情而影响诊断。如本院或本地无病理科时，应及时将标本送外院或外地申请病理检验。路程遥远又不能很好地使标本保持在新鲜状态时，可事先将标本固定在 10% 的中性福尔马林固定液中，以避免标本腐败或干枯。

1. 标本的获取　如下所述。

（1）空心针活检标本：空心针活检（core - needle biopsy，CNB）是采用套管类活检针采集约 1mm × 10mm 的细长组织条，适用于位于深部的软组织肿瘤。CNB 采集的组织量虽比采用 FNA 者多，但对病理诊断来说仍有相当大的难度，特别是在未取到肿瘤性的组织时。过去认为，空心针活检可能会引起血肿形成或导致肿瘤播散，这一观点现在看来似无根据。与开放式活检对照性研究显示，90% 的病例通过空心针活检能确定组织学类型及分级。在 CT 引导下行 CNB 将会得到比较广泛的应用。

（2）切取活检标本：切取活检（incisional biopsy）是采用手术方法切取的小块肿瘤组织。切取活检适用于肿瘤体积较大或位置较深的部位，如位于躯干或四肢等部位的巨大肿瘤。切取活检的目的在于获取肿瘤组织并得到明确的病理诊断，以便选择下一步治疗方案。

（3）切除活检或摘除标本：切除活检或摘除（excisional biopsy or enucleation）是采用手术方法切除整个肿瘤组织，常附带少量正常的周边组织。切除活检或摘除适用于位置浅表、体积较小的肿瘤，对多数良性肿瘤而言，多能达到诊断和治疗的双重目的，对恶性肿瘤则根据肿瘤的病理类型决定下一步的治疗方案，如补行局部扩大切除等。

（4）咬取活检标本：咬取活检（bite biopsy）标本是采用咬检钳咬取的少量肿瘤实质。咬取活检适用于暴露、有破溃的浅表肿瘤。

（5）手术切除标本：是经外科手术切除的标本，包括局部切除标本、局部扩大切除标本、间室切除（compartmentectomy）标本、根治性切除标本和截肢（amputation）标本等多种类型。

无论选择何种活检方法，均以不导致肿瘤播散为原则，除手术中予以保护措施外，活检后如考虑肉瘤可能，应及时应用化疗药物预防。

2. 标本的处理　对于各种活检标本应全部送病理检查，其他检查可待根治性切除以后再做。对于手术标本，特别是恶性肿瘤，如肿瘤的体积相对较大（如 >1cm），建议在肿瘤尚处于新鲜时，在不影响病理诊断的前提下，在无菌状态下切取少量肿瘤组织，存入组织库，以备日后所需。如需做电镜检测，则还需切取 $1mm^3$ 的组织块，并及时固定在戊二醛固定液中。然后将标本及时固定在甲醛固定液中。在标本固定前，外科医师除对标本进行拍摄外，应对标本作适当标记，特别是提供病变的解剖方向，包括上、下、内、外切缘和基底切缘，并记载于病理申请单上。

病理科医师在接受标本后，应拍摄标本的大体形态，标本旁应附带标尺。对所有的小标本应用染料（如印度墨汁或碳素墨汁）标识。对手术切除标本应标识出各个切缘，并用染料标识（如宫颈锥形切除标本和前列腺切除标本），并测量离肿瘤最近切缘的距离。观察肿瘤的外观形状，包括形状、色泽、有无包膜和周界情况，测量肿瘤的大小（长径×横径×纵径）并记录。沿肿瘤的最大径纵行切开以暴露最大切面，观察切面情况，包括色泽、质地、有无出血、坏死、囊性变、钙化和骨化，若有坏死，应估算坏死的范围在整个肿瘤中所占的百分比。

3. 标本的取材　如下所述。

（1）活检小标本：对内镜和穿刺活检的标本应全部包埋，如组织太小，可用染料标识，并用软纸或细纱布包好，以防脱水过程中丢失。对活体小组织或小标本，取其最大剖面，注意连带四周切缘，剩余部分留存备查或必要时补取材。

（2）手术大标本：依据各种脏器或组织的取材规范进行，可参考《中国常见肿瘤诊治规范》、《阿克曼外科病理学》或相关书籍，必须做好详细的记录。有条件者，可对所取材的标本进行拍摄或复印，并标明各自的取材部位。也可对标本描绘简图，并标明具体的取材部位。对取材部位较多者或附有区域淋巴结者，可采用编号，并注明各编号所代表的组织，常用者有英文字母和阿拉伯数字，例如 2012 - 1A、2012 - 1B、2012 - 1C……，或 2012 - 1（1）、2012 - 1（2）、2012 - 1（3）……。对骨化明显的组织或骨肿瘤，在取材前可经脱钙处理。对伴有坏死的肿瘤组织，在取材前应估算坏死的区域在整个肿瘤中所占的比例，取材时不仅要取肿瘤的实性区域，也要取肿瘤连带坏死的区域。

4. 病理切片的类型　如下所述。

（1）常规石蜡切片：是病理学中最常用的制片方法。各种病理标本固定后，经取材、脱水、浸蜡、包埋、切片、染色和封片后光镜下观察。全部制片过程一般 1 天左右完成，3 天内就可以做出病理诊断。石蜡切片的优点是取材广泛而全面，制片质量稳定，阅片清晰，适用于钳取、切取和切除等各种标本的组织学检查。

（2）快速石蜡切片：将上述常规切片过程简化，在加温下进行。通常用甲醛固定，丙酮脱水和软石蜡浸蜡后包埋、切片、染色和封片后光镜下观察。整个制片过程仅 20 分钟左右，约 30 分钟即可做出病理诊断。缺点是制片质量不易掌握，现多已被冷冻切片代替。

（3）冷冻切片：整个切片过程在恒冷箱内进行，制片质量稳定良好，接近于常规石蜡切片，出片速度快，仅需 15 分钟左右即可出片并做出病理诊断。

（4）印片：将玻片与肿瘤组织接触制成印片，做出快速诊断，此法可与冷冻切片同时应用，以提高确诊率，也可作为无法进行冷冻切片时的应急措施。

5. 病理诊断报告　组织学诊断应包括标本类型、大体形态、组织学类型或亚型、病理分级、浸润深度、脉管（血管和淋巴管）、神经侵犯情况及各组淋巴结转移情况，切除标本的切缘和（或）另送切缘有无肿瘤累及等情况。对于罕见或特殊类型的肿瘤、交界性肿瘤或生物学行为不明确的肿瘤，应加以备注，或提供参考文献，以供临床参考。部分病例的诊断报告中还需包括特殊检查（免疫组织化学、电镜、分子病理学等）的结果和相关解释。病理学报告还提供恶性肿瘤的预后相关性指标（癌基因、抑癌基因的表达情况和增生活性等），以及供临床进一步治疗选择的指标，如 ER、PR、c - erbB2、CD20、MUM - 1 和 CD117 等表达情况。

（三）肿瘤病理诊断的辅助技术

1. 特殊染色　①苦味酸 - 酸性品红染色（Van Gieson，VG）：用来区分胶原纤维和肌纤维，结果：胶原纤维呈鲜红色，肌纤维、细胞质和红细胞呈黄色，细胞核呈蓝褐色或棕蓝色。②Mallory 三色染色：

胶原纤维、网状纤维呈深蓝色，黏液、软骨和淀粉样物质呈淡蓝色，肌纤维呈鲜艳的红色或粉红色，胞核呈蓝黑色。③Masson 改良三色染色：主要用于鉴别胶原纤维和肌纤维，尤适用于平滑肌肿瘤的诊断，结果：平滑肌纤维染成红色，而胶原纤维呈蓝色，细胞核呈蓝褐色。④弹力纤维染色：用来显示皮肤组织中弹力纤维的变化（如增生、卷曲、变性和崩解）、观察心血管疾病中弹力纤维的变化（如异常增多、弹力板变性、增厚、崩解、断裂或发生灶性破坏等）。在软组织肿瘤中，主要用来证实弹力纤维瘤。⑤网状纤维染色：可用来鉴别癌和肉瘤，前者网状纤维围绕在癌细胞巢的周围，巢内癌细胞周围无网状纤维分布，后者则围绕在瘤细胞之间。此外，网状纤维染色还多用来显示一些特殊的排列结构（巢团状、器官样、腺泡状、血管外皮瘤样和管腔样），这些结构可分别出现在"滑膜"肉瘤、透明细胞肉瘤、副神经节瘤、腺泡状软组织肉瘤、腺泡状横纹肌肉瘤、血管外皮瘤、具有血管周上皮样细胞分化的肿瘤（PEComa）和上皮样血管肉瘤等。⑥Mallory 磷钨酸苏木素染色：也称 PTAH 染色（phospho-trichrome acid - hematoxylin），能显示骨骼肌细胞中的横纹，用于辅助诊断横纹肌瘤、横纹肌肉瘤和一些含有横纹肌母细胞分化的肿瘤。⑦黏液染色：可显示糖原和中性黏液物质。如肿瘤内含有糖原和中性黏液，过碘酸雪夫那（Periodic - acid - Schiff，PAS）染色可呈阳性反应，前者能被淀粉酶消化。软组织肿瘤中能显示 PAS 阳性的肿瘤包括横纹肌瘤、横纹肌肉瘤、间皮瘤、透明细胞肉瘤、腺泡状软组织肉瘤、骨外尤因肉瘤和具有血管周上皮样细胞分化的肿瘤等。在腺泡状软组织肉瘤的瘤细胞内可见到具有特征性的 PAS 阳性、耐淀粉酶消化的菱形或针状结晶物。在卡波西肉瘤和肝胚胎性肉瘤中，于细胞内外均可见到 PAS 阳性并耐淀粉酶消化的嗜伊红小体，恶性横纹肌样瘤中的胞质内玻璃样内含物或包涵体，PAS 染色也可呈阳性反应。⑧脂肪染色：常用油红 O、苏丹Ⅲ或苏丹黑来显示细胞内的脂质。除脂肪肉瘤中的脂肪母细胞外，纤维黄色瘤、幼年性黄色肉芽肿和黄色瘤中的泡沫样组织细胞也可呈阳性反应。⑨其他：Masson Fontana 银染色可用来区别含铁血黄素和黑色素颗粒，刚果红和甲基紫染色可显示组织和脏器中的淀粉样变性以及淀粉样瘤中的淀粉样物质，Giemsa 染色显示肥大细胞胞质内的颗粒，嗜铬细胞染色可用来显示嗜铬细胞瘤胞质内棕黄色的颗粒。

2. 电子显微镜　电子显微镜能观察到细胞的超微结构，不仅能观察到细胞质内的细胞器和分泌颗粒，还能观察到细胞膜表面特殊结构和细胞间的连接结构，对肿瘤的诊断和鉴别诊断有一定的辅助价值。主要用于：①区别分化差的鳞癌和腺癌：鳞癌有发育良好的桥粒和张力微丝，腺癌有微绒毛、连接复合体、细胞质内黏液颗粒或酶原颗粒；②区别分化差的癌和肉瘤：癌有细胞连接和基底膜；③无色素性黑色素瘤：细胞质内存在黑色素小体和前黑色素小体；④区别肺腺癌和间皮瘤：间皮瘤有很大细长的微绒毛，细胞质内不含黏液颗粒或酶原颗粒；⑤神经内分泌肿瘤：细胞质内可见不同类型的神经内分泌颗粒；⑥软组织梭形细胞肿瘤和小圆形细胞肿瘤的鉴别诊断；⑦其他：如在朗格汉斯细胞组织细胞增生症中能见到特征性的 Birbeck 颗粒，精原细胞瘤中可见显著的核仁丝。

3. 免疫组织化学　依据抗原 - 抗体特异性结合原理，用已知抗体检测肿瘤组织和细胞内是否存在相应抗原的方法。在肿瘤病理学诊断中的应用主要有以下几种：①差分化恶性肿瘤的诊断和鉴别诊断：应用 cytokeratin（上皮性）、viementin 等（间叶性）、LCA（淋巴细胞性）、S100 蛋白和 HMB45 可将癌、肉瘤、淋巴和恶性黑色素瘤区分开来；②确定转移性恶性肿瘤的原发部位：实际应用比较有限，目前仅限于甲状腺癌（TG）、前列腺癌（PSA）、肝癌（AFP，Hepa）和精原细胞瘤（PLAP）等少数几个恶性肿瘤；③淋巴造血系统肿瘤的分类：确定霍奇金或非霍奇金淋巴瘤，在非霍奇金淋巴瘤中，再根据相应的抗体确定 B 细胞性（CD20）、T 细胞性（CD3）、间变性（CD30，ALKl）或 NK 细胞性（CD56），并具体分出若干亚型；④协助临床进一步治疗的指标：如乳腺癌患者 ER 和 PR 阳性，应用内分泌治疗（他莫昔芬），c - cerbB2 阳性表达为 + + +者应用赫赛汀，胃肠道间质瘤 CD117 阳性者应用格列卫，多药耐药基因产物 P170 表达提示肿瘤对化疗药物有耐药性等；⑤内分泌肿瘤的激素测定：用于诊断和分类内分泌肿瘤；⑥探讨肿瘤的分化方向：如伴有血管周上皮样细胞分化的肿瘤（PEComa），除可表达 actin 外，还表达色素性标志物；⑦探讨肿瘤与某些病毒的关系：如鼻咽癌、鼻腔 NK 细胞淋巴瘤、霍奇金淋巴瘤、Burkitt 淋巴瘤和 EBV 相关性平滑肌肉瘤与 EBV 的关系，卡波西肉瘤与人类疱疹病毒 8（HHV8）的关系，宫颈 CIN 与人类乳头状瘤病毒（HPV）的关系，肝癌与 HBV 的关系等；⑧肿瘤的预后指标：各种癌基因、抑癌基因和增殖活性指标的检测，以供参考。

4. 细胞和分子遗传学　包括：①细胞遗传学分析（cytogenetic analysis）是通过获取新鲜的肿瘤组织，经短期培养后用秋水仙碱处理，使细胞停留在有丝分裂中期，收集细胞，制片后经 10% Giemsa 染色显带，进行 G 带分析。该方法用于分析染色体核型（karyotype），可发现肿瘤细胞中染色体数目和结构异常，包括三体、单体、异倍体、环状染色体、缺失、重排、易位、倒位、重复和插入等。②荧光原位杂交（FISH）是应用荧光素标记的 DNA 特定探针与组织切片或细胞涂片上的肿瘤组织杂交，以 DAPI（diamidino－2－phenylindole）衬染其他染色体和间期核，在荧光显微镜下能显示与之相应的染色体某个区段或整体染色体。此法可用于新鲜组织，也可用于固定组织的石蜡包埋切片，只需要很少的肿瘤细胞，而印片和细胞穿刺涂片标本尤为适宜。FISH 方法可用于有丝分裂中期细胞和间期细胞，能有效地检测染色体数目和结构异常，尤其适用于证实染色体易位、缺失和基因扩增。常用的 FISH 检测包括乳腺癌中 c－erbB2 基因扩增、滑膜肉瘤中的 SYT 相关易位等。③光谱染色体组型分析（spectral karyotyping，SKY）是一种波谱影像分析方法，其物理原理略，检测时采用包含 24 种染色体的综合探针，在分裂中期相中以不同颜色标记每一个染色体，并通过抑制杂交来实现染色体的特异标记。④比较基因组杂交（comparative genomic hybridization，CGH）分别提取肿瘤细胞和正常淋巴细胞中的 DNA，用不同荧光染料染色后与正常人中期染色体进行杂交，根据两种探针荧光信号的强度差异确定肿瘤细胞所有染色体整个基因组上是否存在整条染色体或染色体某些区段的增加或减少。⑤DNA 印迹（southern blot）将从肿瘤细胞中提取的 DNA 用限制性核酸内切酶消化，凝胶电泳分出 DNA 片段，再使其变性，形成单链 DNA 片段，然后吸印在硝酸纤维素滤膜上，与已知 DNA 或 cDNA 探针杂交，检测是否存在被探针杂交的 DNA 片段，从而确定有无染色体易位和基因扩增。⑥聚合酶联反应（PCR）是以肿瘤组织内提取的 DNA 为模板，在耐热 TaqDNA 多聚酶的作用下，以混合的核酸（dNTPs－A，C，G，T）为底物，在引物的引导下，扩增靶基因或靶 DNA 片段。反转录聚合酶联反应（reverse transcription－PCR，RT－PCR）是提取肿瘤组织中的 mRNA，在反转录酶的作用下，合成 cDNA，再以此为模板进行聚合酶联反应。肿瘤中存在的异常 mRNA，可用此法用特定的引物，扩增染色体易位断裂两端的 cDNA 而获得染色体易位的条带。此法敏感、快速，少量肿瘤细胞即可被检测。不仅可用于新鲜组织，也可用于甲醛固定、石蜡包埋的组织块。⑦DNA 测序（DNA sequencing）检测肿瘤 DNA 的核苷酸序列，与正常 DNA 序列比较，以确定突变的类型、突变位置或基因融合点。⑧其他检测技术包括 PCR 单链构象多态性技术、限制性片段长度多态性分析、微卫星不稳定性分析、端粒重复扩增法、基因表达连续分析、生物芯片、蛋白组学和微切割技术等。

5. 流式细胞术　一种利用流式细胞仪对细胞定量分析和细胞分类研究的技术。主要用于：①肿瘤细胞增殖周期分析、染色体倍数测定、S 期比率和染色体核型分析；②淋巴瘤和白血病的分型；③肿瘤相关基因定量分析，有助于估计肿瘤的生物学行为；④多耐药基因产物的定量，为化疗药物选择提供依据；⑤肿瘤疗效监测、残存肿瘤细胞检测以判断有无复发等；⑥判定同时性或异时性发生的肿瘤来源。

6. 图像分析技术　采用图像分析仪，将观察到的组织和细胞二维平面图像推导出三维立体定量资料，包括组织和细胞内各组分的体积、表面积、长度、平均厚度、大小、分布和数目等。

（四）肿瘤的影像学及核医学诊断

肿瘤的影像学诊断对肿瘤的早期发现、肿瘤的定位、分期、术前手术切除可能性的估计、治疗计划的制订以及治疗后的随访都有十分重要的意义。影像学的内容也从传统的 X 线发展到现代的超声、CT、MRI、核医学以及 PET－CT 的诊断。

（1）肿瘤的 X 线诊断：包括透视、摄片、体层摄影和造影等检查。①X 线透视（目前均用高分辨率电视透视）、摄片、体层摄片等用于检查肺、纵隔肿瘤、骨肿瘤、头颈部肿瘤和某些软组织肿瘤。虽然 X 线检查特别是体层摄影对纵隔、肺门、支气管等检查不如 CT 检查而大部分为 CT、MRI 所取代，但常规 X 线检查仍有其方便、经济、实用的优点，仍然是肺、骨等肿瘤最基本的检查方法。②乳腺钼靶摄片：采用低剂量片－屏组合系统，可清晰显示乳腺肿块或结节病变、钙化影和导管影等改变，特别是钙化在早期乳腺癌诊断中有重要意义，乳腺未能扪及肿块，乳腺摄片发现小群微细钙点最后诊断为乳腺癌约为45%~50%；在术前检查可发现隐性或多发病灶；用于高危人群普查，有助于发现早期乳腺癌。对年轻妇女乳腺组织较致密而易受放射线损伤，一般不主张作乳腺摄片检查。③消化道造影：分钡餐造影和钡灌肠造影，能整体显示消化道的轮廓和黏膜，清楚显示肿瘤的部位、大小、良恶性特征，并间接显示肿瘤浸润情况，目前仍是手术前首选诊断方法之一。④泌尿道造影：分静脉肾尿路造影和逆行肾盂、输尿管、膀胱造影，是检出泌尿道肿瘤的常用方法，但对于侵犯肾盂的肾实质肿瘤则以CT或MRI为优。⑤血管造影：选择性血管造影通过向插入靶血管的导管内，注入造影剂显示肿瘤区血管图像的方法显示较小的肿瘤，能准确定位，了解肿瘤的动、静脉引流以及血管侵犯和癌栓情况，鉴于这是一种创伤性检查方法，有一定并发症，在CT、MRI广泛应用后单纯用于诊断目的的血管造影已较少应用。⑥淋巴管造影：从肢体浅表淋巴管注入造影剂可使淋巴系统显影。对淋巴系统肿瘤，生殖系统肿瘤的淋巴结转移入盆腔、腹主动脉旁、腹膜后淋巴结转移有一定的诊断价值。

（2）肿瘤的CT诊断：CT检查经过数代改进，特别是近年来螺旋CT的出现标志CT领域的重大革新，它可显示0.5cm的肿瘤，不但能准确地测出肿瘤的大小、部位及其与周围组织器官的关系，而且对肿块的定性、定位、肿瘤分期的准确性有进一步提高。对肝、胰腺、胸部肿瘤等术前评估、判断手术切除的可能性也有很大的帮助。CT检查的范围不断扩大。胸部CT对胸部早期癌变特别是肺尖、肺门、纵隔、心缘和心后区X线难以发现的小瘤灶，以及近胸膜的小结节等等均易于发现，对纵隔淋巴结的显示使胸部肿瘤分期的准确性提高；腹部CT对腹腔实质性和空腔脏器均有良好的显示。对肝脏肿瘤可作动态增强扫描，观察病灶血供情况，以利于定位和鉴别诊断。胃肠道CT扫描可显示胃壁的黏膜层、肌层及浆膜层，区别腔内、外肿块以及邻近脏器有无侵犯和淋巴结转移情况，从而判断手术切除的可能性。肾和肾上腺CT可显示肾皮质、髓质，对肾实质肿瘤的诊断和肾功能的判断均较佳。CT对骨和软组织的分辨率明显优于X线片。从而对骨和软组织肿瘤的定性和肿瘤纵向、横向浸润的范围作出诊断，为手术或放疗范围的确定提供可靠的帮助。

（3）肿瘤的MRI诊断：磁共振是20世纪80年代后应用于影像诊断的重大进展。人体不同组织无论在正常还是异常的情况下，都有各自的纵向和横向弛豫时间（T_1和T_2）以及质子密度，这是MRI区分正常与异常并以此诊断疾病的基础。MRI依赖于质子密度、弛豫时间和流空效应，应用不同的磁共振射频脉冲程序，得到各种不同的MRI图像。与CT相比，MRI具较高的对比度，特别是软组织的对比度明显高于CT，MRI多平面直接成像可直观地显示肿瘤病变范围，应用造影剂可作肿瘤与非肿瘤组织的鉴别，肿瘤内部结构的观察，显示肿瘤供血动脉、引流静脉和肿瘤邻近血管的图像，对肿瘤的定性、定位、手术方案的制订、预后的估计和术后随访观察等都有重要意义。MRI的缺点是对钙化不敏感，空间分辨率较低，体内有金属物品及装心脏起搏器者禁忌。另外，费用也较高。

（4）超声诊断：超生检查是一种无创性、方便简捷、可反复检查的诊断方法。由于采用电子计算机技术、实时灰阶成像和彩色多普勒技术以及超声探头的改进，在常规超声的基础上介入性超声、腔内超声、术中超声等的应用为肿瘤的诊断提供更为可靠的诊断技术，并广泛应用于临床。超声对浅表器官肿瘤如甲状腺、唾液腺、乳腺、睾丸、软组织、眼和眶内等肿瘤的诊断具有独特的作用，特别是利用超声的声影衰减特征正确区分肿块为囊性或实质性。对胸腔积液、胸膜增厚、胸膜肿瘤的诊断和定位；对肝、肾上腺、盆腔、子宫、卵巢、腹膜后肿瘤的诊断都能得到较为满意的效果。近年来介入性超声的应用在实时超声监视或引导下，进行穿刺活检、抽吸检查、注射造影剂等方法诊断肿瘤，被认为是一种安全、准确的诊断方法。腔内超声应用于食管、胃、直肠、膀胱、阴道内等腔内肿瘤的检查，可早期诊断相应部位的肿瘤，了解肿瘤浸润的深度、范围和术前分期；术中超声对肿瘤的显示率和定位准确率显著提高，目前已广泛应用于肝、胆囊、胰、肾、腹膜后和妇科肿瘤的术中探测。彩色多普勒超声根据血流的有无、分布与类型对良、恶性肿瘤的诊断和鉴别诊断有一定的帮助。

（5）肿瘤的核医学诊断：某些放射性药物进入人体后，能选择性浓集于某一器官或肿瘤病变区，用显像设备获得放射性分布影像，根据放射浓集的程度来诊断肿瘤。放射性浓集高于邻近正常组织时为"热区"显像，反之为"冷区"显像。常用的放射性核素有：^{131}I、^{99m}Tc、^{75}Se、^{198}Au、$^{99m}Tc-DMSA$、$^{99m}Tc-MDP$等，分别用于甲状腺、甲状旁腺、肝、肾、骨等肿瘤。近年来应用淋巴系统对放射性胶体颗粒的运输、沉积和吞噬原理，用不同颗粒直径的^{99m}Tc硫胶体作检查显示淋巴系统，特别是前哨淋巴结显像，提高了前哨淋巴结的检测率，为乳腺癌、胃癌、大肠癌、黑色素瘤等恶性肿瘤淋巴结清除的范围提供有价值的参数。近年来放射性受体显像、放射免疫显像特别是正电子发射断层摄影（positron emission computed tomography，PET）肿瘤代谢显像，利用肿瘤和正常组织之间的物质代谢上存在的差异，将发射正电子的放射性核素标记的蛋白质合成代谢、碳水化合物分解代谢的前体、受体配基等注入体内，用PET进行显像，可灵敏准确地定量分析肿瘤的能量代谢、蛋白质合成、DNA复制增殖和受体分布等，以鉴别肿瘤的良恶性、转移灶尤其是淋巴结的定位、肿瘤治疗效果的检测、肿瘤复发与否的鉴别等，对合理制订治疗方案、评价治疗效果等有很大帮助。目前最常用的显像剂为^{18}F – FDG，具有葡萄糖类似的细胞转运能力，可作为肿瘤细胞所摄取，但不参与进一步代谢而滞留在肿瘤细胞内。通过PET断层和全身显像可以对肿瘤进行定性，亦可对肿瘤葡萄糖代谢进行定量分析，以此鉴别肿瘤的良恶性。

（朱利楠）

第四节　肿瘤的外科治疗

（一）术前全面检查的重要性

肿瘤外科的患者常需在术前加以正确诊断，以制订合理的治疗方案。但外科医师常在某项检查诊断后，即迫不及待安排手术，甚至排斥某些检查，认为无必要花费时间进一步详查。因此对病情的整体缺乏了解及预见性，常常因此造成手术的失误及欠缺。例如，已有胃镜检查及病理报告后，就不再行胃钡餐检查，这样对于病灶位置的判断会产生偏差，甚至行全胃或近侧、远侧胃切除的切口也难以确定。某些直肠癌已经肠镜确诊后，就不再行B超及盆腔CT检查，也就无法评估肝脏是否有转移灶，肠系膜淋巴结是否有转移，病灶是否已外侵，这些内容恰恰是采取不同手术及疗法的关键。近年来内镜超声的进展，已使术前分期更趋于正确，也使治疗的规范进一步提高，所以在许多新检查项目的应用上，应采取积极认可的态度。在以往CT及MRI的基础上，近年来的PET也显示出判断原发灶及转移灶的价值，其准确性及敏感性可达到85%~90%。有报道在应用PET检查后，已使15%~44%的结肠癌、肺癌、淋巴瘤及恶性黑色素瘤改变了治疗计划。合理先进的检查促使临床诊治更加合理。在应用高新检查项目的同时，外科医师更应亲自检查了解患者病情。如术前与超声室医师共同观察肝脏病灶大小、位置及与门静脉的关系等，使手术更加游刃有余。

（二）正确理解病理诊断的变化

随着分子病理学、免疫组化、超微结构的进展，病理诊断也随之发生了变化，许多肿瘤的诊断名称不断更新。从病理学角度理解，这些改变使诊断更加合理，但也给外科医师带来困惑。例如，胃肠间质瘤现已明确代替了平滑肌肉瘤的诊断，国内外的病理专家均已认可间质瘤的诊断。有时病理报告仅告之间质瘤而已，并未明确良、恶性。此时就需外科医师根据对肿瘤的了解及临床经验决定手术范围。例如，常难以决定胃间质瘤究竟采用何种手术，楔形切除、局部切除、扩大切除，还是胃大部切除、D$_2$根治术。此时应根据肿瘤大小、部位，有无坏死、浸润等决定手术范围。病理科医师认为肿瘤性坏死是恶性证据之一，外科医师仅从肿瘤外观是否为鱼肉状、是否血供丰富、是否将要破溃这些常见的直观现象就能作出正确的判别。此时按照低度恶性或恶性处理并不为过。肿瘤大小也是判断手术范围的重要指标。在无法得知病理诊断的时候，我们建议参考以下指标：直径<3cm可以局部切除，直径3~5cm可行局部切除、楔形切除或胃大部切除。直径>5cm均应行胃大部切除或近D$_2$手术。

2002年全国肿瘤大会已就大肠癌的新病理诊断标准予以讨论。根据2000年国际癌症研究机构（IARC）出版的《WHO肿瘤分类》一书已采用了大肠癌上皮内瘤变这一术语，用来表示上皮浸润前的肿瘤性改变。上皮内瘤变包括了以往的重度不典型增生、癌变、黏膜内癌，此概念已在国内开始应用。从病理学角度认为上皮内瘤变不能排除癌已存在。但临床外科医师所关心的病变究竟是瘤还是癌？良性或恶性？因为手术方式及处理截然不同。在目前病理与临床尚难以完全沟通的情况下，必须认识到上皮内瘤变也包括了以往的癌变、黏膜内癌，治疗仍采用前切除、保肛手术为主。但对于距肛 3 ~ 5cm 的直肠病变，则需认真对待。必要时在扩肛下行局部切除。再根据术后病理了解肿瘤或癌侵犯的层次、病理类型决定是否需行大手术。结肠的高级别上皮内瘤变因不涉及保肛的问题，所以原则上可以不必行多次活检，只要有病灶存在，行标准的结肠癌根治术即可，缩小范围的手术，无法清扫淋巴结，会造成日后再次手术的可能。胃上皮内瘤变也有 70% 以上为胃癌，因此在不影响功能的情况下，一般情况较好，即可采取相对积极的手术治疗。在当今病理变化的背景下，肿瘤外科医师在了解病理变化的知识后，结合自己的临床经验，做到以变制变，不失为一种选择。

（三）肿瘤手术的切缘问题

手术切缘是肿瘤外科所关注的要点，无论是皮肤、软组织、胃、肠、食管、肝、胰、肺等部位的癌肿均涉及切缘问题。因此对切缘的要求及规范已成为外科手术的重要方面。前几年曾讨论制订肝癌手术的切缘，各专家提出 1cm、2cm、3cm 的不同观点。也有专家认为只要完整切除了肿瘤就属根治。因此也说明制订肿瘤的规范切缘很难，也存在一定的局限性。但不可忽视的是，肿瘤切缘阴性是肿瘤手术要求达到的，而肿瘤切缘阳性则是日后复发转移的危险因素，在肿瘤外科的原则上这是不允许的。

隆突性皮肤纤维肉瘤的切缘要切除包括皮肤在内的 3 ~ 5cm，国外也有 1 ~ 3cm 的报道。但复旦大学附属肿瘤医院资料证明，切缘不足是导致复发的重要因素。在 64 例复发病例中，57 例有局部切除史，明显多于具广泛切除手术史者（7 例）。

对于某些恶性程度较高的高分级肉瘤，如滑膜肉瘤、血管肉瘤、上皮样肉瘤、恶性神经鞘瘤，更要在首次手术时确定合理手术切缘，避免日后多次复发。肉瘤手术的切缘现更提倡三维广泛切除，即长、宽、基底的广泛切除，以往仅注重长、宽切除，忽略基底切除，这是导致复发的重要原因。近年来国外发展应用术中影像诊断技术判断骨盆肉瘤的切缘，使其更加有利于术中准确判断肿瘤确切切缘。

胃癌切缘是肿瘤外科手术更需强调的。由于癌灶的部位及病理诊断不同，切缘也应有所变化，Borrmann Ⅰ、Ⅱ 型的限局型癌，距离癌切除 3cm，而 Borrmann Ⅲ、Ⅳ 型的浸润型癌应达到 5cm 的切缘。高、中分化局限性癌，切缘 3cm 即可，而低分化、黏液腺癌、印戒细胞癌切缘应达 5cm 以上。

文献报道，近侧胃大部切除和全胃切除的切缘阳性率仍可高达 11% ~ 30%，主要是经腹切除时无法切除更多的食管下端所致。因此，对于侵犯贲门及食管下端的胃癌，主张行胸、腹联合切口，这样既可保证切缘的安全性，又可切除贲门外周可能受累的膈肌，达到切缘及周围组织均根治的目的。因此，建议腹外科医师需增加开胸手术的技巧，如肺野暴露、食管床分离、对侧胸膜破损的处理及胸部淋巴结清扫概念的了解；而胸外科医师更需了解脾门部及胃左动脉根部淋巴结的解剖及清除技术，以期达到最佳疗效。

避免手术切缘阳性，除外科医师肉眼观察外，还可借助病理科术中冰冻快速切片加以证实，尤其对切缘 <2cm，以及某些浅表型黏膜下浸润型癌更需注意切缘不足的可能。近年来我们在食管下端置荷包钳切断食管后即送冰冻切片检查，如为阴性，加之吻合器的另外 1.0 ~ 1.5cm 的切缘，达到根治的要求。也明显降低切缘阳性的发生率。

直肠癌的手术切缘以往也予以高度重视，近年来由于认识到直肠全系膜切除的概念，认为切除直肠的外周组织同样重要，因此直肠癌的远切端已由 20 年前的 5cm 减至目前国内多数学者认为的 3cm 的安全切缘，尽管国外也有认为 1 ~ 2cm 即可的报道，但对于某些浸润型癌、病灶较大者显然不适合。另外对于直肠癌切缘的概念也不能用于结肠癌，因为只有清扫了距癌 5 ~ 10cm 的肠旁淋巴结，才能达到根治手术范围。肿瘤外科手术的切缘应根据不同癌肿、不同病理及生物学特性制订合理安全的切缘。

（四）肿瘤医源性播散的预防

肿瘤外科必须遵循"无瘤操作"的原则，防止医源性播散。无瘤操作可视为肿瘤外科的精髓，也是最重要的原则，不恰当的手术操作可导致癌细胞的医源性播散，造成局部复发或远处转移。近年来国内外资料显示，任何肿瘤的首次治疗均极为重要，如果首次治疗不恰当，将会造成不可弥补的严重后果。例如直肠癌术后局部复发的患者，只有 27% ~ 48% 还可再手术切除，但切除的病例中只有 22% ~

42%无肉眼残留肿瘤，但手术切除患者5年生存率仅10%左右。首次治疗的重要环节就是要严格遵循"无瘤操作"的原则，同时为造福于患者，对肿瘤外科医师提出了高水准要求。

为防止医源性播散及减少术后并发症，肿瘤外科医师在诊治过程中必须加强"无瘤观念"，其中包括肿瘤活检术与根治术衔接的时间越短越好，避免乳腺或骨肉瘤活检后等待1周左右的石蜡切片诊断。在有条件的单位，能一次性完成诊断及治疗更为理想。术中冰冻切片检查已在许多医院能够做到，并加以提倡。肢体肉瘤应在用止血带阻断血流的情况下进行活检，活检后也要重新更换所有敷料、手套及器械，然后再行根治手术。对伴有溃疡的癌肿或胃肠道癌肿浆膜层受侵者，表面应覆盖塑料薄膜或喷涂生物胶，以免术者直接接触破溃的癌瘤而污染术野。手术操作也应从肿瘤四周的正常组织向中央解剖，切忌切入肿瘤包膜内。腹腔内肿瘤探查应从远隔部位的器官开始，按照自远而近的程序，最后探查肿瘤及转移灶。切除肿瘤时，应先处理肿瘤的血管，要求先结扎静脉，再结扎动脉，以减少癌细胞血道播散的可能。行右半结肠切除治疗升结肠癌时，应先采取非接触肿瘤的方式，先行所属区动、静脉的结扎，最后再游离结肠旁沟，整个手术过程几乎不应触摸肿瘤，肿瘤手术操作时，动作要求轻柔，切忌粗暴或挤压肿瘤。手术后可用氮芥、顺铂或蒸馏水冲洗创面。近年来应用氯己定、碘附等也有杀灭残存癌细胞的作用。肿瘤手术后，创面放置引流管引流，同样可减少残留癌细胞种植及复发的机会。

（五）肿瘤外科的固有特点

近代肿瘤外科的治疗新概念是："最大限度切除肿瘤，尽最大努力保护机体及器官功能，达到提高生存率及生存质量的目的。

肿瘤外科除具有一定外科的相同点外，还有其固有特点，主要表现为：

1. 肿瘤外科必须与病理科密切结合　在制订肿瘤治疗计划前，要依据病史、体检、影像学、内镜及病理学检查做出诊治计划。其中以病理学检查最为重要，有时可称为"金标准"，但不能轻易完全依赖病理诊断，例如有些胃、肠道肿瘤的重度不典型增生与早期癌常难以区分。有些软组织肉瘤常难以分类，并有时与恶性黑色素瘤难以鉴别，临床医师要了解以上情况。但多数情况下，术中依靠冰冻切片确定肿瘤良恶性的性质，然后决定手术种类及切除范围。这是肿瘤外科不同于一般外科的特殊方面。

2. 肿瘤外科是多学科治疗的重要组成部分　虽然提倡早期诊断、早期治疗肿瘤，但仍有半数以上的患者就诊时已属中晚期。以往为提高疗效，曾将手术范围扩大，并行超根治术。但手术范围的无限扩大也难以改变预后，如某些肢体骨肉瘤、软组织肉瘤、施行了大关节解脱术，可术后一年内常因肺转移而造成血行播散而告终。近10余年通过对癌肿的认识及深入研究，手术范围较前有缩小趋势，这一变化基于以下条件：①临床实践证实，恶性肿瘤并不是每例均需外科广泛切除才能根治。②现代影像学为外科治疗提供了肿瘤侵袭的确切范围，手术选择及切除更加准确有效。③多学科的综合治疗确立了以手术、放疗、化疗、生物治疗、心理治疗等有机结合应用。④外科技术改进及某些高科技产品的问世，微创外科的开展，使肿瘤治疗不单单切除，还要考虑其功能保存及外形恢复。外科手术是综合治疗的重要环节，只有将主瘤切除后，才能更有效发挥放疗和化疗的作用。为保证患者的综合治疗方式选择，应有包括各科医师的治疗前讨论及会诊，充分发挥各专科的优势，特别是软组织肿瘤、肺癌、复发性肿瘤更应力争做到此点。

3. 肿瘤外科需加强循证医学及防癌手段　与一般外科不同的是，因肿瘤具有高复发性，以及有些癌肿有遗传倾向，故术后及治疗后需认真随访病例，加强术后定期复查制度，并坚持治疗。同时对肿瘤可能复发的因素及信号要告知患者注意，避免术后一送了之的不负责任态度。近10余年发展的循证医学更加强调患者的随访、资料的累积、前瞻性及随机性的治疗方案评价等，这些均是肿瘤外科的新内涵。

（六）肿瘤外科的种类

1. 诊断性手术　肿瘤的诊治过程中，尤其对诊断要求较高，合理的诊断性手术可以避免不必要的弯路。对肿大淋巴结活检时，多主张行整个淋巴结完整切除。对于小的肿瘤，不必先取活检，后行治疗，往往活检及手术均Ⅰ期完成，只有在较大的肿瘤及风险性较高的情况下，可以行切取活检明确病理性质。在切取活检时要获取足够的标本，一般至少1cm×1cm大小，而且需避免机械性损伤，并且在病变和正常组织交界处取材，以便病理学家观察到从正常过渡到异常的变化过程。黑色素瘤的活检更要慎重，因活检过程易造成其播散，故应作切除活检。

2. 原发肿瘤切除与根治性手术　肿瘤根治性手术的原则是将原发肿瘤行广泛或彻底切除，同时连同周围区域淋巴结做整块切除。19世纪末Halsted创建的乳腺癌根治术即包括了原发灶，即全乳腺、胸大（小）肌连同腋下淋巴结、脂肪组织做整块切除。这种根治性手术的原则同样适用于胃、肠、食管癌根治术等。无远处转移的原发肿瘤理论上均可行根治术。

3. 联合脏器切除　有时肿瘤侵及邻近脏器，常需行联合脏器切除。如胃癌累及肝左叶、胰、脾等脏器可一并切除。腹膜后软组织肉瘤累及肾脏、结肠也需联合切除。施行此手术的疗效明显高于勉强剥离的病例。手术切除的范围还应根据病变的大小、受累的部位、肿瘤的生物学特性及病理类型确定。如皮肤基底细胞癌很少发生淋巴血道转移，局部切除即可，不必行区域淋巴结清扫，恶性黑色素瘤则应根据病变的大小、深度决定切除范围、植皮或区域淋巴结清扫。

根治性手术的目标虽然为"治愈"，但至少50%以上的病例术后仍可复发及转移。复发转移的时间除与外科手术的彻底性有关外，还与肿瘤生物学特性有关联。一般认为高度恶性的肿瘤，多易在术后1～2年复发转移。而恶性程度较低，生长缓慢的癌肿，如甲状腺癌、乳腺癌的复发转移出现较晚，有时术后10年才发生复发或转移。临床多以5年或10年生存率衡量治疗效果。但5年生存与5年治愈概念不同。前者表示患者已生存5年不管有无肿瘤复发，后者除表示患者生存5年外，并无任何肿瘤复发及转移征象。

4. 保全功能性肿瘤根治术　20世纪50年代起，肿瘤外科开始从单纯切除肿瘤器官，力求生存的观点逐渐转变。有学者提出在根治肿瘤的同时，尽量保存机体功能和外形。其中最显著的进展是乳腺癌的保乳手术，以往认为患乳腺癌必须切除整个乳腺。但以后经做局部区域性切除加上放、化疗，保留了女性乳腺，又达到根治的目的。欧美国家至今已有数千例手术成功，其生存率与经典乳腺癌根治术相同。目前国内数家医院也已根据不同适应证进行保乳手术研究。根据乳腺癌保存功能手术的成功，其他器官脏器的保全功能手术不断开展。如肺癌的全肺切除改成肺叶或肺段切除术。肝癌的不规则肝切除代替了以往的规则性切除，更加适用于中国肝硬化病例的肝代偿功能，其疗效也不低于肝规则性半肝切除术。直肠癌的保肛门手术逐渐增多，以往认为难以保肛的病例，经努力也可达到保存肛门的手术。而腹会阴切除术的人工肛门术式也逐渐减少。肾癌也可用肾部分切除代替全肾切除术。四肢软组织肉瘤及骨肉瘤通过动脉热灌注及某些新治疗手段，结合手术及综合治疗，已使保肢手术成功率增加，5年生存率也由截肢的20%上升至目前保肢的60%左右。以上治疗模式的变化及疗效是在不断总结治疗的基础上实践成功。因此对肿瘤外科应采用新的手术观点及概念，既往的脏器切除及高位截肢及弃肛门的陈旧性手术需逐渐淘汰，也是其他学科所应了解的肿瘤外科的进步。

5. 姑息性手术　随着社会经济的发展，生活水平的提高，以往放弃治疗的患者都希望得到积极的救治，同时医学技术的进步也为晚期肿瘤的治疗提供了许多新途径。因此国内外的学者对患者的姑息治疗越来越重视，使姑息性治疗更为合理并逐渐走向规范化，已成为肿瘤工作的重要任务。

姑息性手术的目的主要应减轻患者的痛苦，并缓解症状。某些消化道癌肿，不论转移是否存在，均主张姑息切除，以利减少肿瘤负荷，缓解梗阻及出血等近期危及生命的情况。复旦大学附属肿瘤医院对34例直肠癌肝转移的病例行姑息性切除后应用综合治疗，有2例生存8年以上。

严格讲，姑息性手术与姑息性外科的概念不同。姑息性外科的含义更广泛，包括外科冷冻、肝动脉泵置入术、肝动脉栓塞、结扎等。姑息性外科措施后，可使癌灶缩小，再行两步切除。同样减积手术（debulking operation），也有积极治疗的意义。有些累及血管神经的软组织肉瘤，经肿瘤切除后，加之内照射残存肿瘤，也可长期生存。临床上卵巢癌、Burkitt淋巴瘤、纤维瘤病等均适合减积手术，为进一步放、化疗创造条件，均有治疗成功的病例。

姑息性手术应在放、化疗能够实行的情况下应用，而某些恶性程度高的肿瘤并不适用。如恶性神经鞘瘤、肺癌等。存在远处转移病例并非手术绝对禁忌，尤其是原发灶已控制，转移灶为单个，而全身情况较好均可考虑转移灶切除。如肺转移的病变，先期给予全身治疗后，观察一段时间可考虑手术。将肺单个病灶切除或多个病灶冷冻后，仍可长期生存。

各种肿瘤对姑息性手术疗效不同，软组织肉瘤3年生存率为26%，睾丸癌5年生存率31%，乳腺癌15%。复旦大学中山医院肝外科对无法行切除治疗的258例原发性肝癌行肝动脉结扎、插管及综合治疗后，单纯肝动脉结扎插管185例，1、3、5年生存率分别为71.33%、43.92%及29.6%。结肠癌肝转移经手术切除后，5年生存率可达25%以上。目前最新的欧洲抗癌联盟报道经乐沙定术前化疗后，此类病例5年生存率已达50%。因此对某些癌肿姑息性手术可延长生存率，也是肿瘤外科治疗的重要方面。姑息性外科的适应证应掌握以下几点：①强调外科的安全性，不增加患者的新痛苦。②解除患者的不利于生活质量的症状。③达到延长生存率的目的。

6. 淋巴结清扫术 淋巴结清扫是根治性手术的重要方面，同时也是肿瘤外科手术的重要手段。除了对放疗敏感的肿瘤（鼻咽癌、精原细胞瘤等）可用放射外，均须行淋巴结清扫术，淋巴结清除在肿瘤诊治中的作用有二：一是清除远处转移的淋巴结，避免转移淋巴结残留而提高疗效。二是根据淋巴结病理检查，便于临床及病理分期决定日后是否需进一步放疗或化疗。

淋巴结清扫的范围依解剖及淋巴结引流可分为第1、2、3站淋巴结清扫，如何选择不同范围的清扫，则根据不同癌肿的表现、分期、生物学特性决定。例如胃癌需清扫至第2、3站淋巴结。而早期胃癌有时清扫第1站即已足够。胃肠间质瘤则不需清扫至第3站，仅至第2站即足已达到治疗目的。

随着对淋巴结清扫的深入认识，近年来提出：前哨淋巴结活检。通过此方法，可做到有的放矢的选择治疗。癌细胞随引流区的淋巴管首先引流到一个或数个少数特定区域的淋巴结，即前哨淋巴结，然后再经该淋巴结进入下一站淋巴结。如果这些淋巴结无转移，则该区域发生的肿瘤转移到另外淋巴结的可能性很小，理论上不必进一步扩大手术及清扫范围，如前哨淋巴结有转移，则其他淋巴结转移的危险性很大，需扩大手术范围以准确了解区域淋巴结转移情况和控制局部复发。近年来还有通过放射免疫方法，术中γ探测仪探测有无淋巴转移，目前已在乳腺癌、胃、肠癌及恶性黑色素瘤的治疗中应用，此方法虽尚未完善，但是为今后规范清扫淋巴结范围奠定基础。

7. 综合治疗中的外科选择 20世纪60年代以前，外科医师力图单纯凭借外科手段治疗肿瘤，但由于复发性高，易远处转移的恶性行为，促使外科医师不得不面对现实，即单靠外科手术并不一定是最佳治疗手段。同时肿瘤外科医师已认识到，对于恶性肿瘤的治疗并非越快越好，而选择合适的疗法恰恰是重要的，有时由于肿瘤浸润广泛，无明确边界，如此时行手术往往会造成肿瘤的扩散，术后短期即出现复发转移。与其会发生如此不利的局面，还不如应用化疗、放疗或介入化疗，使肿瘤缩小后，或形成边界后再切除。虽然手术时间推后，但疗效却明显高于急于不规范手术者。因此，对于肿瘤的治疗更应强调"围而歼之"的战略疗法，而避免将肿瘤破溃后再加以化、放疗。实施术前的综合治疗及某些新辅助化疗后，肿瘤除能缩小外，有时甚至可达到显微镜下肿瘤完全消失的效果。某些骨肉瘤的化疗甚至可应用数月后再予以手术保肢治疗，疗效较截肢者明显提高。肝癌及进展期胃癌经介入化疗后，在缩小及控制病变的基础上，达到增加切除率的效果，使某些不能手术切除的病例成为可切除。欧洲学者报道1 680例直肠癌，术前放疗及全系膜切除的2年复发率仅2.9%，而单纯全系膜切除者为8.5%。外科医师今后的任务在治疗肿瘤时，除要了解外科手术的地位，更需选择合适的手术时机及综合治疗的合理应用。

术前综合治疗的成功，促使进一步研究乳腺癌、胃、肠道癌、恶性软组织肿瘤的治疗模式，相信今后各种癌肿的规范治疗将会进一步完善。

（七）肿瘤外科的相关新技术

随着肿瘤外科的发展与进展，许多肿瘤的新技术不断出现，并改观了外科治疗的策略及现实，使患者的生活质量得以改善，生存率增加并克服了许多临床难点，使诊治水平大大提高。

自1991年Jacobs成功报道应用腹腔镜结肠切除以来，腹腔镜手术得以发展，国内外的经验证明腹腔镜手术已成为治疗癌症的重要手段，在21世纪初以中国为首的几名院士也回应了有关腔镜的争论，认为21世纪将是腔镜外科的年代，随着时间的推移及大样本对比研究，目前腔镜已基本解决了气腹、手术根治性、穿刺孔转移、中转开腹率等问题，已逐渐成熟，全国各地区已开展此技术，并扩展到胃癌切除术，胰腺癌切除及甲状腺癌切除，肺癌切除等多种手术，适应证及病种的不断扩大，将进一步推动外科的进展。

肿瘤外科各种新的治疗手段不断问世，如对皮肤基底细胞部及鳞状细胞癌，外阴癌、阴茎癌、乳腺癌术后的局部复发结节等，可在局麻下行大部切除肿瘤，再用二氯乙酸液止血，再涂以辉锑矿及氯化锌液包扎，待组织固定后再予切除。这种方法即是化学外科的应用。

冷冻方法应用治疗恶性肿瘤已有近三十年历史，利用超低温快速冷冻，使癌细胞遭受不可逆的破坏。常用 −196℃的液氮，冷冻外科常用控制浅表肿瘤的出血、感染、坏死，而对深部的肿瘤如直肠癌、前列腺癌、膀胱癌、肺癌也已广泛应用于临床。复旦大学肿瘤医院曾用冷冻疗法治疗转移性肺癌，有些病例可存活 5 年以上。复旦大学中山医院用冷冻疗法治疗 235 例原发性肝癌，5 年生存率可达 39.8%。

激光治疗具有能量密度高，定位准确等特点，经适当聚焦后，可对病灶做"无血"切除或汽化切除术。激光配置相应的光导纤维后，可通过内镜做肿瘤治疗手术。例如可应用 ND ∶ YAG 激光，将石英的光纤维内镜的钳通孔送入，根据能量大小距早期胃癌的 0.5～1.0cm，对准病变处，快速照射，达到治疗肿瘤的目的。也有通过激光治疗食管癌的梗阻，疗效也较佳。近几年也有通过内镜下微波凝固治疗早期胃癌者，也可以治疗结肠腺瘤。目前多采用 ESD 技术治疗早期胃癌。

近十余年来，外科手术从广泛根治术进入微创外科的趋向，胸腔镜或腹腔镜手术从治疗良性疾病开始，现在已能有选择性进行肿瘤的治疗。但由于肿瘤手术常不能局限性，切除范围较大，目前用腹腔镜治疗癌肿正在探索实施中。但腹腔镜下结合超声刀，具有不出血，无气雾的特点。目前已有治疗直肠癌等切除术的成功病例。目前利用结扎束能量平台的无结扎技术正在推广应用。

在微创外科的基础上，现已有许多新仪器结合高科技应用代替传统治疗肿瘤，如现在有采用聚能刀治疗肿瘤，其治疗肿瘤的基础原理是使用一绝缘针在 CT 引导下直接插入肿瘤内部，能量在针尖部释放产生离子振荡与摩擦产热，局部温度可达 90～110℃，高热导致细胞死亡和组织凝固性坏死，每个靶区治疗时间为 5～15 分钟，小于 3.5cm 的肿块一次杀灭，大于 3.5cm 的肿块分多点杀灭。对杀灭范围以外的正常组织无损伤。是一种有价值的治疗方法。

另外，高强度聚焦超声是新型的无创性治疗肿瘤的新技术，通过对低能量的超声束立体外加以聚焦，使焦点高能量的超声定位到体内肿瘤内，通过高温和空化效应破坏肿瘤组织，又基本不损伤焦点以外的周围组织，该项新技术在国内数家医院开展，已成为国内所关注的治疗手段。

近年来引进的伽马刀，也为精确治疗肿瘤提供了新模式，特别位于脑、肺、肝、胰头部位等，难以手术切除的肿瘤可以试用，射频治疗肝转移瘤也提供了另一治疗模式，现多为国内外学者采用。

（朱利楠）

第五节　肿瘤介入治疗

肿瘤介入治疗是在不同医学影像的引导下利用微创的方法对肿瘤进行的物理性、化学性、生物性及机械性等的治疗，肿瘤介入治疗不仅是为了达到延长患者带瘤存活期、提高生活质量的目的，还力争实现治愈肿瘤的目标。肿瘤介入治疗属于介入放射学研究的内容之一，是近三十年发展起来的新领域，作为一门崭新的介于传统肿瘤内科学和肿瘤外科学之间的新兴的临床学科，目前已在肿瘤的治疗上发挥着重要的作用。尤其是对那些不能手术的肿瘤患者，介入治疗因其具有微创、安全、疗效好等优点，而越来越显示出在肿瘤治疗中的地位。肿瘤的介入治疗已经成为现代肿瘤综合治疗中一个非常重要而有效的方法。

1. 肿瘤介入治疗　可分为经血管的介入治疗和不经血管的介入治疗两大类。经血管入径的介入治疗主要是经血管化疗和栓塞。

（1）动脉灌注化疗（transcatheter arterial infusion，TAI）：动脉灌注化疗可使肿瘤细胞局部药物浓度提高、延长药物与病变接触时间，并且减少全身药物总剂量，达到提高疗效和减少副作用的目的。肿瘤所在部位的药物浓度越高，药物与肿瘤接触的时间越长，化疗药物的疗效越好。临床上有三种灌注法：①一次冲击性：指在短时间内将药物注入靶动脉，然后拔管结束治疗的方法。特点是操作迅速，并发症少，护理简单，适用于导管保留困难的部位。②动脉阻断化疗：是用阻球囊导管插入靶动脉，然后使球囊膨胀阻断动脉血流，再行化疗药物灌注的方法。目的是进一步提高药物浓度和延长药物停滞时间。③长期药物灌注：此法导管留置时间较长，灌注可为多次连续性。目前，动脉灌注疗法已经成为治疗肝癌、胃癌、肺癌、胆管癌、胰腺癌、盆腔肿瘤、头颈部肿瘤等多种恶性肿瘤的重要方法之一，它不但用于不能手术患者的姑息性治疗，而且亦可用于手术治疗，使肿瘤缩小，改善手术条件，还可以用于术后预防肿瘤的复发。

进展期胃癌作术前化疗（adjuvant chemotherapy）尤其是结合血管内介入治疗的术前化疗确有减期（down staging）的效果，能提高胃癌的手术效果，与其他疗法相比有一定优越性，但是，对未分化癌和印戒细胞癌疗效较差。

肺癌选择性支气管动脉造影和动脉内化疗药物灌注，也是目前临床上常用的方法，其中以反复多次给药较单次给药效果好，支气管动脉碘油化疗栓塞术治疗支气管肺癌近期疗效较好。

自开展肝癌肝动脉化疗栓塞术以来，显著地延长了中晚期肝癌患者的生存期和生存质量，王建华等报道 42 例小肝癌的介入治疗，采用超选择插管，进行肝段栓塞术，经过随访 1、3、5 年患者生存率分别为 88%、74% 和 50%，与外科小肝癌手术切除生存率相仿。

经皮股动脉穿刺进行髂内动脉超选择插管化疗药物灌注，是盆腔局限性肿瘤的最佳治疗方法，为不能耐受手术、丧失手术机会或者其他治疗无效的晚期肿瘤患者提供了继续治疗的机会。

脑胶质瘤采用颈内动脉和超选择颈内动脉灌注卡莫司汀治疗，有效率分别为 66% 和 83%，此两种方法均可取得较好的功效。鼻咽癌患者采用灌注化疗加放射治疗，能显著提高治疗近期疗效和有效控制率，尤其可快速改善患者的临床症状，缩小或消除局部淋巴和鼻咽部肿物。灌注放疗组近期完全缓解率明显优于单纯放疗组。

其他肿瘤的治疗：对结肠直肠癌、胰腺癌、骨肿瘤、胆管癌等恶性肿瘤的经动脉灌注抗癌药物治疗，虽然有少量的文献报道，但疗效不一，治疗例数尚少，经验不足，有待进一步观察。对于不能手术切除的晚期肿瘤患者采用动脉插管灌注化疗药物仍然不失为一种积极的治疗手段，其疗效好于全身化疗不容置疑。

（2）动脉栓塞疗法（transcatheter arterial embolization，TAE）：尽管各器官的栓塞疗法与具体操作技术各不相同，但应用最多的还是 Sildinger 技术。

1）肝癌的栓塞疗法：介入放射学治疗肝癌较好的方法是化疗加栓塞。由于肝癌的血供 90% 以上来自肝动脉，因此，经动脉插管化疗栓塞是向肿瘤供血动脉直接给药，增加了肿瘤内药物浓度，同时，使肝癌血供减少 90%，导致肿瘤坏死。化疗栓塞不但适用于晚期肝癌，亦可用于肝硬化显著及其他原因不能肝切除者，对转移性肝癌、肝癌术后复发、门脉癌栓等也有一定疗效。近年来为了解决肝动脉化疗和难以维持肿瘤局部药物浓度以及肝动脉栓塞后易形成侧支循环等问题，有人用顺铂为化疗药物，用乙基纤维素为载体，研制出顺铂乙基纤维素微囊，用来进行肝动脉化疗栓塞治疗原发性肝癌，认为疗效有明显的提高，值得进一步探索应用。

2）其他肿瘤的治疗：栓塞疗法对头颈部肿瘤、肾脏肿瘤以及盆腔肿瘤如膀胱、子宫、卵巢、前列腺等肿瘤的治疗也已有关文献报道。术前应用化疗栓塞，有减少术中出血作用，对肿瘤引起的大出血有控制作用。化疗栓塞也可以用于不能切除的肾癌和盆腔肿瘤的姑息性治疗，可以减轻症状。有人还为肾肿瘤的栓塞术疗法能增强机体抗肿瘤的免疫能力。

2. 肿瘤介入治疗的优缺点　不同方法各有其优缺点：①动脉灌注化疗比静脉化疗具有肿瘤局部化疗药物浓度高，全身不良反应小，疗效好等优点。但对于实质性脏器的肿瘤，单纯灌注化疗的疗效已远不如动脉灌注化疗结合动脉栓塞治疗的疗效好。②动脉栓塞治疗已经大大地提高了实体肿瘤如肝癌等的疗效，但对于空腔脏器如肠癌、膀胱癌等原则上不宜进行栓塞治疗，以免引起组织坏死、空腔脏器穿孔等并发症。栓塞治疗目前存在的最大问题是栓塞后肿瘤血管的再通和再生。因此，目前动脉栓塞治疗至少应进行 2 次以上。③通过穿刺或在内镜下对肿瘤进行直接杀灭，不论采用热（如激光、射频、微波或超声原能力）、冷（氩氦刀）、放射粒子（如^{125}I 粒子）或化学方法（无水乙醇、稀盐酸）均能取得较为确切的疗效，但其仍存在许多不足。如：射频消融或超声聚能刀治疗时一般需要在 B 超引导下进行，而 B 超对肿瘤范围的判断除与 B 超医师的水平有关外，也与其本身的灵敏度有关。即使在 CT 引导下对肿瘤进行穿刺注射药物治疗，也只适合于 CT 能够显示的病灶，对于与正常组织等密度的病灶尚无能为力。且目前对注射药物的剂量与肿瘤大小的关系还缺乏规范化的方案。在肿瘤放射粒子介入治疗中，放射源形状上的差异，使其周围的剂量分布显示出不同的特点，同时辐射源进入人体，源周围组织对辐射的吸收和散射，也会直接影响辐射源周围的剂量分布，因此肿瘤介入治疗中的剂量分布问题是临床放射学中迫切需要解决的问题；另外，目前用于射频或氩氦刀治疗的穿刺针还比较粗，对正常脏器本身有不同程度的损伤，若病灶位于脏器边缘或大血管附近，也易导致大出血。电极形状与病灶形状吻合的也不十分完善，所有这些问题都有待进一步改进。

鉴于上述特点，有条件的大医院，应将这些不同介入治疗方法结合应用，以期达到更好的疗效。肿瘤治疗是一项复杂的工程，介入治疗是综合治疗的一个重要组成部分，而其他治疗如生物治疗、心理治疗、营养治疗等，也均是影响肿瘤治疗疗效的重要因素。

（朱利楠）

第六节　肿瘤的化疗

化疗是一门相对年轻的治疗方式，广泛应用于临床仅六十年。但是它在恶性肿瘤的治疗中特别在多学科综合治疗中起到了越来越重要的作用。

（一）化疗的方式

在化疗和手术综合治疗恶性肿瘤时，根据治疗目的和化疗进行的时间，可分为新辅助化疗、辅助化疗和术中化疗三种方式。

1. 新辅助化疗（neoadjuvant chemotherapy）　是局部治疗［手术和（或）放疗］前所给予的化疗，又称术前化疗、诱导化疗（induction chemotherapy）或初次化疗（primary chemotherapy）。新辅助化疗适用于发现时为局部晚期的患者。新辅助化疗有很多优越性：例如通过化疗可使部分肿瘤患者的肿瘤缩小，增加根治性切除的可能性；并可减少切除的范围；尽量多的保存正常组织；切除肿瘤时尽可能减少肿瘤播散的机会；通过新辅助化疗早期控制微小转移灶，而增加完全杀灭肿瘤的可能性；根据切除的标本的病理检查结果，了解肿瘤对所用的化疗药物的敏感性。但新辅助化疗也有潜在的缺点：例如化疗中出现的毒副反应、不良反应可能增加手术并发症以及感染、出血机会，并且影响伤口愈合等；如果属先天耐药性肿瘤，对化疗不敏感，化疗期间肿瘤可能增大，反而失去手术机会。目前已证实，经过有效的新辅助化疗，可使肛管癌、乳腺癌、膀胱癌、骨肉瘤、喉癌和一些软组织肉瘤缩小手术范围，提高患者生存。以乳腺癌为例，综合文献报道局部晚期的患者经蒽环类和紫杉醇、多希紫杉醇等紫杉醇类药物联合进行新辅助化疗，有效率可达 40% ~ 94%，经过新辅助化疗后保乳手术的患者比例从可以从 39% 增加到 59%。术后腋下淋巴结转为阴性比例约为 33%，新辅助化疗后乳腺病灶病理完全缓解达 28%。因此达到降期而提高了保乳率。在膀胱癌中，新辅助化疗已证实可延长有转移患者的生存期。在 Nordic I 随机对照的 253 例患者中，接受 2 个疗程 DDP 70mg/m^2 和 ADM 30mg/m^2，5 年生存率优于对照组（57% 比 44%）。在另一膀胱癌的研究中，术前予以 M－VAC 方案使 T2/T3a 的病理 CR 率可达 45.7%，T3b/T4 期也有 8.5% 病理 CR。局部晚期胃癌用新辅助化疗后能明显降期，提高手术切除率，改善预后。Magic 试验显示：术前后各给予 ECF 方案 3 个疗程化疗，可以提高 13% 的 5 年生存率。对骨肉瘤，国内外都强调术前全身化疗，给予大剂量 MTX 或包括多柔比星的联合化疗，加放疗，可施行创伤性和切除范围均较少的手术，达到保存肢体的目的。对于某些初治的原发性肝癌局部肿块较大，无法 I 期切除时，先予肝动脉插管化疗和栓塞，待肿瘤缩小后再行手术治疗，国内复旦大学附属中山医院肝癌研究所已取得了成功。

局部治疗前给予几个周期新辅助化疗目前尚不统一，通常用 3~4 个疗程。2 个疗程后应该评价疗效，有效时继续原方案化疗。如果疗效评价提示疾病进展，应结合不同的肿瘤选择下一步治疗方案，对化疗敏感的乳腺癌可换其他非交叉耐药的二线化疗方案。其他肿瘤二线方案有效率低，多数建议改换治疗方式。

2. 辅助化疗（adjuvant chemotherapy）　在术后进行，目的是消灭术后体内可能存在的微小转移病灶，从而减少复发和转移机会，提高缓解期和延长生存时间。辅助化疗通常在术后 2~4 周开始，最迟不超过 6 周，大多用 4~6 个疗程，有时给予 8 个疗程。如果术后有明显残留病灶者，例如切端阳性，腹腔肿瘤腹膜有散在小结节等应视为对晚期病变的治疗，应该有别于辅助化疗，应视为姑息性化疗，选择方案及疗程均与辅助化疗有所不同，通常疗程数应增加。

辅助化疗的研究以乳腺癌的研究时间最长，规模最大，得出最可信的证据。意大利和美国 30 多年的临床经验以及 20 世纪 90 年代以来的世界各国乳腺癌辅助化疗的荟萃分析，结果表明：辅助治疗可以提高 10 年无病生存率和 10 年总生存率。腋下淋巴结阴性患者单纯手术的 5 年生存率是 70%~85%，10 年生存率约 70%。对其中具有高危复发因素例如：年龄 <35 岁、原发病灶大于 2cm、细胞分化程度Ⅲ级、HER2/neu 阳性、ER 阴性、血管或淋巴管内有癌栓，应予以辅助化疗。辅助化疗对腋下淋巴结阳性的绝经前和绝经后患者均提示有效，通过化疗能降低复发率和死亡率，特别在绝经前的患者更明显。早期乳腺癌临床试验协作组报道 75 000 例乳腺癌 10 年随访结果表明，术后辅助化疗降低绝经前复发率 37%，死亡率 27%，对于绝经后患者也能降低复发率 22%，死亡率 14%。

关于大肠癌的术后辅助化疗，也有很多的探讨，多项研究证明，大肠癌术后辅助化疗可减少Ⅱ、Ⅲ期患者的复发率，增加无病生存率。国际多中心 MOSAIC 试验中，2 246 例Ⅱ，Ⅲ期结肠癌患者术后随机入组 FOLFOX4 或 LV5 - Fu2。结果 FOLFOX4 组 3 年无病生存率 76.4%，3 年总生存率 80.2%，毒副反应轻。根据这个试验结果，FOLFOX4 方案目前是大肠癌的辅助化疗标准方案。大肠癌术后辅助化疗持续时间，目前试验证实应常规给予 6 个月辅助化疗，即三周方案给予 8 周期化疗，双周方案给予 12 期化疗，方案一般以氟尿嘧啶类为基础的方案联合奥沙利铂，比如常用方案通常有 XELOX、SOX、FOLFOX4、FOLFOX6，具体辅助化疗选择何种方案，还要结合患者病理、身体状况、经济条件以及住院天数要求、是否有其他化疗禁忌证，进行个体化的选择化疗方案。

肺癌辅助化疗方面，一直争论不下，直到 2003 年，多个大样本随机对照试验证实含铂化疗对Ⅰb - Ⅲ期非小细胞肺癌术后辅助化疗有益。IALT 试验随访 7.5 年，辅助化疗组 DFS 持续长于对照组。JBR - 10 试验中位随访 9.3 年，N1，T >4cm 组有生存获益。2010 年 CALGB9633 最新结果显示辅助化疗组优于对照组，中位生存 8.2 年 vs6.6 年，8 年生存率 51% vs45%。

成骨肉瘤是一种恶性度非常高的肿瘤，容易出现远处的转移，如肺、脑转移，研究证实，成骨肉瘤患者术后给予全身化疗，可明显减少肺转移的发生，无病生存率可达 40%~90%。

总之随着新药的开发，包括生物靶向治疗药物在晚期肿瘤治疗中经验的累积，大规模全球多中心临床试验的开展，术后辅助治疗将在肿瘤的治疗中起到更重要的作用。

3. 术中化疗　任何使肿瘤压力增加的情况都可能使癌细胞进入血液循环，手术操作也不例外。对已侵犯浆膜层的消化道肿瘤，手术时可能已有癌细胞脱落后在腹腔内种植。术中化疗是防止医源性播散的重要手段之一。对胃肠道肿瘤，术中可予 5 - FU 500~1 000mg 静脉滴注。日本胃癌组报道术中静脉注射 MMC 20mg，第二天 10mg，以后 FT207 维持，T_3 和淋巴结阳性患者的生存率高于对照组。日本山口等认为对某些支气管肺癌，术中作支气管动脉内化疗也有裨益。对卵巢囊腺癌则更主张手术时即开始腹腔内化疗，继以术后腹腔插管化疗。有人主张在切除肿瘤后，从相应的静脉内注入化疗药物，以期杀灭进入血液循环的癌细胞。除用氮芥浸泡外，对中晚期胸腔或腹腔内恶性肿瘤患者，特别是在已有胸腹腔转移和（或）胸、腹水时，于关胸或关腹前留置 DDP 60~100mg、MMC 6~10mg 或 TSPA 20~40mg 有肯定价值。

4. 根治性化疗　有些肿瘤是化疗非常敏感的肿瘤，可能单纯通过化疗也有达到根治的可能，对于这类肿瘤，往往强调根治性化疗，比如小细胞肺癌、部分恶性淋巴瘤、部分绒癌等，这类肿瘤患者的化疗方案及化疗用药要求更加标准、剂量更加规范。

5. 研究性化疗　对于没有很好的治疗方法的肿瘤患者，患者的身体状况以及治疗欲望非常强烈，或者已经经过了多线、多周期化疗的患者，以及新药上市前，给予研究性化疗，一方面给肿瘤患者提供治疗机会，重要的是通过新药的开发、研究，为一些肿瘤患者寻找一些新的治疗药物，进入临床前验证疗效，评估药物不良反应，从而更好地服务于临床。这类化疗必须通过伦理委员会评估，征得患方的同意，随时可以终止，并且应该有一定的补偿，如关键药物、检查费减免等。

（二）化疗的适应证

化疗适合于以下的情况：

（1）对化疗敏感的表现为全身性疾病的恶性肿瘤：白血病、多发性骨髓瘤、恶性组织细胞瘤、霍奇金病和非霍奇金病。化疗作为首选。应以根治性化疗为主，采取标准方案、标准疗程、标准剂量，目的是达到根治效果。

（2）化疗疗效较好的恶性肿瘤，单纯依赖化疗即能取得很好的疗效：绒毛膜上皮癌，恶性葡萄胎、精原细胞瘤、卵巢癌、神经母细胞瘤。

（3）作为综合治疗的组成部分，实体瘤术前、放疗前的新辅助化疗，术后的辅助化疗。如肺癌、乳腺癌、结直肠癌、胃癌、骨髓瘤等。

（4）实体瘤广泛转移或治疗后复发转移。治疗主要目的减轻症状，改善生活质量，其次为延长生命，即通常所说的姑息性化疗。

（5）腔内化疗：也是局部化疗的一种，肺癌、乳腺癌、食管癌、淋巴瘤等，容易出现浆膜腔积液，即恶性体腔积液：胸腔、腹腔、心包腔内积液。往往需要采取腔内化疗。

（6）肿瘤急诊：对于某些敏感肿瘤出现的上腔静脉压迫综合征、脊髓压迫、脑转移颅内高压、出血，不宜或无法放疗时，可以给予局部化疗，如上腔静脉压迫综合征时给予的支气管动脉灌注化疗、子宫癌时子宫大出血给予的子宫动脉灌注化疗等。

（7）提高局部药物浓度：介入治疗，膀胱内灌注，鞘内注射。

（三）化疗禁忌证

有以下之一情况时不能化疗。以下情况为绝对禁忌证：

（1）全身衰竭或恶病质，Karnofsky 生活功能指数 <60。

（2）重要脏器功能不全：严重骨髓抑制、肝肾功能异常、心脏功能失代偿、严重肺气肿、肺功能差。

（3）感染、发热、出血。水电解质紊乱，酸碱平衡失调。

（4）胃肠道梗阻。

（5）已知对该药物或赋形剂过敏。

相对禁忌证：

（1）白细胞减少。

（2）Karnofsky：化疗敏感的肿瘤，可以适当地放宽。

（3）肝肾功能异常：化疗前常规检查肝肾功能，一般认为转氨酶在正常值的 1.5 倍，可以给予化疗。肾功能方面，除观察肌酐、尿素氮、尿酸之外，建议计算肌酐清除率，尤其是老年患者或本身有高血压、糖尿病等的患者。

（4）心功能：常规行心电图检查，必要时心脏彩超，实时心电监护等。

（朱利楠）

第二章

肿瘤病理学概论

一、概述

（一）肿瘤的概念

肿瘤是机体细胞在内外致瘤因素长期协同作用下导致其基因水平的突变，失去了对其生长的正常调控，从而促使细胞持续过度增殖并导致发生转化而形成的新生物。

（二）肿瘤组织的特点

肿瘤组织一般具有以下 3 个特点：

（1）肿瘤是机体变异细胞的过度增生，具有异常的形态、代谢和功能，并在不同程度上失去了分化成熟的能力，与生理状态下的增生以及炎症和修复时的增生有着本质上的区别。

（2）肿瘤组织的生长与机体不协调，往往不受机体的正常调控，具有相对的自主性。

（3）肿瘤组织生长旺盛，即使在致瘤因素去除以后，仍具有无限制性生长的能力。

二、肿瘤的发展阶段

恶性肿瘤的发生和发展往往需要经历漫长的演变过程，当调节细胞生长、增殖、分化和凋亡等基因发生突变、缺失或扩增时，将导致基因表达调控失常，细胞的形态和功能发生改变，转化为肿瘤细胞。

肿瘤的发展可分为 4 个阶段：

1. 癌前病变　是指一类可能发展为恶性肿瘤的前驱阶段病变，如不治疗即可能转变为癌；常见的消化系统肿瘤癌前病变有慢性萎缩性胃炎、结肠多发性腺瘤性息肉病、结节性肝硬化等。

2. 上皮内瘤变（intraepithelial neplasia）　包含各类上皮的非典型增生性病变，组织学表现为上皮内细胞不同程度的异型增生（dysplasia）。上皮内瘤变分为轻度、中度和重度（即高级别：high grade）3 级。以食管鳞状上皮为例，轻度的异型增生指异型增生的鳞状细胞限于食管黏膜上皮的下 1/3，中度异型增生扩展到上皮的中 2/3，重度异型增生则达到上皮的中下 2/3 以上，累及整个上皮质但尚未突破基底膜时，称为原位癌。高级别上皮内瘤变提示为癌前病变，包括以往描述的上皮重度不典型增生和原位癌，病变具有高癌变危险性和不可逆转性。

3. 早期浸润癌　癌细胞突破表皮或黏膜的基底膜或黏膜肌层达真皮或黏膜下，但侵犯周围组织局限在一定范围内，称为早期浸润癌。早期浸润癌的诊断标准一般以浸润深度为准，但不同器官或部位不完全一致；早期胃癌为癌组织局限于黏膜层和黏膜下层，而不论有无淋巴结转移，腺癌限于黏膜层，可分为小黏膜癌（直径 <4cm）和浅表性癌（直径 >4cm）两种，当黏膜下层广泛浸润时，称为穿透性变型（penetrating variant）；早期大肠癌为癌组织局限于黏膜层和黏膜下层，一般无淋巴结转移。早期肝癌为单个癌结节或相邻两个癌结节直径之和 <3cm。WHO 工作小组明确指出，诊断结直肠癌时必须存在通过黏膜肌层浸润到黏膜下层的特点，否则不能诊断为癌。同时，进一步指出具有腺癌形态特点的病变限于上皮或只侵犯固有膜而缺乏通过黏膜肌层浸润到黏膜下层，实际上无转移的危险。因此，工作小

组认为"高级别上皮内瘤变"比"原位腺癌"恰当,"黏膜内瘤变"比"黏膜内腺癌"恰当。

4. 浸润性癌 癌浸润周围组织的范围超过早期浸润性癌。

三、肿瘤的分类

（一）根据肿瘤的生物学行为

肿瘤分为以下 3 种类型：

1. 良性肿瘤 肿瘤通常生长缓慢，限于局部，呈膨胀性或外生性生长，边界清楚，常有包膜。肿瘤分化较成熟，色泽和质地接近相应的正常组织，组织和细胞形态变异较小，核分裂象不易见到。一般情况下，肿瘤不复发，也不转移。

2. 恶性肿瘤 肿瘤通常生长迅速，呈浸润性或破坏性生长，边界不清，无包膜或仅为纤维性假包膜，常伴有出血和坏死。肿瘤分化差，色泽和质地不同于相应的正常组织，组织和细胞形态变异大，显示异型性，核分裂象增多，并可见病理性核分裂。肿瘤常复发，容易转移。

3. 交界性肿瘤 指一组生物学行为介于良性肿瘤和恶性肿瘤之间的肿瘤，也称为中间性肿瘤。

（二）根据肿瘤的组织学和遗传学特征

大致可分为以下几大类：

1. 上皮组织肿瘤 起自外胚层（如皮肤）、内胚层（如胃肠道）或中胚层（如泌尿生殖道）。按功能可分为被覆上皮和腺上皮两种，前者包括表皮和被覆空（管）腔壁黏膜上皮，后者包括腺管和腺泡。

2. 间叶组织肿瘤 起自于软组织（包括纤维组织、脂肪组织、肌组织、脉管、滑膜和间皮）、骨和软骨。

3. 淋巴造血组织肿瘤 多发生于淋巴结、骨髓、脾脏、胸腺和各部位的淋巴组织。

4. 神经组织肿瘤 起自于中枢和周围神经。

5. 神经外胚层肿瘤 起自神经外胚层，如神经母细胞瘤、原始神经外胚层瘤和骨外尤文肉瘤。

6. 性索和生殖细胞肿瘤 如卵黄囊瘤和胚胎性癌。

7. 胚胎残余及器官胚基肿瘤 前者如脊索瘤、颅咽管瘤和中肾管残余组织形成的肿瘤，后者如视网膜母细胞瘤、肝母细胞瘤、肺母细胞瘤和肾母细胞瘤。

8. 神经内分泌肿瘤 瘤细胞具神经内分泌细胞性分化，如胰岛细胞瘤和副神经节瘤。

9. 细胞分化未定的肿瘤 如滑膜肉瘤和上皮样肉瘤。

10. 混合性肿瘤 如畸胎瘤和癌肉瘤。

四、肿瘤的命名

（一）一般命名法

主要依据肿瘤的生物学行为来命名，肿瘤分为：

1. 良性肿瘤 按部位＋组织分化类型＋瘤，如腮腺混合瘤、卵巢浆液性乳头状囊腺瘤和颈部神经鞘瘤等。

2. 交界性肿瘤 按部位＋交界性或非典型性或侵袭性＋组织分化类型＋瘤，如卵巢交界性浆液性乳头状囊腺瘤。

3. 恶性肿瘤 向上皮组织分化的恶性肿瘤，按部位＋上皮组织分化类型＋癌，如食管鳞状细胞癌、直肠腺癌；向间叶组织分化的恶性肿瘤，按部位＋间叶组织分化类型＋肉瘤，如腹膜后平滑肌肉瘤；向胚胎组织分化的肿瘤，按部位＋母细胞瘤，多数为恶性，如肝母细胞瘤、胰母细胞瘤等；肿瘤内同时含有上皮和肉瘤成分时，按部位＋癌或腺＋肉瘤；肿瘤内含有两种或两种胚层以上成分时，按部位＋畸胎瘤或未成熟畸胎瘤，如卵巢成熟性囊性畸胎瘤等。

（二）特殊命名法

有以下几种方式：

1. 按人名　肿瘤命名为 Hodgkin 淋巴瘤、Ewing 肉瘤、Wilms 瘤、Askin 瘤、Paget 病、Krukenberg 瘤等。

2. 按肿瘤的形态学特点　如海绵状血管瘤、多囊性间皮瘤。

3. 按解剖部位　如颈动脉体瘤等。

4. 按传统习惯　如白血病和蕈样肉芽肿等。

五、肿瘤的分级和分期

（一）分级

肿瘤的组织学分级（grading）依据肿瘤细胞的分化程度、异型性、核分裂象和有无坏死来确定，一般用于恶性肿瘤。对于上皮性肿瘤，国际上普遍采用的是三级法，即Ⅰ级为高分化，属低度恶性，Ⅱ级为中分化，属中度恶性，Ⅲ级为低分化，属高度恶性。如食管或肺的鳞状细胞癌可分为Ⅰ级、Ⅱ级和Ⅲ级。胃或大肠癌可分为分化好、分化中等和分化差，或分为低度恶性（low grade，包括分化好和中分化）和高度恶性（high grade，包括差分化和未分化）。分化好的管状腺癌主要由单个腺管组成，很少有复合腺管，细胞核极性容易辨认，细胞核大小一致，很像腺瘤的上皮，中度分化由单个的、复合的或稍不规则的腺管组成，细胞核极性不易辨认或消失，分化差的癌腺管高度不规则或失去腺管的分化，细胞核极性也消失，分化差的部分占肿瘤的 50% 或以上。

（二）分期

国际抗癌联盟（UICC）制订了一套 TNM 分期（staging）系统，其目的在于帮助临床医师制订治疗计划；提供预后指标；协助评价治疗效果和便于肿瘤学家之间交流信息。针对每一系统，设立了两种分期方法，即临床分期和病理分期。

六、肿瘤的生长与扩散

（一）肿瘤的生长方式

1. 膨胀性生长　是大多数良性肿瘤的生长方式。

2. 外生性生长　多见于位于体表、体腔或管腔表面的肿瘤，良性肿瘤和恶性肿瘤均可呈外生性生长，但恶性肿瘤常发生坏死、脱落或形成溃疡。

3. 浸润性生长　是大多数恶性肿瘤的生长方式，肿瘤呈蟹足样、树根样或放射状浸润和破坏周围组织。

（二）肿瘤的侵袭

肿瘤沿组织间隙、淋巴管、血管和黏膜面或浆膜面侵袭周围组织。

（三）肿瘤的转移

肿瘤的转移方式主要有以下 3 种：

1. 淋巴道转移　是上皮性肿瘤常见的转移方式。

2. 血道转移　瘤细胞侵入血管后随血流到达远隔部位继续生长，形成转移灶。

3. 种植性转移　位于体腔内器官的肿瘤可浸润至脏器浆膜面，侵破浆膜时瘤细胞脱落，如播种样种植在体腔其他脏器表面，形成多灶性的转移瘤。如 Krukenberg 瘤即由胃癌种植至卵巢所致。

（朱利楠）

第三章

常见肿瘤的病理诊断

第一节　良性骨肿瘤

一、骨瘤

（一）临床表现

（1）骨瘤多起自膜内化骨，根据其密度分为致密型、松质型和混合型。根据其生长部位分为外生型和内生型（骨岛）。

（2）临床上，小的骨瘤多无症状，大者可出现凸起、局部疼痛、邻近组织压迫及功能障碍。

（二）影像学诊断与鉴别诊断

（1）见于颅骨、鼻窦和下颌骨者，若伴发肠道息肉病，提示为 Gardner 综合征。

（2）影像学显示为成团致密骨质，圆形或卵圆形，边缘光滑锐利，局部皮肤或软组织被向外推移。多见突出于骨外侧面者，少见于内侧面。

（3）鉴别诊断

1）脑膜瘤：多见于脑侧，可伴有颅骨增厚，CT 和 MRI 可直接诊断，易于鉴别。

2）骨纤维异常增生症：多发生于颅面部，同时累及颅板及板障，范围较广，并伴有囊性膨胀性改变。

（三）病理学表现

1. 大体检查　肿瘤表面覆薄层完整纤维膜，质地坚硬；剖面为骨性，呈黄白色，用放大镜观察骨小梁间散在纤细漩涡状排列之纤维条索。

2. 组织病理学　肿瘤实质为纤维被膜下大量成熟板层骨小梁，排列紊乱，缺乏正常哈佛系统；骨小梁间为疏松结缔组织间质，血管较丰富，偶有胶原化，部分可见红骨髓或黄骨髓（图 3-1）。

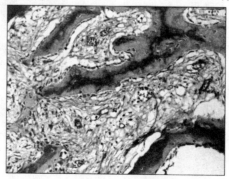

图 3-1　骨瘤

显示为排列不规则的板层骨，骨小梁间为疏松的纤维血管间质

二、骨样骨瘤

（一）临床表现

大多数发生于 10～30 岁，男性多发，男女比例为（2～3）：10 多见于长管状骨，尤其是下肢，50%～60% 位于胫腓骨。脊柱骨样骨瘤位于椎弓，腰椎最常受累，其次是颈椎、胸椎和骶骨。临床特征为疼痛，以夜间较剧烈，小剂量水杨酸盐可缓解。

（二）影像学诊断与鉴别诊断

1. X 线片　按受累部位分为皮质型、松质型、髓腔型和骨膜型。

（1）长管状骨：①典型者位于骨干的骨皮质，少见于干骺端，表现为放射性透亮区，周边绕以骨硬化带，伴骨内膜和骨外膜下新骨形成，致骨皮质增厚；②病灶中心可为均质的放射性透亮区或不同程度的钙化；③病灶中心常较小（直径多 <1cm）；④特殊情况下，同一骨中或相邻骨中，单一的骨样骨瘤可包括多个病灶中心，或多个骨样骨瘤各自含有一个病灶中心。

（2）腕骨、跗骨和骨骺：①常起源于骨松质；②病变边界清，部分或完全钙化，病灶周围为放射性透亮带，一般周围无显著的反应性硬化。

（3）手和足的小骨：在掌骨、跖骨和指骨，影像表现差异较大：①当位于骨皮质时一般会引起类似长管状骨骨干骨膜反应；②在骨松质中表现为病灶周围伴或不伴透明带的部分或完全钙化；③骨膜型可致相邻骨皮质的扇形改变，伴有明显的软组织肿胀，类似感染或关节炎的表现。

（4）脊柱：由于脊柱解剖结构复杂，发现透亮性瘤巢和反应性骨质增生并进行定位的难度要远远大于长骨。一般认为脊柱侧弯，尤其是伴有疼痛的侧弯对诊断脊柱或肋骨骨样骨瘤很重要。X 线片上，病变常位于侧弯的凹侧，接近侧弯顶点，可见椎弓根、椎板、关节突的骨质硬化，而横突或棘突的改变较少见。骨扫描几乎均为阳性，一度作为临床可疑骨样骨瘤患者脊柱水平定位的最佳影像学方法。

2. CT　CT 是目前显示和精确定位瘤巢最佳的断层影像学检查方法，可明确显示被广泛硬化或正常结构重叠所遮掩的瘤巢。典型表现为低密度瘤巢，中央部分钙化，同时存在不同程度的瘤巢周围骨质硬化。

3. MRI　瘤巢信号可以非常不均匀，变化多样，造成检出和诊断上的困难。大多数肿瘤在 T_1WI 上为低到中等强度信号，T_2WI 上呈高信号。瘤巢内的钙化或骨化 T_1WI 及 T_2WI 均呈低信号，周边的骨质硬化区呈较广泛的长 T_1 短 T_2 信号。

（三）病理学表现

1. 大体检查　刮除标本肿瘤为灰红色或棕红色碎片。大块骨切除者瘤巢呈灰红色或棕红色沙球状，直径通常 ≤1cm，瘤巢周可见一狭窄红褐色纤维血管带，外围为灰白色反应性新生骨，质坚硬。

2. 组织病理学　刮除标本切片见反应性新生骨和小梁状骨样组织。完整大块骨切除标本则见反应性新生骨中包绕界限清楚的瘤巢组织，为纤细、粗细不均、排列不规则的骨样组织小梁，小梁表面有较肥胖的骨母细胞围绕，细胞无异型性。骨样组织小梁可有不同程度钙化、编织骨形成，以瘤巢中心更为明显，有时粗大骨小梁可出现 Paget 病样黏合线。反应型新生骨与瘤巢之间为纤维血管间质，散在破骨细胞，不见骨髓成分和软骨，部分病例于瘤巢外周可见少量淋巴细胞及浆细胞浸润（图 3-2）。

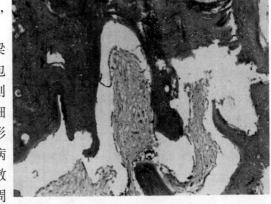

图 3-2　骨样骨瘤
显示为排列不规则的骨样组织

三、骨母细胞瘤

（一）临床表现

骨母细胞瘤多好发于11~30岁的青少年，男女之比约为2.7：1。可累及所有骨骼，以扁平骨和脊椎最为常见。本病起病隐缓，多仅感局部钝痛，夜间疼痛不明显，服用水杨酸类药物疼痛不缓解。

（二）影像学诊断与鉴别诊断

1. X线　如下所述。

（1）病变直径>2cm，呈膨胀性骨改变，软组织成分和多灶性肿瘤基质钙化。随着钙化、骨化密度逐渐增高。

（2）发生于长骨者多呈椭圆形，与骨的长轴一致，且常为中心型，少数为偏心型，后者局部骨皮质常呈薄壳状膨胀。

（3）发生于脊柱者透亮度较低，多呈毛玻璃样，甚至完全钙化、骨化而呈密度显著增高影像。

2. CT　如下所述。

（1）主要特点为膨胀性软组织密度骨破坏，厚薄不一的高密度硬化缘和不同程度的钙化和骨化。

（2）根据受累部位的不同可分为中心型、皮质型、骨膜下型和松质型。

（3）发生于脊柱者，病变多位于棘突、椎弓和横突，椎体病变多由附件蔓延所致。中心膨胀性生长并渐进性成骨为主要表现，骨壳可有局限性缺损。早期病灶为软组织密度伴点片状钙质样高密度或呈低于骨皮质的均匀毛玻璃样高密度。晚期因钙化或骨化而呈浓密的类皮质样高密度。

（4）在管状骨，病变多位于干骺端，亦可累及骨端或骨干。中心型多见，为2~10cm。骨皮质膨胀变薄、缺失或因骨外膜增生而致相邻骨皮质略有增厚，但较骨样骨瘤为轻。早期病灶主要为软组织密度，可伴有斑点状、条索状钙质样高密度。随病程进展，钙质样高密度影更为致密和广泛。膨胀的皮质断裂后，可出现边界清楚的软组织密度肿块，其中约半数有散在钙质样高密度斑点。有时于软组织肿块外围再出现钙质样高密度薄壳。

（5）扁骨病变多为单囊或多囊状密度不均的膨胀性软组织密度破坏区，可有不同程度的钙质样高密度斑点和边界清楚的薄层高密度硬化缘（图3-3）。

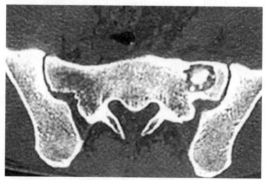

图3-3　骨母细胞瘤
CT平扫显示骶骨局限性低密度及中心性钙化，周围轻度骨质硬化

3. MRI　如下所述。

（1）无钙化骨化病灶，T_1WI为中等信号，T_2WI为高信号；病灶发生钙化或骨化后，T_1WI和T_2WI均出现斑点状、条索状、团块状或不规则形低信号区。随着钙化骨化的进展，低信号区的范围可逐渐增大。

（2）病灶周围硬化缘T_1WI和T_2WI均表现为低信号环。

（3）病灶相邻髓腔和软组织内范围不一的充血水肿区。

（4）一般骨膜反应不明显，周围软组织可轻度肿胀，而软组织肿块大多不明显。

（5）增强扫描示血供丰富的骨样组织明显强化，病灶相邻髓腔和软组织轻度强化，而病灶内钙化、囊性变和出血区无强化（图3-4）。

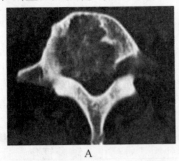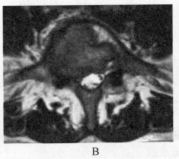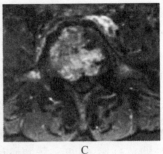

A   B   C

图3-4　侵袭性骨母细胞瘤

CT扫描显示破骨性膨胀性病变，骨性基质延伸到椎 MRI显示肿块 T_2WI 呈略低信号，脂肪抑制 T_1WI 显示病变较均匀明显强化

4. 骨扫描　表现明显的核素摄取。

5. 鉴别诊断　如下所述。

（1）骨样骨瘤：直径多在1cm以内，临床上有典型的定点压痛及夜间痛等特点。

（2）单发内生软骨瘤：常见于四肢骨，尤其是短管状骨，无软组织肿块。

（3）软骨黏液样纤维瘤：为囊性膨胀性骨破坏，周边可见厚薄不等的硬化缘，其内见粗细不等的骨嵴，很少见钙化及软组织肿块。

（4）动脉瘤样骨囊肿：呈气球样膨胀，破坏区内为细小不完整的骨间隔形成的皂泡状改变，内无钙化或骨化。

（5）软骨母细胞瘤：典型表现为骨骺内囊性膨胀性骨破坏，可见较小的斑点状或环形钙化。而良性骨母细胞瘤多发生在干骺端，很少超过骨骺板。

（6）骨肉瘤：可出现软组织肿块、肿瘤骨及针状骨膜反应以及Codman三角，与侵袭性骨母细胞瘤有时鉴别困难。

（三）病理学表现

1. 大体检查　肿瘤直径为2~10cm，边界清楚，周边有一薄层硬化骨。间质内血管和实质比例的不同而呈红褐色或深红色，甚至灰白色，质脆。肿瘤可囊性变，囊性变突出者应考虑合并动脉瘤样骨囊肿。

2. 组织病理学　骨母细胞瘤与骨样骨瘤的组织病理学相似，由编织骨针或骨小梁构成，骨针和骨小梁随意排列，可有不同程度钙化，周边有大量骨母细胞重叠排列，细胞呈圆形或卵圆形，核大，可见少许对称核分裂，无不典型核分裂。常出现散布的破骨细胞型多核巨细胞，可与骨巨细胞瘤相混淆。16%左右的病例合并动脉瘤样骨囊肿。未经手术刺激或合并病理性骨折者不见软骨成分（图3-5）。

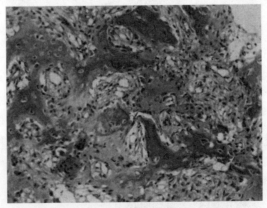

图3-5　骨母细胞瘤

不规则骨小梁周围衬覆单层骨母细胞

3. 鉴别诊断 如下所述。

（1）骨样骨瘤：骨样骨瘤与骨母细胞瘤组织学形态差异甚微，不具备鉴别诊断的意义，但仔细观察骨样骨瘤瘤巢与反应性硬化骨间有薄层纤维血管间质分隔，而骨母细胞瘤肿瘤与硬化骨直接相连。骨样骨瘤之骨样组织和骨小梁粗细较一致，排列较规则，瘤巢外未钙化的骨样组织小梁表面骨母细胞活跃，瘤巢中央部位钙化编织骨小梁多，骨母细胞较扁平，显示分化较成熟。而骨母细胞瘤的骨样组织和编织骨小梁大小形态不一，排列紊乱，钙化不规则，缺乏中央成熟的表现。

（2）骨肉瘤：单以组织图像两者鉴别困难，仔细观察仍可发现骨肉瘤骨小梁之间间质致密，细胞丰富，而骨母细胞瘤肿瘤间质为疏松的纤维血管组织。

（3）骨巨细胞瘤：骨母细胞瘤早期病变破骨样巨细胞丰富，易误诊为骨巨细胞瘤。而骨巨细胞瘤之巨细胞较大，核多（几个至 100 个以上，平均 15 个），分布均匀，单核间质细胞核形态和巨细胞核一致，与骨母细胞瘤的小形巨细胞于出血区聚集分布明显不同。

（4）动脉瘤样骨囊肿：骨母细胞瘤合并动脉瘤样骨囊肿者占 16%，组织形态学易于区别。

四、骨软骨瘤

（一）临床表现

骨软骨瘤是最常见的良性骨肿瘤，有单发和多发两种。多在儿童发病，70%～80% 发生于 20 岁以下。常见于四肢长骨的干骺端，随肿瘤生长可逐渐移行于骨干。亦可见于扁骨。单发者无明显症状，单纯性多发者可见患处有硬性肿块，遗传性多发性伴骨骼发育障碍，常造成肢体畸形。

（二）影像学诊断与鉴别诊断

1. X 线 如下所述。

（1）肿瘤由骨性基底和软骨帽构成。

（2）骨性基底多较细，呈柄状或颈状，也可宽阔。

（3）中心部的骨松质与母骨正常骨松质相延续。软骨帽钙化后可呈斑点状、环状、条带状或菜花状。

2. CT 如下所述。

（1）自干骺部向外的骨性突起，可明确分出肿瘤基底、体和顶。

（2）基底可较细或宽阔，瘤体与母骨的骨松质和骨皮质相延续，骨皮质向顶部逐渐由厚变薄。

（3）可见肿瘤周边及顶部斑点状、环状及菜花状钙化的软骨帽。

（4）如肿瘤恶变，能清楚显示母骨骨质的破坏、肿瘤周围的软组织肿块，对骨膜增生及软骨帽钙化的模糊和断裂显示更加清楚。

3. MRI 如下所述。

（1）骨软骨瘤的骨性基底外围为与正常母骨相连的由厚逐渐变薄的骨性影，T_1WI、T_2WI 均呈低信号。内有含脂肪骨髓的松质骨，并与母骨相连。

（2）未钙化软骨帽外观呈分叶状、内含均匀一致的透明软骨，T_1 低信号，T_2 高信号。钙化的软骨帽 T_1WI、T_2WI 均表现为点状、环状、条带状或菜花状低信号。

（三）病理学表现

1. 大体检查 瘤体呈蘑菇状，以一柄与骨皮质相连。肿瘤直径为 2～8cm，平均 3～4cm，当直径超过 8cm 时应警惕恶变。肿瘤表面覆薄层纤维性包膜，分叶状，切面由外到内可分为三层结构，最外层为纤维膜，其下为软骨帽，再下为骨柄。软骨帽厚薄不一，是肿瘤生长最活跃的部分，若特别增厚应警惕恶变。

2. 组织病理学 病变分为三层，最外层是纤维性的软骨膜，与基底骨的骨膜相延续；其下为软骨帽，厚度常 <2cm（随年龄增长而变薄），软骨帽内表浅的软骨细胞呈簇状分布；邻近骨移行区的软骨细胞排列成条索状，并见软骨内骨化。软骨结构消失、纤维带增宽、黏液样变、软骨细胞密度增加、分

裂活性增强、显著的软骨细胞异型和坏死等特征均提示恶变可能（图3-6）。

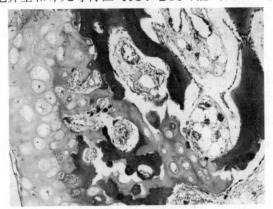

图3-6　骨软骨瘤
可见软骨膜、软骨帽和软骨内骨化

五、软骨瘤

（一）临床表现

软骨瘤也是常见的良性骨肿瘤，可发生于骨内（内生软骨瘤）或骨表面（骨膜软骨瘤），可为单发或多发（内生软骨瘤病），伴发软组织血管病变称为 Maffucci 综合征。早期多无症状，往往因外伤或肿瘤长大后致畸形而发现。一般无疼痛或轻微疼痛，发生骨折时局部疼痛加重。

（二）影像学诊断与鉴别诊断

1. 单发内生软骨瘤　如下所述。

（1）临床表现：单发内生软骨瘤发生于髓腔，由分叶状透明软骨组成，好发于20~40岁。男女比例相当。有40%~65%的孤立性内生软骨瘤发生于手，在足部者要少得多（6%），常位于手足短管状骨的骨干部分。在手部，近节指骨最好发（40%~50%），其次是掌骨（15%~30%）、中节指骨（20%~30%），远节指骨较少（5%~15%），腕骨更少（<2%），拇指一般最少受累，最常受累的是小指。发生在长管状骨者占25%，上肢多于下肢，最典型的部位是肱骨、股骨和胫骨，常位于长管状骨的干骺端中央。罕见内生软骨瘤发生在颅底，如蝶鞍、斜坡、鞍旁或颅后窝的软骨联合部，一些学者认为此即软骨性脊索瘤。一般好发内生软骨瘤的部位很少发生软骨肉瘤。

（2）影像学表现

1）手足部表现为髓内稍膨胀性分叶状溶骨性破坏，边界清，伴有不同程度的钙化。可见薄的硬化环，侵袭骨内膜。

2）在长管状骨髓腔内中央或偏心性生长的溶骨性病损，大小不一，伴有或不伴有钙化。骨皮质内骨膜分叶状侵蚀是内生软骨瘤非常典型的影像学表现。

3）MRI 在 T_1WI 呈边界清晰的低信号，T_2WI 呈高信号，分叶状的轮廓非常具有典型性，钙化显示为低信号。

（3）鉴别诊断：内生软骨瘤与低度恶性软骨肉瘤鉴别通常比较困难。

1）软骨肉瘤患者年龄通常比内生软骨瘤偏大。

2）如果肿瘤可以触及并且伴有疼痛（特别是时间比较长的疼痛）更可能是软骨肉瘤。

3）软骨肉瘤通常累及长管状骨的干骺端，而内生软骨瘤更多生长于骨干；位于骨骺处的病损更支持软骨肉瘤的诊断。

4）大于5cm的病损多支持软骨肉瘤；中轴骨上较大的病损一般为软骨肉瘤。

5）管状骨中范围广泛的花边状骨膜侵蚀（超过皮质厚度的2/3以及病损长度的2/3），基质钙化不显著（常规X线片上钙化灶区域小于病损2/3），伴有骨膜反应、骨皮质破坏以及软组织肿块等都提示软骨肉瘤的诊断。

6）骨扫描中病损放射性核素浓聚超过髂前上棘的则提示为软骨肉瘤。

7）MRI上如果病损中有正常的髓内脂肪或缺少内分隔，更提示内生软骨瘤的诊断。

8）增强扫描内生软骨瘤仅边缘强化，而软骨肉瘤则广泛增强。

2. 内生软骨瘤病（Ollier病）　是一种少见的非遗传性疾病，其特点为多发、非对称分布的骨内软骨性病灶和骨膜下软骨沉积，完全或主要分布在身体一侧，受累的骨骼经常变短小或变形。儿童病变的部位易发生骨折，成年人则易发生恶变 Ollier病和多发内生软骨瘤的区别在于前者病灶分布极为广泛，尤其病变发生在手足部骨骼时 Ollier病中的软骨瘤主要累及四肢长管状骨，特别是胫骨、股骨和腓骨，其次分布于掌骨和跖骨以及指（趾）骨。

3. Maffucci综合征　是一种少见的先天性、非遗传性中胚层发育不良症，表现为多发内生软骨瘤及软组织血管病损，血管瘤也可发生在黏膜和内脏。多见于10岁以内的儿童，临床以骨畸形和软组织异常为主，包括空洞性或毛细血管性血管瘤，较少见的还有淋巴血管瘤和上皮样血管内皮瘤。软组织病损多为无痛性包块，也可有轻度不适和皮温升高。约有20%的软骨瘤发生恶变。

4. 骨膜（近皮质）软骨瘤　发生于骨皮质表面附近的骨膜下方，由玻璃样软骨组成。好发于男性，男女比例 2：1，主要发生于30岁以下，最高发病年龄段为10~20岁。常见于长管状骨，特别是肱骨和股骨，约占70%，手足部占25%。以干骺端为主，并常发生于肌腱或韧带附着于骨骼的部位。

X线表现为软组织团块伴邻近骨皮质的侵蚀或蝶形改变，并可见髓内硬化和骨膜反应。肿瘤远端和近端皮质增厚是典型的影像学表现，病损内钙化可见于50%病例。骨表面的扇形硬化是重要的诊断线索。

（三）病理学表现

1. 内生软骨瘤　如下所述。

（1）大体检查：肿瘤呈灰白色，半透明，似透明软骨，其中可见钙化。部分可继发黏液样变及囊性变。

（2）组织病理学：软骨细胞被纤维间隔分成许多小叶，小叶中软骨细胞虽可较密集，但形态均匀一致，分化较好。细胞呈卵圆形，核中位，细胞周围有软骨囊，细胞间有淡蓝色软骨基质，有时可继发骨化、钙化或黏液变（图3-7）。即便在细胞形态上有轻度异形或见到双核细胞，诊断软骨肉瘤也需十分慎重。但在近心端的软骨性肿瘤，从组织学上区别良、恶性往往十分困难，故若直径超过4cm均视作恶性。

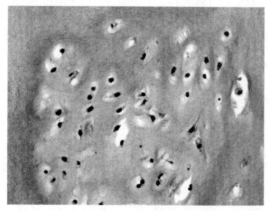

图3-7　内生软骨瘤
细胞成分稀少，伴丰富的透明软骨基质

2. 骨膜软骨瘤　如下所述。

（1）大体检查：大体为一分叶状软骨性肿瘤，表面被覆一层纤维结缔组织，肿物直径最大不超过6cm，切面灰蓝色略透明。

（2）组织病理学：亦称为外生软骨瘤。镜下所见与内生性软骨瘤相似（图3-8）。

（3）鉴别诊断

1）骨软骨瘤：骨膜软骨瘤缺乏软骨内骨化。

2）骨膜骨肉瘤：外生软骨瘤瘤细胞异型不明显，无肿瘤性成骨，且不向周围浸润。

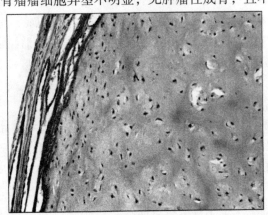

图3-8 骨膜软骨瘤

骨膜软骨瘤表面覆以纤维性骨膜

六、软骨母细胞瘤

（一）临床表现

软骨母细胞瘤常见于10~30岁，男女比例为2：10非典型的症状和体征为明显局部疼痛、肿胀和压痛，持续数月或数年。最常发生于靠近关节处，出现类似原发性滑膜炎的表现，30%病例可伴有渗出。还常见于长管状骨的骨骺或骨突，极少发生于干骺端或骨干，股骨（33%）、肱骨（20%）和胫骨（18%），近端和远端有近似患病率。约10%发生于手足部，特别是距骨和跟骨。

（二）影像学诊断与鉴别诊断

1. X线　如下所述。

（1）骨骺或骨突部位偏心或中心性分布的溶骨性病灶，通常<5cm，边界清晰，呈球形或椭圆形。

（2）肿瘤和正常骨之间可以有薄层硬化边缘，其上软骨可以变薄或被侵蚀。

（3）25%~50%的病例可出现干骺端受累，30%~50%可见钙化，30%~50%相邻干骺端和骨干出现骨膜炎。

（4）有时病变内可见液平。

2. CT　骨骺部呈囊性膨胀性骨破坏，其内可见斑点状、环状钙化和边缘硬化环。

3. MRI　肿瘤组织T_1WI呈与肌肉相似的低信号，T_2WI呈以高信号为主的混杂信号，有人称为"大鹅卵石"征。肿瘤内钙化T_1WI、T_2WI均呈低信号。

4. 鉴别诊断　如下所述。

（1）骺生型软骨瘤：骨骺内多发囊状破坏，局部有密集成团的钙化，以环形钙化多见，破坏区周围无完整硬化缘，不向干骺端扩展。

（2）软骨肉瘤：发病年龄较大，很少累及骨骺，边界不清，周围有软组织肿块。

（3）骨骺、干骺端结核：较小，与正常骨分界清，无硬化环，多见泥沙样死骨，同时伴有骨质疏松及梭形软组织肿胀影。

（三）病理学表现

1. 大体观察　肿瘤直径1.5~6cm，境界清楚，切面灰白色，有砂粒感，可伴出血、囊性变，偶可侵及软组织。

2. 组织病理学　特征性的细胞有显著的单一性，圆形或多边形，细胞边界清楚，胞质透明或轻度嗜酸性,核圆形或卵圆形(软骨母细胞),常有一纵向核沟,核内含有 1 个或数个小的或不明显的核仁。软骨母细胞密集排列成铺路石状,伴有大小不等的结节,结节由不定型的淡染(蓝色至嗜伊红)物质(软骨样基质)构成,成熟的嗜碱性的透明软骨相对少见。许多病例中均可见到细胞周围纤维的网格状钙化,称之为"鸡笼样钙化"。个别软骨母细胞有细胞学的不典型性,最常表现为增大、核染色质增多;核分裂可见,但无病理性核分裂。可见随意分布的破骨细胞样巨细胞,多达 1/3 的患者有类似动脉瘤样骨囊肿的改变。

3. 鉴别诊断　如下所述。

(1)骨巨细胞瘤:发病年龄较晚,基质细胞较软骨母细胞瘤的肿瘤细胞更梭长且境界不清;多核瘤细胞体积大,分布均匀,多不见软骨基质和格子钙化。

(2)软骨肉瘤:分叶较软骨母细胞瘤明显,且有丰富的透明软骨基质,分化较好时可形成软骨陷窝。

七、骨巨细胞瘤

(一)临床表现

骨巨细胞瘤最常见于 20 ~ 40 岁,男女比例相仿。良性者病程缓慢,最长者达 10 余年,可出现间歇性隐痛及逐渐增大的肿块。恶性则病程短,仅为 2 ~ 4 个月,初期生长较快,症状出现早,疼痛剧烈,可见较大的软组织肿块影。部分进展缓慢的肿瘤突然生长加速,并由隐痛或钝痛转变为持续性剧痛,提示恶变。肿瘤多发生于长管状骨的骨端,骨骺线闭合前可发生于干骺端。发病部位依次为股骨下端、胫骨上端、桡骨下端、腓骨上端、胫骨下端、股骨上端、掌骨、指骨等。

(二)影像学诊断与鉴别诊断

1. X 线　如下所述。

(1)长骨骨端偏心性横向生长,最大径往往与骨干垂直,呈囊性膨胀性溶骨性破坏。

(2)溶骨性骨破坏区典型表现为皂泡状影。

(3)骨破坏区与正常骨分界清,无硬化缘,与正常骨分界处及膨胀的骨壳内缘常呈虫蚀状或筛孔样改变。

(4)高度膨胀的肿瘤可穿破骨皮质侵入软组织而形成肿块。

(5)发生于桡骨、胫骨时,相邻骨可发生弯曲。发生于股骨上端者,多位于股骨颈与粗隆间而不达骨端,颈部多为溶骨性破坏,粗隆间多为皂泡状改变。跟骨发生者中心部位多在跟骨突之后,表现单囊或多囊性骨破坏。椎体则为膨胀性破坏伴压缩性骨折,使椎体变扁且延长突出,常侵及附件。骶骨者多发生于其上部,呈偏心性生长。

(6)恶性者呈广泛侵袭性骨破坏,与正常骨分界清,骨包壳破坏残缺不全;骨膜增生显著,可出现骨膜三角直至软组织巨大肿块。

2. CT　骨端、偏心膨胀骨破坏区,骨壳完整或部分残缺,破坏区骨边缘呈筛孔状,少数可见软组织肿块,偶见液平。增强扫描明显强化(CT 值升高 50HU)。

3. MRI　T_1WI 呈低或中等信号,T_2WI 呈等或高信号;软组织肿块 T_2WI 呈高信号;肿瘤内出血 T_1、T_2 均为高信号。

4. 鉴别诊断　如下所述。

(1)骨囊肿:年龄小,多在骨骺闭合前,长轴与骨干平行,囊内透亮度较高,少有皂泡状改变。

(2)内生软骨瘤:骨端偏心膨胀性骨破坏,与正常骨分界处有清楚的硬化环,其内可见大小不等的斑片状及环状钙化。

(3)溶骨性骨肉瘤:溶骨性破坏,无骨膨胀及骨包壳形成。

(4)动脉瘤样骨囊肿:多纵向生长,并自皮质缺损区向骨外膜下延伸,晚期可形成粗大骨嵴,常可见液平。

（三）病理学表现

1. 大体观察 肿瘤组织呈淡红色，质软而脆，常伴出血、坏死而在病变骨处形成大小不等的空腔；肿瘤增大时可破坏骨皮质进入软组织，但肿瘤表面始终可见菲薄骨壳。

2. 组织病理学 肿瘤主要由多核巨细胞和单核间质细胞构成。巨细胞很像破骨细胞，弥漫分布，核呈圆形或卵圆形，染色质细致，核膜光滑，界限清楚，核仁不突出，核数为 3～4 个，多至 100 个以上不等，但大多数为 20～30 个，平均 15 个以上，从不出现核分裂。单核间质细胞简称间质细胞，是骨巨细胞瘤的真正肿瘤成分，也是决定肿瘤性质者。细胞呈圆形、卵圆形、多边形似组织细胞，并可出现纤维母细胞样的梭形细胞；胞质量多少不等，嗜酸性，胞界不清；核形态和结构与巨细胞核一致。几乎每例均可找到核分裂（1～10 个/HPF），单核细胞不产生细胞间物质，当肿瘤伴有骨折或治疗后复发可出现胶原纤维、骨样组织或骨小梁。巨细胞瘤间质内血管数量可很多，以薄壁毛细血管为主，常伴出血、含铁血黄素沉积和泡沫细胞反应（图 3-9）。

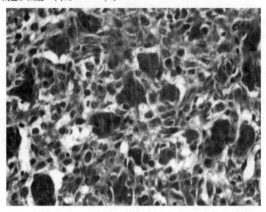

图 3-9 骨巨细胞瘤大的破骨细胞和形态一致的卵圆形单核细胞

3. 鉴别诊断 如下所述。

（1）软骨母细胞瘤：肿瘤常常靠近骺板，多发生于骺板闭合之前的年龄。镜下见具有诊断意义的"窗格样"钙化。

（2）透明细胞软骨肉瘤：长骨的透明细胞软骨肉瘤好发于骨骺端，肿瘤边界可很清楚，其好发年龄及镜下图像和骨巨细胞瘤有很多相似之处，但巨细胞体积较小，核少。

（3）骨母细胞瘤：当骨巨细胞瘤含大量骨样基质时，可误诊为骨母细胞瘤，应注意观察骨样组织稀少区域，找到典型骨巨细胞瘤的组织像，有助于诊断。

（4）富含巨细胞的骨肉瘤：此瘤可见大量破骨细胞样巨细胞，而肿瘤性骨样组织常很少，要特别注意和骨巨细胞瘤鉴别。影像学检查具有渗透性、非膨胀性骨质破坏，累及干骺端等提示骨肉瘤。

八、软骨黏液样纤维瘤

（一）临床表现

软骨黏液样纤维瘤常发生于 30 岁以下，尤其多见于 10～30 岁，男略多于女。可以出现慢性进展性疼痛、压痛、肿胀和活动受限，病程一周至数年。临床症状迅速出现似乎是儿童患者肿瘤的特点。

常见于长管状骨，尤其是下肢的长管状骨（占 70%），累及胫骨和股骨者约占 55%。常见部位为胫骨近端、股骨和腓骨的近端和远端，较少见的部位有无名骨和足部的小骨。在管状骨中，以干骺端多见，伴邻近骨骺或骨干侵犯。

（二）影像学诊断与鉴别诊断

1. X 线 如下所述。

（1）长管状骨：①干骺端（距骨骺线 2cm 处）偏心、膨胀性低密度，长轴与骨长轴一致，常见骨皮质增厚、大量骨硬化和粗糙的骨小梁。②破坏区透亮度较高，仅次于骨囊肿。③可分为单囊和多囊性，有时囊大小相差悬殊，可为大囊套小囊，称"囊套囊"征。④广泛骨膜反应和病理性骨折不常见，明显钙化发生率少于13%。⑤较大的病灶可穿透骨皮质，形成半圆形的骨缺损或"咬痕"，当不伴有骨膜炎时，被认为是软骨黏液样纤维瘤的显著特征。⑥少数情况下，皮质内或骨膜软骨黏液样纤维瘤出现骨外生长、骨膜破坏和软组织肿块，应考虑合并动脉瘤样骨囊肿。

（2）扁平骨和不规则骨及手足部小骨：为溶骨性、扇形骨侵蚀、扩展伴粗糙的骨小梁。

2. CT　可更清楚显示复杂部位病变的边界、钙化和软组织改变，能清楚显示X线片不能显示的从边缘伸向破坏区内粗细不等的骨嵴，透亮度较高。增强扫描无明显强化。

3. MRI　在SE序列T_2WI上肿瘤以多叶和高信号强度为主要表现。

4. 鉴别诊断　如下所述。

（1）骨巨细胞瘤：发病年龄较大，好发于骨端，与正常骨分界清楚，无粗厚的硬化缘，其内骨性间隔较细。

（2）软骨母细胞瘤：起于骨骺或越过骨骺板，膨胀较轻，透亮度较低，有硬化缘但较薄。软骨黏液样纤维瘤和成软骨细胞瘤有许多相同的组织学特点，但解剖部位有差异，软骨黏液样纤维瘤发生在胫骨比股骨更多见，而成软骨细胞瘤则相反；在一些病例中，软骨黏液样纤维瘤好发于胫骨结节。成软骨细胞瘤累及肱骨相对多见，而软骨黏液样纤维瘤少见，最重要的是成软骨细胞瘤好发于骨骺，而软骨黏液样纤维瘤好发于干骺端。

（3）多房性骨囊肿：年龄较轻，多发于股骨和肱骨上端干骺区，中心性生长，膨胀较轻，分叶不明显，透亮度高，其中无粗厚骨嵴及钙化，易发生骨折。

（4）动脉瘤样骨囊肿：明显膨胀，严重者可呈气球样外观。内可见纤细间隔，无粗厚不等骨嵴。可见较薄硬化环，无粗厚硬化缘。

（三）病理学表现

1. 大体观察　肿瘤呈分叶状，蓝灰色或白色，无坏死和液化等改变，不见真正的黏液和典型的透明软骨，偶有钙化，周围可见薄层骨壳。

2. 组织病理学　典型特征为分叶状结构，有时模糊，小叶中央细胞稀疏，周边细胞密集，为黏液背景中含有梭形或星芒状细胞。小叶间为富于血管的纤维间隔，20%病例有灶状钙化（图3-10）。

3. 鉴别诊断　黏液样软骨肉瘤：小叶中心与边缘细胞成分一致，无中心区富黏液、边缘为增生带的特征，且向周围组织浸润生长。

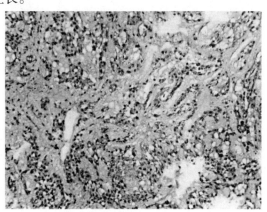

图3-10　软骨黏液样纤维瘤
肿瘤的黏液样区域及其内排列成筛网状的细胞，细胞胞质为嗜酸性

九、非骨化性纤维瘤

（一）临床表现

非骨化性纤维瘤最常见于8～20岁，男略多于女。发病缓慢，症状轻，可有局部酸痛和肿胀。

常发生于长管状骨，距骨骺板 3～4cm 的干骺端，并随年龄增长而移向骨干。发病部位依次为胫骨、股骨、腓骨、脊柱、颅骨等。

（二）影像学诊断与鉴别诊断

1. X 线　如下所述。

（1）多见于长管状骨的骨干皮质侧，向外膨胀变薄，变薄的骨皮质可部分中断，无骨膜增生和软组织肿块影。肿瘤表现为单房或多房状的圆形、卵圆形、串珠状、泡沫状或分叶状的囊性透亮区，其中可见不规则的骨性间隔，髓腔侧可有厚薄不均的硬化缘。

（2）病灶长轴多平行于骨干，由干骺端向骨干发展，一般长 4～7cm，最长可达 20cm，或侵及长骨的 2/3。

（3）若发生于细长管状骨，可占据整个骨宽度，呈膨胀性生长，其内可见多囊状结构，如榴皮样，双侧骨皮质则变薄。

2. CT　病灶内密度低于肌肉组织，高于液体。

3. MRI　多数病灶在 T_1WI 及 T_2WI 均为低信号，反映内部为成熟的纤维组织；如细胞成分多，T_2WI 为高信号。含铁血黄素在 T_2WI 表现为低信号。

4. 鉴别诊断　如下所述。

（1）纤维性骨皮质缺损：为局限性骨皮质骨化障碍，见于生长期（4～8 岁）的儿童干骺端，呈碟状、囊状或斑片状骨皮质凹陷或缺损。病变常多发对称，无膨胀骨壳，多于 2～4 年消失。

（2）骨纤维异常增殖症：范围较广，起于干骺端者多同时累及骨干，为单囊或多囊状毛玻璃样骨破坏区，病灶内常有条索状及斑点状致密影。与正常骨分界较清楚，无厚层的硬化缘。

（3）多房性骨囊肿：年龄较轻，多发生于股骨和肱骨上端干骺区，中心性生长，膨胀较轻，分叶不明显，透亮度高，其中无粗厚骨嵴及钙化，易发生骨折。

（4）动脉瘤样骨囊肿：明显膨胀，严重者可呈气球样外观。内可见纤细间隔，无粗厚不等骨嵴。可见较薄硬化环，无粗厚硬化缘。

（三）病理学表现

1. 大体观察　新鲜病变呈黄色肉芽样，陈旧病变为灰白色纤维样。

2. 组织病理学　以长梭形纤维母细胞增生为主，呈车辐状排列，常见泡沫细胞，散在多核巨细胞和淋巴细胞浸润。

十、骨血管瘤

（一）临床表现

骨血管瘤通常发生在中年人，尤其是 30～50 岁，女性是男性的 2 倍。单发多见，最常见于椎体和颅面骨。脊柱的胸段是血管瘤最易发部位。颅骨最易受累的部位是额骨和顶骨。长管状骨很少受累，可见于股骨、胫骨和肱骨，通常在骨干和干骺端区域。许多血管瘤，尤其是脊柱血管瘤，在常规 X 线检查时偶然发现，一般无临床意义。其他血管瘤，尤其是脊柱外血管瘤可能伴有软组织肿胀或疼痛，尤其在合并病理骨折时。少数情况下，因病变侵犯到硬膜外间隙，受累椎体膨胀而致椎管狭窄出现症状。无症状的椎体血管瘤可因妊娠迅速增大或椎体骨折而出现症状。此外骨内血管瘤还可引起肢体偏侧肥大。

（二）影像学诊断与鉴别诊断

1. X 线　如下所述。

（1）椎体可见粗糙垂直的骨小梁，呈灯芯绒样改变，延伸进入椎弓和椎板。血管瘤不波及整个椎体，而表现为局部放射性透亮区，其中粗大的骨小梁呈蜂窝状或车轮状改变。当病变延伸到椎旁软组织和椎管时，可产生如同恶性肿瘤的 X 线表现。椎体骨折不常见。

（2）在脊椎以外的血管瘤可表现为放射性透光的、轻度扩展的、边界清楚的骨内病变，骨膨胀，骨皮质变薄，伴有放射状、格子样的或网状的骨小梁。可见但广泛的骨膜炎和软组织肿块罕见。骨硬化也是常见的 X 线表现。

（3）皮质内和骨膜血管瘤常见于胫腓骨骨干（图 3 – 11）。

2. CT   CT 为显示脊柱血管瘤的最有效方法，可显示整个肿瘤的范围并典型圆点图形的缺乏。椎体发生者常伴有骨小梁增加和脂肪基质，也可见椎体外扩展。应用静脉对比剂后，病变可增强。

3. MRI   典型的无症状病变在 T_1WI 和 T_2WI 均呈高信号。以骨外扩展为特征的有症状的病变伴脊髓或神经根受压、变扁，整个椎体累及，溶骨性损害，在 T_1WI 呈低信号，T_2WI 高信号。

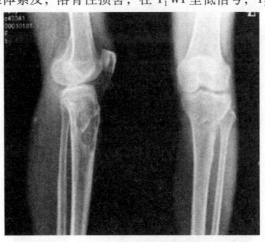

图 3 – 11 血管瘤
X 线正侧位片示胫骨上段蜂窝状低密度区，边界清，内见粗厚骨嵴

4. 鉴别诊断   如下所述。

（1）纤维性骨皮质缺损：为局限性骨皮质骨化障碍，见于生长期（4 ~ 8 岁）的儿童干骺端，呈碟状、囊状或斑片状骨皮质凹陷或缺损，病变常多发，对称，无膨胀骨壳，多于 2 ~ 4 年消失。

（2）骨纤维异常增生症：范围较广，起于干骺端者多同时累及骨干，为单囊或多囊状毛玻璃样骨破坏区，病灶内常有条索状及斑点状致密影。与正常骨分界较清楚，无厚层的硬化缘。

（3）多房性骨囊肿：年龄较轻，多发于股骨和肱骨上端干骺区，中心性生长，膨胀较轻，分叶不明显，透亮度高，其中无粗厚骨嵴及钙化，易发生骨折。

（4）动脉瘤样骨囊肿：明显膨胀，严重者可呈气球样外观。内可见纤细间隔，无粗厚骨嵴。可见较薄硬化环，无粗厚硬化缘。

（三）病理学表现

1. 大体观察   多为碎组织，呈暗红色，疏松，质软。

2. 组织病理学   由许多新生薄壁血管组成，多为海绵状，也因部位而异，如颅骨血管瘤常为海绵状；长骨血管瘤常为毛细血管型；椎骨常为混合型。

（朱利楠）

第二节 恶性骨肿瘤

一、骨肉瘤

（一）临床表现

骨肉瘤通常见于 15 ~ 25 岁，好发于长骨干骺端，患病率依次为股骨下端（约占 50% 以上）、胫骨上端、肱骨和股骨近端；少数发生于扁骨，依次为髂骨、骶骨、胸骨、肋骨和脊柱、颅骨。临床上一般具有疼痛、肿胀和运动障碍三大主要症状，以疼痛最为常见。

（二）影像学诊断与鉴别诊断

1. X线 如下所述。

（1）成骨性破坏：肿瘤骨可表现为象牙质样、斑片状、毛玻璃状或针状等不同形态。

（2）溶骨性破坏：虫蚀状、斑片状、浸润性或溶冰状骨质破坏区，很少膨胀，易发生病理骨折。

（3）骨膜增生和骨膜三角形成：新生的骨膜被肿瘤破坏，形成骨膜三角。

（4）软组织肿块。其内可见肿瘤骨（图3-12）。

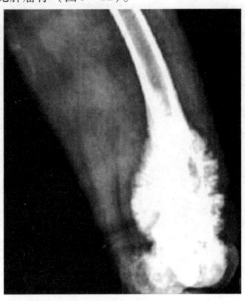

图3-12　骨肉瘤

X线片示股骨下端成骨性骨肉瘤，可见肿瘤骨、针状骨膜反应及软组织肿块

2. MRI 能显示X线及CT不能显示的髓腔内浸润情况，此外对X线改变轻微的早期病变，MRI显示破坏区更清楚。肿瘤骨呈长T_1短T_2信号，软组织肿块及溶骨性破坏区呈长T_1长T_2信号。

3. 鉴别诊断 如下所述。

（1）成骨型骨转移：老年人，多发，界限清，多见于前列腺癌、鼻咽癌、肺癌、甲状腺癌和乳腺癌；

（2）软骨肉瘤：中心型软骨肉瘤有时需要与骨肉瘤鉴别。其内钙化呈环状、半环状。来自骨软骨瘤恶变者，其发病年龄较大（25~30岁），近期肿瘤生长加快，并有剧痛。

（3）尤因肉瘤：年龄较轻（5~15岁），好发于长骨骨干。发生于干骺端者易误诊为骨肉瘤。

（三）病理学表现

1. 普通型骨肉瘤 如下所述。

（1）大体观察：发生于长骨者主要累及干骺端，一般体积较大（长径超过5cm），个别肿瘤可穿过骺板累及骨骺，有时累及关节腔。成骨性骨肉瘤可呈灰褐色或不规则颗粒状，有些则致密、硬化，偏黄白色。成软骨性骨肉瘤呈白色至黄褐色，有不同程度钙化，切面呈鱼肉样或含黏性物质。

（2）组织病理学：肿瘤实质由瘤细胞及其产生的肿瘤性骨样组织、瘤骨组织及软骨组织构成。瘤细胞形态多样，可以是上皮样、浆细胞样、纺锤形、椭圆形、小圆细胞、透明细胞、单核或多核巨细胞及梭形细胞，高度间变。又分为三个主要亚型：

1）成骨型骨肉瘤：主要的骨基质是骨和（或）骨样基质。

2）成软骨型骨肉瘤：有明显的软骨样基质，密切地、无序地与非软骨成分混合（图3-13）。

3）成纤维型骨肉瘤：高级别的梭形细胞恶性肿瘤，含有很少量的骨样基质，软骨成分或有或无。

2. 血管扩张型骨肉瘤 如下所述。

（1）大体观察：肿瘤主体是髓腔内的囊腔状结构，囊内不完全充以凝血块，被描述为"一个血袋"。没有实性鱼肉样区，也没有硬化的瘤骨形成，偶尔可见广泛的不规则皮质侵蚀和（或）皮质连续性的完全破坏伴有软组织包块。

（2）组织病理学：肿瘤组织中可见空的或充满血的囊腔，有薄层间隔，类似于动脉瘤样骨囊肿。高倍镜下，囊壁无内皮衬覆，而衬以貌似良性的巨细胞。间隔内细胞丰富，有高恶性的不典型单核瘤细胞。肿瘤细胞染色质多，多形性，核分裂活跃。骨样基质的含量不定，但通常是纤细的，并可见极少量彩带状骨样基质。

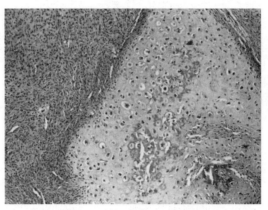

图 3 - 13　成软骨型骨肉瘤
明显的软骨样基质与梭形肿瘤细胞混合

（3）鉴别诊断：血管扩张型骨肉瘤与动脉瘤样骨囊肿鉴别困难，后者 X 线有明确的硬化边缘，显微镜下不出现恶性细胞，间隔内骨样组织丰富，常成片出现。

3．小细胞骨肉瘤　如下所述。

（1）大体观察：与普通型骨肉瘤不能区别。

（2）组织病理学：肿瘤组织由小细胞及其产生的骨样基质组成。肿瘤分类依据主要的细胞类型分为圆细胞型和短梭细胞型。圆细胞核的直径可以从很小到中等大小，圆形或椭圆形，染色质粗细不等，核分裂为 3 ~ 5 个/10HPF。梭形细胞型较为少见，瘤细胞核为卵圆形或短梭形，染色质呈颗粒状，核仁不明显，胞质不丰富。总能看到彩带状的骨样基质。

（3）鉴别诊断：①Ewing 肉瘤：Ewing 肉瘤无论从光镜或 X 线观察均缺乏肿瘤性骨样组织，高倍镜下细胞形态排列倾向一致，不似小细胞骨肉瘤细胞总会出现一定程度的异型性。②间叶性软骨肉瘤：小细胞型骨肉瘤中 1/3 可出现灶性软骨，易与间叶性软骨肉瘤混淆，但后者主要累及中轴骨，瘤细胞间血窦丰富。

4．低级别中心性骨肉瘤　如下所述。

（1）大体观察：发生于髓腔，切面呈灰白色，质地结实呈砂粒样，有时见皮质骨破坏和软组织包块。

（2）组织病理学：瘤细胞有一定程度的不典型性，常有核增大和染色质增多，含少到中等量的纤维性间质，伴有数量不等的骨样基质。产生胶原的梭形细胞交织状排列，浸润周围残存的骨小梁和骨髓，类似于促结缔组织增生性纤维瘤。

5．继发性骨肉瘤　如下所述。

（1）Paget 骨肉瘤：为 Paget 病继发的骨肉瘤，大体表现多变，在普通型骨肉瘤中见的形态均可显现。镜下大部分为成骨型或成纤维型骨肉瘤，有时可见大量的破骨细胞样巨细胞。

（2）放疗后骨肉瘤：大体检查和普通型骨肉瘤相似。组织学以高级别骨肉瘤为主，有时可见放射性骨炎的组织学改变。

（3）其他骨病继发的骨肉瘤：通常三种情况值得引起注意：骨梗死、人工关节及纤维结构不良。

6．骨旁骨肉瘤　如下所述。

（1）大体观察：质硬、分叶状的肿块贴附于骨皮质，可有软骨结节。25％的病例可侵犯骨髓腔。

（2）组织病理学：形态良好的骨小梁位于细胞成分较少的间质中，没有脂肪性和造血性骨髓。骨小梁与正常骨平行排列，有时见骨母细胞衬覆；骨小梁间之间质中的梭形细胞不典型性很低，约20%的病例中间质细胞成分多，梭形细胞具中度不典型性。约50%的肿瘤有软骨分化，可以在肿瘤内形成细胞增生活跃的软骨结节，或是在肿瘤表面形成软骨帽。有时大片区域没有骨组织，而为丰富的胶原纤维，看似促结缔组织增生性纤维瘤。

7. 骨膜骨肉瘤　如下所述。

（1）大体观察：肿瘤自骨表面长出，累及骨的一部分或整个周径，给人以骨皮质增厚的感觉。当包绕一个骨干的整个周径时，肿瘤呈纺锤形。切面常见垂直于皮质生长的针状结构，最长的骨针位于病变的中央；骨针从病灶中央向周边各方向逐渐变细，呈放射状，而边缘倾向于无钙化或极少量钙化。肿瘤常呈灰白色，有光泽，为典型的软骨样外观。骨膜增厚形成肿瘤的包膜／假包膜，使病灶边界较清楚。

（2）组织病理学：常表现为中等分化的成软骨型骨肉瘤，基质有时呈黏液样。由于软骨内骨化，肿块由相对成熟的骨构成，但总能找到中等级别骨肉瘤的成分。肿瘤边缘区域由成簇的梭形细胞构成，核分裂有时明显活跃，可出现病理性核分裂，还可以有花边状骨样基质，一般没有钙化。

（3）鉴别诊断

1）骨膜软骨肉瘤：其无论放射学和组织学均需与骨膜软骨肉瘤区别，既往曾把两者混为一谈。软骨肉瘤平均年龄相对更大，骨膜骨肉瘤的瘤细胞总有分泌骨基质的能力，故可见到骨样组织。

2）高恶性浅表型骨肉瘤：此瘤组织学以骨母细胞型骨肉瘤为主，软骨肉瘤成分不突出。有认为部分文献报道中的骨膜骨肉瘤实际为高恶性浅表型骨肉瘤。

3）皮质旁骨肉瘤：好发于干骺端，年龄较大。放射学上有"条带征"，组织学为高分化至低分化恶性骨纤维瘤病变，与骨膜骨肉瘤易区别。

8. 高级别表面骨肉瘤　如下所述。

（1）大体观察：肿瘤位于受累骨的表面，常侵蚀下方的骨皮质。肿瘤的质地取决于成骨、成软骨和成纤维为主者，但总有"软"的区域，有助于与骨旁骨肉瘤鉴别。肿瘤表面常呈分叶状，颜色的相异取决于软骨样基质的含量、出血和坏死的情况。

（2）组织病理学：具有与普通型骨肉瘤相似的形态学变化，局部区域可以表现为成骨、成软骨或成纤维分化为主。同普通型骨肉瘤一样，多数肿瘤局部富于异性的梭形细胞，核分裂活跃，并含有花边状骨样基质。

（3）鉴别诊断

1）骨旁骨肉瘤：与骨旁骨肉瘤的鉴别有赖于其骨样基质的形式和高度的细胞异型性。

2）骨膜骨肉瘤：有明显的成软骨分化的高级别表面骨肉瘤可能与骨膜骨肉瘤混淆，但前者的细胞异型性大于后者，并且常有大片的梭形细胞。

二、软骨肉瘤

（一）临床表现

软骨肉瘤根据其发生部位分为中心型和周围型，后者又分为外生骨疣型和皮质旁型。男性的发病率高于女性，比例约3∶2。年龄平均40~45岁，30~60岁为本病的主体，周围型软骨肉瘤比中心型患者要年轻一些。好发于长管状骨（45%），35%发生于下肢骨，其中股骨是最常见部位（约占25%），上肢骨约占14%。多见于长管状骨的干骺端，但随着长骨生长部软骨板的闭合，肿瘤可向骨骺侵袭。除了血液系统肿瘤，软骨肉瘤是肩胛骨、肋骨、胸骨和手部小骨等部位最常见的恶性肿瘤。典型的肋骨或胸骨的软骨肉瘤发生于邻近肋骨软骨交界的部位。发生于手部的软骨肉瘤主要位于近节指骨和掌骨，罕见于远节指骨和腕骨。疼痛为主要症状，查体可见局部有柔软的软组织包块，表面发红，皮温增高。

（二）影像学诊断与鉴别诊断

1. X 线表现　如下所述。

（1）成骨性破坏：肿瘤骨可表现为象牙质样、斑片状、毛玻璃状或针状等不同形态。

（2）溶骨性破坏：骨质破坏区可呈虫蚀状、斑片状、浸润性或溶冰状，很少膨胀，易发生病理性骨折。

（3）新生的骨膜被肿瘤破坏，形成骨膜三角。

（4）软组织肿块内可见肿瘤骨。

2. MRI 表现　对 X 线改变轻微的早期病变，MRI 显示破坏区更清楚，尤其髓腔内的浸润情况。肿瘤骨呈长 T_1 短 T_2 信号，软组织肿块及溶骨性破坏区呈长 T_1 长 T_2 信号。

3. 鉴别诊断　如下所述。

（1）成骨型骨转移：常见于老年人，多发病灶，界限清。以前列腺癌、鼻咽癌、肺癌、甲状腺癌和乳腺癌多见。

（2）骨肉瘤：中心型软骨肉瘤其内钙化呈环状、半环状，以此与骨肉瘤鉴别。骨软骨瘤恶变者其发病年龄较大（25~30岁），近期肿瘤生长加快，并有剧痛。

（3）尤因肉瘤：年龄较轻（5~15岁），好发于长骨骨干。发生于干骺端者易误诊为骨肉瘤。

（三）病理学表现

1. 原发性软骨肉瘤（普通型软骨肉瘤）　如下所述。

（1）大体观察：小叶状的生长方式为其恒定的表现。切面呈透明软骨的蓝灰色或白色透明状，可见含有黏液样物质的区域，也可有囊性的区域。有时侵蚀和破坏骨皮质并扩展至软组织，特别是发生在扁骨的软骨肉瘤（肩胛骨和胸骨）。

（2）组织病理学：在低倍镜下，软骨肉瘤产生丰富的蓝 - 灰色软骨基质，被纤维性条索或渗透于其中的骨小梁分隔成大小不等、形状不规则的软骨小叶。依据核大小、核染色质浓集程度和细胞密度等指标将软骨肉瘤分为 1~3 级。1 级者细胞密度中等，核大小一致，肥硕，染色质较深，双核细胞少见，类似于内生软骨瘤；细胞量、核的异型性（染色质浓集）、核体积都明显增加者为 2 级；3 级者无论细胞密度、核的多形性、异型性等都超过 2 级，核分裂易见（图 3 - 14）。

由于从组织学上鉴别低度恶性、分化良好的软骨肉瘤和良性内生软骨瘤相当困难，根据这两种肿瘤好发的解剖部位对辅助诊断有指导意义。①内生软骨瘤常见于手部和足部骨，软骨肉瘤在该部位罕见。②无名骨和股骨是软骨肉瘤的好发部位，而内生软骨瘤相对少。③长骨中软骨肉瘤是内生软骨瘤的 2 倍。

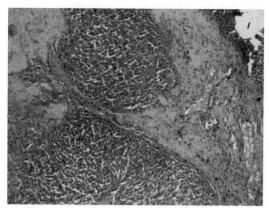

图 3 - 14　软骨肉瘤
可见软骨小叶及纤维间隔

2. 骨膜较骨肉瘤　如下所述。

（1）大体观察：为一个 >5cm 的分叶状肿物贴附于骨表面。切面透明闪亮，常伴有软骨内骨化和钙化产生的砂粒样白色区域。

（2）组织病理学：其特征与普通软骨肉瘤相似，肿瘤结节侵入周围软组织。

3. 继发性软骨肉瘤　如下所述。

（1）大体观察：继发于骨软骨瘤的软骨肉瘤可呈现一个增厚的分叶状软骨膜（＞2cm），中央常有明显的黏液样改变至囊腔形成，与软骨瘤病蓝色基质构成的实性区域形成对照。

（2）组织病理学：继发性软骨肉瘤多为低级别肿瘤，周围软组织浸润和显著的基质黏液样变有助于诊断。

4. 去分化软骨肉瘤　如下所述。

（1）大体观察：典型者有软骨性和非软骨性两种明确的肿瘤成分，比例不定。蓝灰色小叶状的低级别软骨病变成分常位于中央，而过度增殖膨胀的鱼肉样或出血性高恶性级别成分主要位于骨外。

（2）组织病理学：软骨性成分一般为低级别的软骨肉瘤；高级别的肉瘤成分以恶性纤维组织细胞瘤最常见，其他如骨肉瘤、纤维肉瘤和横纹肌肉瘤等亦可见到。

5. 间叶性软骨肉瘤　如下所述。

（1）大体观察：肿瘤呈灰白色至灰红色，质地从硬韧至软不等，界限常清楚，罕见分叶状。瘤体最大直径为3～30cm。一些肿瘤可显示清晰的软骨样外观，大部分有硬的矿化沉积物，程度不一，从散在灶状到大片分布，有时可见明显的坏死出血灶。

（2）组织病理学：含两种主要成分——未分化小圆细胞和透明软骨岛。软骨的含量变异甚大，与小圆细胞分界清楚或逐渐混在一起。小圆细胞相似于Ewing肉瘤，常有血管周细胞瘤样的脉管结构，有时略呈梭形。偶尔可见破骨细胞样多核巨细胞、骨样基质甚至骨组织。

6. 透明细胞软骨肉瘤　如下所述。

（1）大体观察：最大直径为2～13cm，一般见不到软骨的形态特征，而为质软、含砂粒感物质的灰白色组织，可有囊性变。

（2）组织病理学：肿瘤主要由小叶状的细胞团构成，核大居中，胞质透亮，胞膜界限清楚，可有破骨细胞样多核巨细胞，核分裂罕见。软骨可有局灶的钙化或骨化。编织骨可在间质中直接形成。常可见动脉瘤样骨囊肿的区域。

三、脊索瘤

（一）临床表现

脊索瘤属低度恶性肿瘤。源于原始脊索残留组织，沿Rathke囊–斜坡–脊椎发生。好发于脊柱两端，50%位于骶尾部，35%在蝶枕交界部（颅底），余见于椎体。骶尾部者好发于S_3以下椎体，中线区。位于斜坡的脊索瘤可致第Ⅵ对脑神经麻痹和脑干受压症状。

（二）影像学诊断与鉴别诊断

1. CT　为等或略高混杂密度，散在点片状高密度灶，邻近骨质破坏。

2. MRI　T_1WI斜坡高信号消失，不规则等或略低信号，T_2WI不均匀高信号，内见点、片状低信号（钙化、血管流空、出血、破坏骨残留碎片）。增强扫描呈不均匀轻至中度强化。

3. 鉴别诊断　如下所述。

（1）斜坡脊索瘤

1）巨大垂体瘤：位于鞍内，向鞍上生长，典型者可见"束腰征"。出现卒中时，T_1WI内可见高信号。

2）软骨肉瘤：影像学上两者难以鉴别。

（2）骶骨脊索瘤

1）骨巨细胞瘤：位于S_3椎体以下，中线区，膨胀明显，以溶骨性改变为主，内无钙化或骨化。脊索瘤则位于$S_{1\sim2}$水平，偏心性，内可见残存骨片。

2）转移瘤：有原发肿瘤病史，周围多见软组织肿块。

（三）病理学表现

1. 大体观察　呈分叶状外观，直径为 5～15cm，从棕灰色到蓝白色，有光泽，胶胨样，大部分可见突破骨组织的软组织浸润。

2. 组织病理学　镜下可见典型的分叶状结构，被纤维性条带分隔。瘤细胞胞质淡染空泡状，呈片状或条索状散在分布于丰富的黏液性间质中，分裂象不常见。在一些病例中常可见到与透明或黏液软骨极为相似的区域。脊索瘤伴发高级别肉瘤时称之为"去分化"脊索瘤或肉瘤样脊索瘤。

3. 鉴别诊断　如下所述。

（1）软骨肉瘤：软骨肉瘤一般不发生在中线部位，肿瘤内无大空泡化细胞，免疫组化染色瘤细胞表达 S－100 蛋白，但不表达角蛋白和 EMA。脊索瘤为外胚层来源，上皮抗原及角蛋白阳性。

（2）脂肪肉瘤：脊索瘤中的瘤细胞可呈单泡状印戒样或多泡状，与脂肪肉瘤中脂肪母细胞相似。但脂肪肉瘤极少发生于骨内，即使发生，也多位于长骨。脂肪肉瘤在光镜下无大空泡化细胞，间质内有大量薄壁毛细血管；瘤细胞脂肪染色阳性，糖原和黏液染色阴性。

（3）黏液软骨肉瘤：可起自软组织或骨，好发于四肢，极少位于中轴骨。肿瘤呈分叶状，细胞排列成索状，间质黏液样，与脊索瘤十分相似，但缺乏大空泡化细胞，免疫组化染色瘤细胞表达 S－100 蛋白，不表达角蛋白和 EMA。

（4）副脊索瘤：一种发生在四肢远端软组织的罕见肿瘤，偶可累及骨。瘤细胞呈多边形、立方状或梭形，排列呈巢状或囊状，散在空泡样细胞，间质黏液样，与脊索瘤相似。可以依据肿瘤的发生部位和免疫组化特征，结合光镜和电镜形态特征进行区别。

四、骨髓瘤

（一）临床表现

骨髓瘤占恶性肿瘤的 17.64%。多见于 40～70 岁，平均发病年龄 50 岁，男性多于女性，男女比例 2：10，好发于含有红骨髓的骨骼，如颅骨、脊柱、肋骨、骨盆、胸骨和长骨的近端干骺端，少数可发生于骨髓以外的器官，如上呼吸道、淋巴结等。分为单发性、多发性和骨髓瘤病。早期无症状，发病期的临床表现多种多样，主要取决于骨髓瘤细胞增殖、浸润和破坏骨髓及骨组织产生的情况，如骨痛、贫血及病理性骨折；骨髓瘤细胞产生大量免疫球蛋白及淋巴因子，感染、高黏滞血症、高钙血症及肾功能损害、转移性钙化、继发性淀粉样变性；骨髓瘤细胞髓外浸润引起的肢体放射性疼痛或感觉、运动障碍、骨髓瘤性中枢神经系统损害。单发性骨髓瘤 70% 的患者在 10 年内发展为典型的多发性骨髓瘤。临床诊断依靠实验室检查、骨髓穿刺或活检；尿中出现本－周蛋白；血常规显示正常色素性贫血。

（二）影像学诊断与鉴别诊断

1. X 线　分为骨质正常型、骨质疏松型和骨质破坏型三种类型。

骨质破坏型的特点是：①典型表现为中轴骨及四肢长骨近端干骺端出现多发性圆形、类圆形或不规则形的骨质破坏区，边界清楚，直径 5mm 至 5cm，周围无硬化边，呈"穿凿状"，极少有骨膜反应。②部分病灶边缘可融合呈大片状。③病理性骨折十分常见。

2. CT　如下所述。

（1）与 X 线表现相似。

（2）在一些 X 线片仅表现为骨质疏松的病例，CT 可显示出细微的骨质破坏。

（3）在脊椎出现病理性骨折时，CT 可显示椎管内脊髓及神经根有无受压以及椎体周围有无软组织肿块等。

3. MRI　如下所述。

（1）是最敏感的方法：可在骨髓破坏之前显示骨髓内病灶的浸润，以 T_1WI 显示较好。

（2）多发性骨髓瘤多合并椎体变形，T_1WI 呈均匀的低信号，T_2WI 信号增高，增强后强化明显，附件及硬膜外肿瘤侵犯时椎体周围出现软组织肿块。

（3）与临床分期有一定的相关性。骨髓表现正常及"盐和胡椒征"多见于1期，反映骨髓受累程度轻或弥漫性及结节状改变多见于2期，3期骨髓受累程度重。

4. 鉴别诊断　如下所述。

（1）老年性骨质疏松：骨皮质完整，无骨质破坏及软组织肿块，颅骨少见骨质疏松，血清蛋白电泳无异常的M蛋白。

（2）甲状旁腺功能亢进症：有典型的指骨骨干桡侧骨膜下或牙槽骨的牙周骨质吸收，血清磷降低，碱性磷酸酶增高，血中促甲状旁腺激素、甲状旁腺激素无异常。

（3）椎体压缩性骨折：MRI有优势。单纯骨质疏松引起的骨折，T_1WI椎体的信号常不均匀，可见更低信号的骨折线，增强后强化不明显或无强化，椎体周围无软组织肿块，椎体附件不受累。

（4）转移性骨肿瘤：病变大小明显不一，形状不定，骨破坏边缘模糊，很少有膨胀性改变，病灶之间的骨质密度、骨髓正常。发生在脊椎的累及椎弓根的转移瘤多于骨髓瘤。

（三）病理学表现

1. 大体观察　肿瘤位于红骨髓内，早期病灶直径<1cm，灰红色、质软、多发性，小结节之间由正常骨髓所分隔。病灶可互相融合，形成大结节，破坏骨松质和部分骨皮质，并可侵犯邻近软组织。个别情况下，切除的肿物由于广泛的淀粉样物质沉积而呈现灰色蜡样外观。

2. 组织病理学　骨髓瘤是浆细胞起源的圆形或卵圆形细胞肿瘤。分化好的肿瘤细胞紧密排列，呈现片状分布，细胞间质少，类似于正常的浆细胞。这些细胞含有丰富致密的嗜酸性胞质，细胞界限清楚，核偏位，染色质呈车轴样排列，核仁明显。分化好的肿瘤中核分裂很少见，细胞外可见到Russel小体。分化差的骨髓瘤可显示明显的细胞异形性，同时伴有双核瘤细胞、核分裂活跃和病理性核分裂等（图3-15）。

3. 鉴别诊断　如下所述。

（1）反应性浆细胞增生：骨髓瘤细胞核大小稍不一致，染色质丰富，可呈凝块状，但一般无典型的"车轮状"核，核周空晕不明显；反应性浆细胞增生细胞核大小一致，较小，有明显"车轮状"核和核周空晕，常伴有其他炎细胞成分和较明显纤维化，增生的细胞之间可见骨髓脂肪。

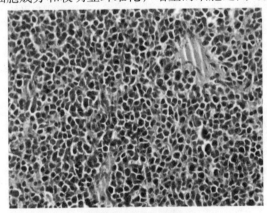

图3-15　骨髓瘤

肿瘤细胞胞质丰富、嗜酸性，细胞界限清楚，核偏位

（2）恶性淋巴瘤：分化差的骨髓瘤与恶性淋巴瘤的区别在于前者表现为多发性骨累及，血清和尿单克隆性1g增高，光镜下有明确的浆细胞分化证据。

五、尤因肉瘤

（一）临床表现

尤因肉瘤男性多于女性。发病高峰为15岁，90%发生于30岁之前，多见于5~30岁。发病年龄小者多位于管状骨，以股骨和胫骨最常见，病变多发生于骨干，少数发生于干骺端及骨骺；20岁以上发病者，多发生于扁骨如髂骨、肩胛骨和肋骨等，距骨也可发生。发生于下肢及骨盆者占 2/3。临床表现为患处疼痛，持续数月，可伴有局部软组织肿胀，触痛，表现为静脉怒张。部分有乏力，低热，白细胞增高，血沉增快甚至贫血等全身症状。肿瘤对放疗敏感。

（二）影像学诊断与鉴别诊断

1. X 线　如下所述。

（1）主要征象包括髓腔骨质破坏、骨膜反应、软组织肿块等。

（2）典型者为骨干较大范围的虫蚀状或鼠咬状骨质破坏区和葱皮状骨膜反应，肿瘤沿 Haversian 管侵及软组织形成肿块，X 线上皮质可保持完整。

（3）骨破坏以弥漫性为主，可以融合成大片，破坏区边缘模糊，移行带宽，可有点状硬化等改变。

（4）骨膜反应可为葱皮状，但仅占 1/4，也可表现为日射状或 Codman 三角。

2. CT　如下所述。

（1）CT 亦表现为髓腔内弥漫性骨质破坏、骨膜反应和软组织肿块等，对于显示骨皮质点状的细微破坏、骨质增生硬化、骨膜反应以及软组织肿块等优于 X 线平片。

（2）增强扫描肿瘤呈不均匀强化。

3. MRI　如下所述。

（1）骨干髓腔内异常信号区，T_1WI 呈低信号，T_2WI 呈高信号，信号不均，可有出血。

（2）瘤周水肿 T_2WI 表现为高信号。

（3）增强后肿瘤多为不均匀性强化，出血、坏死区无强化，瘤周水肿可强化。

（4）MRI 优势：在于显示肿瘤的髓内侵犯范围、软组织肿块及其与邻近组织结构的关系、神经血管束的受累情况。

4. 鉴别诊断　如下所述。

（1）急性骨髓炎：多位于干骺端，疼痛持续时间短，骨膜反应新生骨较成熟，密度高，连续性好，可有死骨形成。软组织肿胀为主，无软组织肿块。短期复查病变变化明显。

（2）转移性神经母细胞瘤：多为 3 岁以下，单骨发生，多见于骨盆、脊柱、长骨干骺端等部位。有原发灶，尿中 VMA 可增高。

（3）骨淋巴瘤：发病年龄大，病程长，临床症状轻，与骨的破坏情况不对应。

（三）病理学表现

1. 大体观察　肿瘤位于髓腔内，境界不清，灰白色、软，可伴有明显的出血、坏死和囊性变。

2. 组织病理学　肿瘤形态多样，由大小相当一致的小圆细胞紧密排列而成。瘤细胞核圆形，染色质细腻，少量透亮或嗜酸性的胞质，包膜不清。有些肿瘤的瘤细胞较大，有明显核仁，轮廓不规则。肿瘤内间质少，由含有血管的纤维束将瘤细胞分隔成不规则巢状或片状，有的病例有 Homer – Wright 菊形团。肿瘤内出血坏死显著。

3. 鉴别诊断　Ewing 肉瘤在临床和 X 线上易与骨髓炎、嗜酸性肉芽肿和骨肉瘤混淆，但在组织学上一般不会引起鉴别诊断问题。

六、转移瘤

（一）临床表现

转移性骨肿瘤占恶性骨肿瘤的 70%，在全身各部位转移瘤中仅次于肺转移和肝转移居第三位。任何恶性肿瘤均有发生骨转移的可能，但中枢神经系统肿瘤和基底细胞癌罕见骨转移。骨转移途径主要为血行转移，包括腔静脉型、门静脉型、肺静脉型和椎静脉型。

（二）影像学诊断与鉴别诊断

1. X 线　如下所述。

（1）溶骨型转移：占 75%，早期呈虫蚀状破坏，后期融合成斑片状，皮质破坏者边界不整，可伴软组织肿块，极少有骨膜反应。

（2）成骨性转移：多发棉团样硬化或弥漫性硬化。

（3）混合性转移：由前两者演化而来，约占10%。

（4）病变常为多发，孤立性转移仅占10%。

2. 鉴别诊断　与原发性骨肿瘤比较，转移性骨肿瘤具有以下特点：①高龄。②多发。③侵犯长骨时少见骨膜增生及软组织肿块形成。④较少侵犯膝关节、肘关节以下的骨质。⑤不典型者靠MRI或核素显像检查确诊。

（三）病理学表现

骨的转移性肿瘤主要是转移癌，少数为恶性黑色素瘤、神经母细胞瘤和软组织肉瘤。在所有的转移性癌中，约85%来自乳腺、肺、前列腺、肾和甲状腺。

1. 大体观察　转移性肿瘤在大体上无诊断性特征。溶骨性转移的病变境界较清楚，质地可较致密或软。成骨性转移的病变境界不清，质地坚实。

2. 组织病理学　大多数转移性肿瘤在光镜下易做出诊断，有时依据形态特征可确定或提示原发部位。免疫组化染色对确定诊断有帮助。

（朱利楠）

第三节　肿瘤样病变

一、骨囊肿

（一）临床表现

多见于20岁以下，发生在长管状骨，尤其是肱骨和股骨上段。一般无症状，常因病理性骨折就诊时发现。

（二）影像学诊断与鉴别诊断

1. X线　如下所述。

（1）囊性病变位于长骨干骺端，中心性、膨胀性，边界清，有薄的硬化缘，内无絮状骨化影。

（2）并发病理骨折时出现"碎片陷落征"。

（3）骨膨胀的范围不超过骨骺线宽度。

2. CT　呈液体密度。

3. MRI　多呈T_1WI低信号，T_2WI高信号。

4. 鉴别诊断　如下所述。

（1）骨巨细胞瘤：多发生于20岁以上，偏心膨胀，与正常骨无硬化缘，内呈多囊状或皂泡样

（2）动脉瘤样骨囊肿：偏心、膨胀性生长，膨胀程度较骨囊肿大，常如气球状。

（三）病理学表现

1. 大体观察　囊腔内液体充以血清或血清－血性液体，囊肿内表面衬覆一层薄膜，有时可见不完整的隔断，凹陷的区域被嵴状隆起分割。

2. 组织病理学　囊的内衬和间隔均由结缔组织构成，有时可见反应性新生骨、含铁血黄素和散在的巨细胞（图3－16）。骨折后形成的骨痂可成为突出的组织学特征。

3. 鉴别诊断　主要与动脉瘤样骨囊肿区别。动脉瘤样骨囊肿囊壁较厚，囊壁组织结构复杂，有大量含血裂隙及窦状血管。镜下囊壁纤维组织中血窦丰富，常有出血、含铁血黄素沉着及多核巨细胞反应。

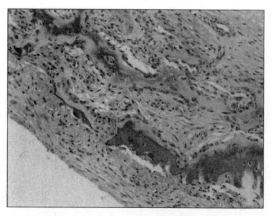

图 3-16 单纯性骨囊肿
囊内衬不明显，壁内可见灶性反应性新生骨

二、骨纤维异常增殖症

（一）临床表现

多见于 11~30 岁的儿童和青年。单骨或多骨发生，易累及四肢骨、颅骨、股盆、肋骨、肩胛骨和脊椎。一般无症状。

（二）影像学诊断与鉴别诊断

1. X 线　如下所述。

（1）囊状膨胀性改变，密度不均匀，内可见钙化、骨化，与正常骨分界清，有硬化缘。

（2）可表现为毛玻璃样、囊状、丝瓜瓤状或虫蚀状。发生于股骨近段者，以囊状为主，可出现短期内增大和疼痛，该部位的骨纤维异常增生症被认为特别需要手术处理。

2. CT　对骨内的囊变、破坏、钙化和骨化显示较好，可用于头颅、脊椎和骨盆等重叠较多的检查部位。

3. MRI　对骨纤维异常增殖症的各种病理成分的显示优于 X 线平片或 CT，并能显示 X 线平片或 CT 上不能显示的病灶。

4. 鉴别诊断　如下所述。

（1）骨囊肿：多发生于 20 岁以下，透亮度较骨纤维异常增殖症明显，呈中心性、对称性膨胀生长。

（2）动脉瘤样骨囊肿：偏心、膨胀，膨胀程度较骨囊肿大，常如气球状。

（三）病理学表现

1. 大体观察　受累骨膨胀，病变组织多呈黄褐色，质地从韧实到砂粒样不等。可有囊腔形成，内含淡黄色液体。

2. 组织病理学　界限一般清楚，由纤维性和骨性成分构成，不同的病变甚至同一病变的不同区域两者的比例均有所不同。纤维性成分由温和的梭形细胞构成，核分裂活性低；骨性成分由不规则的弯曲编织骨构成，板层骨少见，有时骨性成分呈现砂粒体或牙骨质样结构（图 3-17）。

三、动脉瘤样骨囊肿

（一）临床表现

多见于 20 岁以下青少年。四肢长骨及脊椎好发。临床症状一般无特征性，因发病部位不同可出现相应的肿块，致关节活动障碍、腰腿痛及神经压迫症状等。

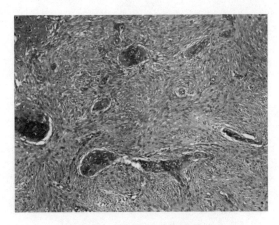

图 3 - 17　骨纤维异常增殖症
不规则的编织骨及温和的梭形细胞成分

（二）影像学诊断与鉴别诊断

1. X 线　如下所述。

（1）中心型：好发于长骨干骺端，中心膨胀性囊状骨破坏区透亮，可见粗细不均的骨间隔或呈多囊状，多横向扩展。

（2）偏心型：多见，好发于长骨骨干的一侧，囊状透亮区一面膨出于软组织中，显示为一极薄的骨壳，通常完整无缺；另一面侵蚀骨组织，可见厚薄不等的硬化缘。

（3）脊椎：病灶可发生于椎体及其附件或肋骨头，为骨性膨胀性囊状透亮区，囊内可见淡而粗的骨小梁。

（4）可分为溶骨破坏期、成熟期和愈合期。

2. CT　如下所述。

（1）呈囊状膨胀性溶骨性骨破坏，其内由许多大小不一的含液体的囊腔组成，密度不均匀，无异常钙化，可见骨间隔，骨皮质变薄。

（2）增强扫描可见粗大供血血管，囊内可见斑片状强化。

（3）静止 10min 后进行扫描，多可见液液平。

3. MRI　T_1WI 低信号，T_2WI 不均匀高信号。多可见液液平。

4. 鉴别诊断　如下所述。

（1）骨巨细胞瘤：多发生于 20 岁以上。偏心膨胀，无硬化缘，内呈多囊状或皂泡样结构。

（2）骨囊肿：多发生于 20 岁以下，透亮度较骨纤维异常增殖症明显，呈中心性、对称性膨胀生长。

（三）病理学表现

1. 大体观察　境界清楚的充盈血液的多房性囊性包块，囊内可见黄棕色 – 灰白色砂粒样间隔。

2. 组织病理学　囊壁由疏松结缔组织组成，其间有许多含血裂隙和窦状血管，此外尚有散在的多核巨细胞及淋巴细胞，常可见反应性成骨绕囊排列。

3. 鉴别诊断　如下所述。

（1）血管扩张型骨肉瘤：血腔间细胞为异型性明显的骨母细胞，且直接产生肿瘤性骨基质。

（2）骨巨细胞瘤：多发生在长骨骨骺端而不在干骺端，多核巨细胞均匀分布，体积巨大。动脉瘤样骨囊肿中则纤维成分较多，多核巨细胞较小，沿血窦分布。

四、嗜酸性肉芽肿

（一）临床表现

多见于幼儿、儿童和青少年。可发生于任何骨，长骨见于干骺端和骨干。常伴疼痛。

（二）影像学诊断与鉴别诊断

1. X 线　起源于髓腔向四周发展。囊状溶骨性破坏，与正常骨分界清，可有轻度硬化缘。有时见骨膜反应和软组织肿胀。

2. CT　可显示骨皮质断裂；增强扫描明显强化。

3. MRI　T_1WI 为低及等混杂信号，T_2WI 呈以高信号为主的混杂信号，周边可见长 T_1 短 T_2 低信号层状骨膜增生及长 T_1 长 T_2 软组织肿块影。增强扫描病变呈不均匀强化。

4. 鉴别诊断　如下所述。

（1）骨囊肿：发生于 20 岁以下，透亮度较骨纤维异常增殖症明显，呈中心性、对称性膨胀。

（2）动脉瘤样骨囊肿：呈偏心性，膨胀程度较骨囊肿大，常如气球状。

（三）病理学表现

1. 大体观察　发生在扁平骨及长骨骨干的髓腔内，使骨皮质呈膨胀性破坏，周围硬化。病变组织为棕红色、黄褐色或灰白色，实体性。

2. 组织病理学　病变主要由朗格汉斯组织细胞组成，细胞中等大小，界限不清，胞质透明或嗜酸性；核卵圆形，外形不规则，常有切迹，可见特征性核沟；染色质或散在分布，或沿核膜聚集。在骨内的朗格汉斯组织细胞增生症，细胞呈巢状或簇状，常与炎细胞混合，特别是大量嗜酸性粒细胞，还有淋巴细胞、中性粒细胞和浆细胞，可有比较活跃的核分裂活动，每 10 个高倍视野可有多达 5 ~ 6 个核分裂象。坏死常见。

（朱利楠）

第四章

肿瘤的内科治疗

第一节　肿瘤内科治疗的原则和地位

一、在综合治疗中的合理应用

根据肿瘤的综合治疗原则，肿瘤的内科治疗应遵循全面的综合治疗计划，有计划地、合理地在特定的阶段进行。内科治疗是全身性治疗手段，而手术和放疗则为局部治疗手段。根据肿瘤的病理类型、遗传和细胞分子生物学特征、临床分期、病变范围、发展趋势和患者机体状况等因素的综合特点，在综合治疗的合适时机采取内科治疗，以达到最好的治疗效果。内科治疗在综合治疗中的作用和应用阶段包括：根治性治疗、术前新辅助治疗，术后辅助治疗，与放疗联合治疗和晚期患者的姑息性治疗等。

二、肿瘤内科的治疗水平

肿瘤内科治疗已经从单纯的姑息性治疗手段向根治性治疗过渡，配合综合治疗的其他手段，可以提高近20种肿瘤的治愈率，在这些肿瘤的综合治疗中占有相当重要的地位。肿瘤内科治疗水平可分为4类：①可根治的肿瘤（治愈率＞30%）：主要有滋养叶细胞肿瘤、睾丸生殖细胞肿瘤、霍奇金淋巴瘤、部分非霍奇金淋巴瘤、儿童急性淋巴细胞白血病、儿童成神经细胞瘤和Wilms瘤等。②少数患者可能根治的肿瘤（治愈率＜30%）：包括急性粒细胞白血病、成人急性淋巴细胞白血病、骨肉瘤、小细胞肺癌、乳腺癌和卵巢癌等。③有姑息疗效的肿瘤：肾癌、肝癌、黑色素瘤、子宫内膜癌、前列腺癌、慢性白血病、多发性骨髓瘤、头颈部癌和胃肠道肿瘤等。④配合手术或放疗可以提高治愈率的肿瘤：乳腺癌、大肠癌、骨肉瘤、软组织肉瘤、非小细胞肺癌、视网膜母细胞瘤和成神经细胞瘤等。下面试举出不同肿瘤的内科治疗水平（表4-1）。

表4-1　内科治疗可能治愈的肿瘤类型

肿瘤类型	治疗模式	5年生存率（%）
儿童急性淋巴细胞白血病	化疗	75~90
成人急性淋巴细胞白血病	化疗	30~50
急性早幼粒细胞白血病	化疗	70~80
急性粒细胞白血病	化疗	20~40
睾丸生殖细胞肿瘤	化疗＋手术±放疗	70~80
妊娠性绒毛膜细胞癌	化疗±生物治疗	80~90
霍奇金淋巴瘤	化疗±放疗	70~90
弥漫大B细胞淋巴瘤	免疫化疗±放疗	50~60
肾母细胞瘤	化疗＋手术±放疗	70~90

肿瘤类型	治疗模式	5 年生存率（%）
儿童成神经细胞瘤	化疗＋手术±放疗	50～80
尤文肉瘤	化疗＋手术＋放疗	50～80
小细胞肺癌	化疗＋放疗	15～25

三、肿瘤内科的治疗领域

随着肿瘤内科治疗水平的提高，治疗的领域不断拓宽和发展，大致可以归纳为以下几个方面：

（一）根治性治疗

血液、淋巴和生殖细胞系统肿瘤属于化疗药物高度敏感性肿瘤，部分可以通过药物获得根治，内科治疗在这类肿瘤的综合治疗中占据主要位置。

（二）姑息性治疗

姑息性治疗是指对于药物治疗无法根治的部分晚期上皮或结缔组织来源的肿瘤，如晚期的乳腺癌、肺癌、大肠癌、胰腺癌、肾癌、恶性黑色素瘤和胃肠间质肿瘤等，内科治疗可以改善生活质量或延长生存期。

（三）辅助治疗

辅助治疗是指根治手术后的化疗、内分泌治疗等全身治疗。术后化疗的优势在于：手术可以有效降低体内肿瘤负荷，从而可能降低耐药细胞的发生率，提高化疗敏感性，并达到提高治愈率的目的。已证实的通过术后辅助化疗可以提高治愈率的肿瘤有乳腺癌、结直肠癌、非小细胞肺癌、卵巢癌和骨肉瘤等。

（四）新辅助治疗

新辅助治疗是指手术前的化疗等全身治疗。新辅助化疗的作用主要包括：①降低临床分期，提高手术切除率及减少手术损伤。②减少手术过程中的肿瘤细胞播散机会。③体内药物敏感实验。为进一步的药物治疗提供重要指导。新辅助化疗策略已广泛地应用于局部晚期的乳腺癌、骨肉瘤、头颈鳞癌、结直肠癌和胃癌等。除了可提高局部晚期肿瘤的切除率，新辅助化疗还可以在不影响治愈率的前提下，提高乳腺癌、骨肉瘤和头颈鳞癌患者的器官保全率和生活质量。

（五）同步放化疗

同步放化疗是指同时进行化疗和放疗，一方面可以通过化疗药物的增敏作用，提高放疗对肿瘤的局部控制效果，另一方面可以发挥化疗的全身治疗作用，减少远处转移的发生率。同步放化疗可以提高疗效的肿瘤主要有小细胞肺癌和头颈部鳞癌。

（六）支持治疗

肿瘤内科的支持治疗主要包括化疗相关不良反应的预防和处理、肿瘤相关并发症的预防和治疗、止痛治疗、营养支持和心理治疗等。支持治疗领域的主要进展包括：恶心呕吐的预防性治疗、化疗相关骨髓抑制的造血生长因子治疗、骨转移患者的双磷酸盐治疗以及癌痛患者的三阶梯止痛治疗等。

（七）控制癌症发生的预防性治疗

控制癌症发生的预防性治疗是指针对病因明确的某些恶性肿瘤采取针对病因的干预措施，以阻断癌症的发生，如人乳头状瘤病毒（Human Papilloma Virus，HPV）疫苗预防此类病毒的感染，从而阻断子宫颈癌的发生。

（高　明）

第二节　肿瘤化疗的基础理论

一、肿瘤细胞增生动力学

　　肿瘤细胞增生动力学是研究肿瘤细胞群体生长、增生、分化、丢失和死亡变化规律的学科。和正常体细胞相同，肿瘤细胞由 1 个细胞分裂成 2 个子代细胞所经历的规律性过程称为细胞增生周期，简称细胞周期，这一过程始于一次有丝分裂结束时，直至下一次有丝分裂结束。经历一个细胞周期所需的时间称为细胞周期时间。细胞周期时间短的肿瘤，单位时间内肿瘤细胞分裂的次数更多。处在细胞周期中的肿瘤细胞依次经历 4 个时相，即 G_1 期、S 期、G_2 期和 M 期。部分细胞有增生能力而暂不进行分裂，称为静止期（G_0 期）细胞。G_0 期的细胞并不是死细胞，它们不但可以继续合成 DNA 和蛋白质，完成某一特殊细胞类型的分化功能，还可以作为储备细胞，一旦有合适的条件，即可重新进入细胞周期。这一期的细胞对正常启动 DNA 合成的信号无反应，对化放疗的反应性也差。G_0 期细胞的存在是肿瘤耐药的原因之一。

　　处于细胞增殖周期的肿瘤细胞占整个肿瘤组织恶性细胞的比值称为肿瘤的生长分数。恶性程度高，生长较快的肿瘤一般生长分数较高，对化放疗的反应较好；而恶性程度低，生长缓慢的肿瘤的生长分数较低，对化疗不敏感，反应性差。

二、生长曲线分析

　　细胞增殖是肿瘤生长的主要因素，内科治疗通过杀灭肿瘤细胞或延缓其生长而发挥作用。生长曲线分析通过数学模型描述肿瘤细胞在自然生长或接受治疗时数量随时间变化的规律。

　　1. Skipper – Schabel – Wilcox 生长模型　　20 世纪 60 年代，Skipper 等为肿瘤细胞增殖动力学做出了影响深远的开创性工作，建立了肿瘤细胞的指数生长模型和 Log – kill 模型（对数杀伤模型）。他们对小鼠 L1210 白血病移植瘤进行研究，观察到几乎所有肿瘤细胞都在进行有丝分裂，并且细胞周期时间是恒定的，细胞数目以指数形式增长，直至 10^9（体积约为 $1cm^3$）时引起小鼠死亡。在 L1210 白血病细胞的生长过程中，无论其大小如何，倍增时间是不变的。假设 L1210 白血病细胞的细胞周期时间为 11h，则 100 个细胞变为 200 个细胞大约需要 11h，同样用 11h，10^5 个细胞可以增长至 2×10^5 个，而 10^7 个细胞可以增长至 2×10^7 个。类似地，如果 10^3 个细胞用 40h 增长到 10^4 个细胞，则用同样的时间 10^7 个细胞可以增长为 10^8 个细胞。

　　在 Skipper – Schabel – Wilcox 模型中，肿瘤细胞数目呈指数增长，其生长分数和倍增时间恒定，不受细胞绝对数和肿瘤体积大小的影响。如果用图形表示肿瘤细胞数目随时间的变化，在半对数图上是一条直线（图 4 – 1A）；而纵坐标取肿瘤细胞绝对数时，得到的是一条对数曲线（图 4 – 1B）。这条对数曲线形象地说明了恶性肿瘤细胞在相对短的时间内迅速增殖的巨大潜力。

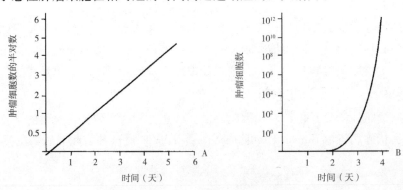

图 4 – 1　Skipper – Schabel – Wilcox 模型

Log－kill 模型提示，对于呈指数生长的肿瘤，细胞毒类药物的细胞杀伤是按照一级动力学进行的，即对于特定的肿瘤，一定的药物剂量能够杀死细胞的比例是个常数，而无论肿瘤负荷大小如何。如果一周期药物治疗能将肿瘤细胞数目由 10^6 减少到 10^4，则同样的治疗能够使肿瘤负荷从 10^5 变成 10^3。研究还表明，对数杀伤的比例与药物的剂量相关（图 4－2）。

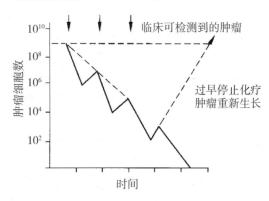

图 4－2　Log－kill 模型，化疗杀伤恒定比例的肿瘤细胞

图中每周期化疗细胞杀伤 3 个对数级细胞，化疗间期肿瘤细胞增殖 1 个对数
级。虚线表示每周期化疗净杀伤 2 个对数级细胞

2. Goldie－Coldman 模型　Log－kill 模型提示，只要给予足够周期的化疗，肿瘤细胞的数目终将降到 1 个以下，而治愈肿瘤。但实际上，很多肿瘤不能治愈。这是由于肿瘤细胞存在异质性，部分细胞对化疗耐药。

肿瘤细胞具有遗传不稳定性，在增殖过程中可以自发突变，由对特定剂量的某种药物敏感变为不敏感。Goldie 和 Coldman 对基因突变和耐药发生之间的关系做出了定量的阐释，提出耐药发生率与肿瘤大小（或肿瘤细胞数）以及肿瘤细胞自发突变率呈一定的函数关系。Goldie－Coldman 模型指出了肿瘤负荷对于疗效的重要性，为体积大的肿瘤难以治愈提供了生物学解释。

3. Gompertzian 生长模型　实验数据和临床观察表明，多数人类肿瘤的生长并不符合指数生长模型，而符合 Gompertzian 生长曲线（图 4－3）。这一曲线的起始端近于指数增长，但随着时间的推移和细胞数量的增加，其生长分数减小，倍增时间变长，最终细胞数量达到平台。在 Gompertzian 的起始端，肿瘤体积小，虽然生长分数高，肿瘤倍增时间短，但肿瘤细胞绝对数量增加较少；在曲线的中部，尽管总的细胞数和生长分数都不是最大的，但是它们的乘积达到最大，因此肿瘤数量增长的绝对值最大；在曲线的末端，肿瘤细胞数量很大，但是生长分数很小。

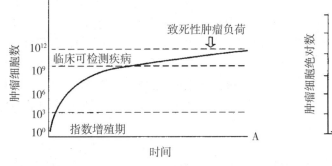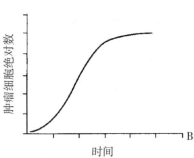

图 4－3　Gompertzian 生长曲线

Gompertzian 生长曲线显示当早期肿瘤数量少的情况下肿瘤细胞呈指数性快速生长，随着肿瘤体积
的增大，生长速度相对变慢，出现相对的平台期。

A. 纵坐标为对数；B. 纵坐标为绝对数

在 Gompertzian 模型中，肿瘤细胞的生长速度与肿瘤负荷相关。当有效治疗使肿瘤负荷减小后，肿瘤细胞的生长会加速。

4. Norton – Simon 模型　根据 Norton – Simon 模型，化疗杀伤肿瘤细胞的比例是随时间变化的，与此时 Gompertzian 生长曲线上的生长速率成正比。在 Gompertzian 生长曲线中，生长速率随着肿瘤的长大而逐渐变小，因此在 Norton – Simon 模型中，化疗对大肿瘤的杀伤比例低于小肿瘤，大肿瘤的缓解率较低。当肿瘤负荷减小后，分裂较慢的细胞将加速增殖，对化疗将更加敏感。

5. 动力学模型研究的新领域　上述动力学模型对于理解肿瘤生长规律和探索有效治疗方案具有重要意义，但并未涵盖所有肿瘤的生长特性，也不能指导所有药物的使用。例如，生物治疗不是成比例杀伤肿瘤细胞，而是定量杀伤，这样，如果残留的细胞数量较少，则可以通过免疫治疗提高抗肿瘤效应，达到治愈。

前述模型都是在研究细胞毒类药物的过程中建立起来的。细胞毒类药物对肿瘤细胞有一定的杀伤作用，并且对处于有丝分裂中的细胞效果更好。而分子靶向药物可以通过信号调控和使细胞稳定发挥作用，不一定需要杀灭肿瘤细胞，这为肿瘤细胞增殖动力学研究提出了新的课题。

三、肿瘤内科治疗的原则和策略

1. 联合化疗　联合化疗是肿瘤内科治疗最重要的原则之一。目前大多数肿瘤的标准化疗方案中都包括两种或多种抗肿瘤药。

联合化疗的依据在于：①由于肿瘤细胞的异质性，在治疗开始前就存在对某种化疗药物耐药的细胞，单一药物对这些耐药细胞是无效的，这些细胞会继续生长，成为肿瘤进展的根源。②根据 Goldie – Coldman 模型，随着肿瘤细胞的增生，由于基因的不稳定性，会产生随机突变，使得原来对某种药物敏感的肿瘤细胞产生耐药，并且肿瘤负荷越大，耐药的发生率越高。因此当治疗时应及早应用多种有效药物，尽快减少肿瘤负荷，降低或延缓对一种药物耐药的肿瘤发展为对其他药物耐药，以提高治愈率，延长生存期。

设计多药联合方案时，需要遵循一定的原则。这些原则包括：①选择的药物已证实在单独使用时确实有效。②联合使用的药物具有不同的作用机制。③联合使用的药物之间毒性尽量不相重叠。④联合使用的药物疗效具有协同或相加效应，而不能相互拮抗。⑤联合化疗方案经临床试验证实有效。

2. 多周期治疗　根据对数杀伤理论，化疗按比例杀灭肿瘤细胞，鉴于目前化疗药物的有效率，即使对于较小的肿瘤，单个周期的化疗也很难将肿瘤细胞数目减少到可治愈的数量级，并且化疗后残存的细胞将继续增殖。通过定期给予的多次用药，实现肿瘤细胞数目的持续逐级递减，可以提高疗效。

3. 合适的剂量、时程和给药途径　化疗药物的毒性明显，多数情况下治疗窗狭窄，因此必需十分注意剂量的确定。临床研究确定了化疗方案中各种药物推荐的标准剂量，在治疗前和治疗过程中还需要根据患者的耐受性进行调整。在患者能耐受的前提下，应给予充足剂量的治疗，随意减少剂量会降低疗效。

在应用药物时，需要注意药物给药的持续时间、间隔时间和不同药物的先后顺序。细胞周期非特异性药物的剂量反应曲线接近直线，药物峰浓度是决定疗效的关键因素；对于细胞周期特异性药物，其剂量反应曲线是一条渐近线，达到一定剂量后，疗效不再提高，而延长药物作用时间，可以让更大比例的细胞进入细胞周期中对药物敏感的时相，提高疗效。因此，细胞周期非特异性药物常常一次性静脉推注，在短时间内一次给予本周期内全部剂量；而细胞周期特异性药物则通过缓慢滴注、肌内注射或口服来延长药物的作用时间。

4. 不同化疗周期的合理安排　序贯、交替、维持和巩固治疗，如前所述，根据 Goldie – Coldman 模型，避免肿瘤细胞发生耐药的最佳策略是尽早给予足够强度的多药联合治疗，最大程度的杀灭肿瘤细胞。交替化疗是将非交叉耐药的药物或联合化疗方案交替使用。序贯化疗指先后给予一定周期数的非交叉耐药的药物或化疗方案。维持治疗和巩固治疗都是在完成初始化疗既定的周期数并达到最大的肿瘤缓解疗效后，继续进行的延续性治疗，其中维持治疗采用初始治疗中包括的药物，而巩固治疗采用与初始治疗不同的药物。

（高　明）

第三节　肿瘤药物的疗效评价

在使用抗肿瘤药单药或联合化疗方案治疗后，须予以疗效评价，以评估它们在治疗中的价值。为了便于国际和地区间的交流，应该使用统一的疗效评价标准，目前国内外均采用世界卫生组织（WHO）制定的疗效评价标准。

一、肿瘤病灶的种类

1. 可测量病灶　临床或影像学可测双径的病灶。
2. 临床单径可测病灶　如肺内病灶，可扪及的腹块或软组织肿块，仅可测1个径者。
3. 可评价，不可测量病灶　细小病灶无法测径者，如肺内粟粒状或点片状病灶、溶骨性转移病灶。
4. 不可评价病灶　包括成骨性病灶；胸腔、腹腔和心包腔积液；曾经放射过的病灶且无进展者；皮肤或肺内的癌性淋巴管炎。

二、WHO疗效测量指标

1. 可测量病灶

（1）完全缓解（complete remission，CR）：所有可测病灶完全消失，而且病灶完全消失至少维持4周后复测证实者，才能评定为CR。

（2）部分缓解（partial remission，PR）：双径可测病灶，各病灶最大两垂直径之乘积总和减少50%以上，并在至少4周后复测证实。单径可测病灶，各病灶最大径之和减少50%以上，并在至少4周后复测证实。

（3）无变化（no change，NC）或稳定（stable disease，SD）：双径可测病灶，各病灶最大两垂直径之乘积总和增大<25%，或减少<50%，并在至少4周后复测证实；单径可测病灶，各病灶直径的总和增大<25%，或减少<50%，并在至少4周后复测证实。

（4）进展（progressing，PD）：至少有1个病灶，双径乘积或在单径可测病灶时单径大于25%以上，或出现新病灶。新出现胸、腹腔积液，且癌细胞阳性，也评定为PD，新出现病理性骨折或骨质压缩，不一定评为PD。必须经6周以上治疗才能评为PD，如在6周内出现病情进展，则称为早期进展（early progression）。脑转移的出现，如新出现脑转移，即使其他部位病灶有所消失，也应认为系肿瘤进展。

2. 可评价、不可测量病灶

（1）CR：所有可见病灶完全消失，并至少维持4周以上。

（2）PR：肿瘤总量估计（estimate）减少50%以上，并维持4周以上。

（3）NC：至少经2周期（6周）治疗后，病灶无明显变化，包括病灶稳定，估计肿瘤减少<50%，估计肿瘤增加<25%。

（4）PD：出现新病灶，或原有病灶估计增加>25%。

3. 溶骨性或成骨性病灶

（1）CR 溶骨性病灶消失，骨扫描恢复正常，至少维持4周以上。

（2）PR 溶骨性病灶部分缩小、钙化，或成骨性病灶密度减低，至少维持4周以上。

（3）NC 病灶无明显变化，因骨病灶改变缓慢，故至少在治疗开始后8周以上方可评定为NC。

（4）PD 经X线、CT、MRI或骨扫描发现新病灶，或原有骨病灶明显增大，但出现骨压缩、病理性骨折或骨质愈合，不作为疗效评定的唯一依据。

4. 不可评价病灶

（1）CR：所有可见病灶完全消失，持续4周以上，在成骨性病灶，骨显像亦须恢复正常，并不少于4周。

（2）NC：病灶无明显变化，至少持续4周，而成骨性病灶无变化须持续8周以上，包括病灶稳定，

估计病灶减少 <50% 或增加 <25%。

（3）PD：出现任何新病灶，或拥有病灶估计增加 25% 以上，而腔内积液时，如不伴有其他进展病灶，只是单纯积液增多，则不能评价为 PD。

5. 远期疗效指标

（1）缓解期：自出现达 PR 疗效之日起至肿瘤复发不足 PR 标准之日为止的时间为缓解期，一般以月计算，亦有以周或日计算的。将各个缓解病例的缓解时间（月）列出，由小到大排列，取其中间数值（月）即为中位缓解期，或按统计学计算出中位数。

（2）生存期：从化疗开始之日起至死亡或末次随诊之日为止的时间为生存期或生存时间，一般以月或年计算，中位生存期的计算方法与中位缓解期的计算方法相同。

（3）生存率：如 5 年生存率 = 生存 5 年以上的病例数/随诊 5 年以上的总病例数 ×100。

6. 患者生活质量的评价　生活质量通常以一般状况评分（performance status，PS）或体能评分来表达，常用的评分方法和标准如下。

（1）卡氏评分（Karnofsky 评分，KPS 评分）

100 分：能进行正常活动，无症状和体征

90 分：能进行正常活动，有轻微症状和体征

80 分：勉强可进行正常活动，有一些症状和体征

70 分：生活可自理，但不能维持正常生活或工作

60 分：有时需人扶助，但大多数时间可自理

50 分：常需人照料

40 分：生活不能自理，需特殊照顾

30 分：生活严重不能自理

20 分：病重，需住院积极支持治疗

10 分：病危，临近死亡

0 分：死亡

（2）Zubrod – ECOG – WHO 评分（简称为 ZPS 评分或 ECOG 评分）

0 分：能正常活动。

1 分：有症状，但几乎可完全正常活动

2 分：有时卧床，但白天卧床时间不超过 50%

3 分：需要卧床，白天卧床时间不超过 50%

4 分：卧床不起

5 分：死亡

（高　明）

第五章

肿瘤的放射治疗

第一节　放射治疗发展简史

一、放射肿瘤学

放射肿瘤学（radiation oncology）是通过电离辐射作用，对良、恶性肿瘤和其他一些疾病进行治疗的临床专业学科。主要研究各系统肿瘤的病理特性、诊断、放射治疗原则及综合治疗原则，放射治疗方案的制定和实施，放射反应及处理等。放射肿瘤学以放射物理、放射生物学为基础，同时临床放射肿瘤学医生还需对患者的诊断及分期有全面的了解，做出正确的判断并决定最优的治疗策略。

目前和今后若干年肿瘤治疗以综合治疗为主，放射治疗是综合治疗的主要手段之一。因此，放射肿瘤治疗应考虑常见肿瘤的生物学特点，淋巴扩散规律，综合治疗原则等来决定放疗实施。同时，做到治疗方案个体化。

二、放射肿瘤学发展简史

1895 年 11 月 8 日伦琴发现了 X 线。1898 年居里夫人发现天然放射性元素镭。1899 年，由于当时对放射损伤及防护一无所知，研究人员超量接触放射线而发生了手部皮肤放射性癌，此时放射治疗进展处于低谷。

1902 年，X 线开始被用于治疗皮肤癌。致癌与治癌一对事物巧妙地出现于同一历史年代中。1920 年，研制出庞大的 200kV 级 X 线治疗机，开始了"深部 X 线治疗"时代。同年，Coohdge 使用了放射线剂量的测量方法，定出了剂量单位即伦琴，对放射治疗起到了极其重要的推动作用。1922 年在巴黎召开了首届国际放射治疗会议，肯定了放射治疗恶性肿瘤的疗效。1932 年，Coutard 奠定了每日 1 次、每周 5d 分割照射的方法学基础，迄今仍一直被人们所遵循。

1934 年，Joliot Curie 发明了人工放射性元素。1950 年开始用重水型核反应堆获得大量的人工放射性 ^{60} 钴源，促成了远距离 ^{60} 钴治疗机大批问世，使放射治疗后的各种肿瘤患者的存活率有了根本性的改观，从而奠定了现代放射肿瘤学的地位。

1951 年，电子感应加速器投入使用。1953 年，英国 Hammersmith 医院最早安装了 8MV 直馈型行波加速器。随后，直线加速器逐步替代 ^{60} 钴治疗机而成为放射治疗的主流机型。20 世纪 70 年代末，瑞典 Scanditronix 公司推出了医用电子回旋加速器，并在欧美的治疗中心安装使用，被认为是医用高能加速器的发展方向。随着 ^{60} 钴治疗机及直线加速器的推广使用，放射治疗的疗效有了质的突破，放疗也成为肿瘤的主要治疗手段之一。

随着一些新的放射性物质如铱源不断得到应用和医用加速器的性能改进，以及 20 世纪 70 年代 CT、模拟定位机、TPS 投入使用并不断更新，逐步形成了近代放射治疗。

近代放射治疗是建立在放射物理、放射生物和临床肿瘤学的基础上，它的发展导致放疗技术上的改进、剂量分割模式和分割方式的改变，显著提高了放疗效果。

适形调强放射治疗是目前放射治疗界的热点，它综合地体现了放射治疗在技术上的新进展。1965年，日本学者高桥（Takahashi）首先提出了旋转治疗中的适形概念。Proimos 等在 20 世纪 70 年代和 80 年代初报道了采用重力挡块进行适形放射治疗的方法。随着计算机技术的飞速发展和图像技术的介入，三维适形治疗极大地改变了常规放射治疗的面貌。三维适形放射治疗是一种综合医学影像、计算机技术和质量保证措施的现代放射治疗流程，它代表了 21 世纪初放射治疗的发展方向。

三、放射治疗在治疗肿瘤中的地位

目前约 70% 的恶性肿瘤在肿瘤发展的不同阶段需要放射治疗。放疗后总的治愈率达 18%。有近 72 种良性疾病需行放射治疗。

（高　明）

第二节　放射治疗的基础

一、一般临床知识

如前所述，放射肿瘤科是一个临床学科，放射肿瘤医师是一位临床医师，他直接接受患者，进行诊断及治疗，因此必须具有一般的临床知识及经验，并能处理放射治疗前、中、后的临床问题。

二、肿瘤学知识

放射治疗主要用于治疗恶性肿瘤，所以必须具有一般的肿瘤学知识，如肿瘤流行病学、病因、发病机制以及肿瘤分子生物学等，特别是应熟悉临床肿瘤学，要了解不同肿瘤的生物学行为、转归，每一个肿瘤的分期以及不同期别的治疗，放射治疗在各种肿瘤不同期别治疗中的作用等。

三、临床放射物理学知识

放射治疗是用射线治疗肿瘤，因此必须具有射线的物理知识，如熟悉各种设备的性能、各种射线的特点及其应用、剂量及临床剂量学，了解剂量计算等，这是每天都要用的，对放射肿瘤医师来讲是十分重要的。

四、肿瘤放射生物学知识

肿瘤放射生物学的最基本目的是解释照射以后所产生的现象并建议改善现在治疗的战略，也就是从三个方面为放射治疗提供了发展，即提供概念，治疗战略以及研究方案（protocol）。概念：首先是放射治疗基本知识，照射后正常组织及肿瘤效应的过程及机制，它将有助于我们了解照射后发生的现象，如有关乏氧，再氧合，肿瘤细胞再增殖以及 DNA 损伤后的修复。治疗战略：协助我们研究放射治疗的新方法，如乏氧细胞增敏剂，高 LET 放射治疗，加速分割及超分割放射治疗；研究方案：可为临床放射治疗研究方案提供意见，如为不同的分次治疗及剂量率提供转换因子，在治疗过程中何时应用增敏剂，将来进一步建议个体化治疗方案。综上所述放射肿瘤医师必须具备肿瘤放射生物知识，吴桓兴教授曾生动的形容说，肿瘤放射生物就是肿瘤放射治疗的药理学。

五、放射治疗过程

放射肿瘤医师、放射物理师、放射技师等，在放射治疗过程中各有不同的任务，如表 5 - 1 所述。

六、放射治疗前的准备工作

1. 患者及患者亲友的思想准备　包括病情、治疗方案、预后、治疗中及治疗后可能发生的反应及晚期反应等，并取得同意，签订知情同意书。

2. 医疗上的准备　如纠正贫血、脱水、控制感染等；头颈部照射时保持口腔清洁、洁牙，拔除照射野内残牙等。

表 5 - 1　放射治疗过程

临床检查及诊断 （明确诊断，判定肿瘤范围，作出临床分期，了解病理特征）	放射肿瘤医师
确定治疗目的 根治、姑息、综合治疗（与手术综合，术前，术中或术后放射治疗，与化疗综合） 或单一放射治疗	放射肿瘤医师
确定放射源 （体外照射——常规照射、三维适形照射、调强放射治疗等，近距离照射）	放射肿瘤医师
制作患者固定装置与身体轮廓	模拟机技师
模拟机下摄片或 CT 模拟	模拟机技师
确定靶区体积	放射肿瘤医师
确定肿瘤体积及剂量	
确定危险器官及剂量	
制定治疗计划	放射物理师
设计照射野并计算选择最佳方案	
制作铅挡块	模室技师
确定治疗计划	放射肿瘤医师
	放射物理师
验证治疗计划	放射肿瘤医师
	模拟机技师
签字	放射肿瘤医师
	放射物理师
第一次治疗摆位	放射肿瘤医师
	放射物理师
	放射治疗技师
摄验证片	放射治疗技师
	放射肿瘤医师
每周摄验证片	放射治疗技师
	放射肿瘤医师
每周核对治疗单	放射肿瘤医师
	放射物理师
每周检查患者（必要时更改治疗计划）	放射肿瘤医师
治疗结束时进行总结	放射肿瘤医师
随诊	放射肿瘤医师

（高　明）

第三节　临床放射物理

临床放射物理（clinical radiophysics）是研究放射治疗设备、技术、剂量测量及剂量学、治疗计划设计、质量保证和质量控制、模室技术、特殊放疗方法学及学科前沿的新技术、新业务的分支学科。目的是指导临床如何选择放射线；如何得到合理的照射剂量分布；如何保证放射等。探讨提高肿瘤剂量，降低正常组织受量的方法。物理计划是精确放疗的必要手段。

一、放射源

1. 放射源　主要有 3 类：①放射性核素射出的 α、β、γ 射线。②X 线治疗机和各种加速器产生的不同能量的 X 线。③各类加速器产生的电子束、质子束、负 π 介子以及其他重粒子等。

2. 放射治疗的基本照射方式　①远距离治疗（tele therapy）也称体外照射，是指治疗时放射源与人体有一定距离，集中人体的某一部位进行照射。②近距离治疗（brachy therapy）也称内照射，将放射源密封直接放入被治疗的组织、人体的天然体腔内或直接置入被治疗的组织内（如舌、皮肤、乳房等），或贴敷在病变表面进行照射。

3. 放射性粒子植入　是近些年来发展起来的照射形式（本质也是近距离照射的一种），将放射性粒子直接植入到体内，进行放射治疗。分为永久性粒子植入和短暂性粒子植入治疗。

二、放射治疗设备

1. X 线治疗机　X 线是高速运动的电子突然受到物体（靶）的阻挡而产生的，以 99.8% 的热能散出，仅 0.2% 转为 X 线。根据能量的高低，X 线治疗机分为：①接触治疗机（10~60kV）。②浅层治疗机（60~120kV）。③中层治疗机（120~180kV）。④深部治疗机（180~400kV）。

2. ^{60}钴远距离治疗机　^{60}钴是一种人工放射性核素。由普通的金属^{59}钴在原子反应堆中经热中子照射轰击所成。核内的中子不断转变为质子并释放能量为 0.31MeV 的 β 射线；核中过剩的能量以 1.17MeV 及上 1.33MeVγ 线辐射的形式释出，γ 线平均能量为上 1.25MeV。^{60}钴半衰期短（5.27 年），^{60}钴能量每月衰减 1.1%，最终衰变成稳定性元素镍（^{60}Ni）。目前能生产千居里甚至万居里以上高强度^{60}钴放射源，能量相当于峰值 3~4MV 高能 X 线。

3. 加速器（accelerator）　加速器是利用电磁场加速带电粒子达到高能的装置。医疗上最常使用的是电子感应加速器、电子直线加速器两种。电子直线加速器是利用高频电场加速电子，电子沿直线轨道运动；电子感应加速器是利用变压器感应电场加速电子。它们既可产生高能 X 线，又可以产生电子束（electron – beam）。

（1）高能 X 线：是高速运动的带电粒子打击钨靶产生的，不带电。特点：①能量高，深度剂量大。^{60}钴 10cm×10cm 照射野 10cm 深处百分深度量为 52%，而 8MVX 线的百分深度量为 70%，15MVX 线的百分深度为 79%。②等剂量线平坦：照射野中心和边缘剂量仅差 3% 左右。③容积剂量小，患者的全身反应轻。

（2）电子束：电子束又称 β 射线，是带电离子，由加速器产生的高速运动的电子直接引出。临床剂量学特点：①能量大小可以调节，临床上可以根据病变深度不同，选择不同能量的电子束做治疗。②电子束能量到一定深度后迅速下降，有利于保护病变后正常组织（特别是重要器官如晶体、脊髓等）。③可用单野照射，适用于治疗表浅及偏中心部位的肿瘤。

4. 后装治疗机　现代后装治疗机是采用后装技术，后装技术（after – loading）就是先把无放射源的源容器置入患者的体腔内或插入组织中，然后在有防护屏蔽条件下，利用机器的自动控制的方法把放射源输入源容器内进行放疗。基本包括贮源器、机械驱动装置和控制系统。贮源器一般存储 1 枚^{192}铱放射源；机械驱动装置用来实现放射源的植入和退出。控制系统用来完成对上述操作的控制。

5. 模拟定位机　是模仿放疗机而设计的 X 线诊断机。它用 X 线球管代替治疗机的放射源，安装在模拟机的旋转机架一端；影像增强器安于机架的另一端；射线准直器、机架和治疗床等部分是模拟外照射治疗机而设计的（图 5 – 1）。

模拟机临床应用：①肿瘤及重要器官的定位。②确定靶区（或危及器官）的运动范围。③模拟治疗射野的确定，并勾画射野和定位、摆位参考标记。④拍摄射野定位片或证实片，检查射野挡块的形状及位置。

6. CT 模拟　是利用 CT 图像提供患者横断面内解剖结构的信息，进行数字影像重建，使得放射治疗靶区的定位更加准确可靠，实施三维适形、调强放射治疗的重要手段。完整的 CT 模拟应由三部分组成：大视野（FOV≥70cm）的 CT 扫描机；CT 图像的三维重建、显示及射野模拟功能的软件；激光射野定位仪。

CT 模拟采用的是螺旋 CT，将 CT 模拟软件合并入三维计划系统中。利用"虚拟透视"功能作为独立的系统来进行靶区的定位，以提高三维治疗计划的利用率。CT 模拟确定射野与普通模拟机不同，操作不是在实际患者身体上进行的，而是利用高数字重建图像（DRR）的影像所生成的"虚拟假体"上进行，方便医生提取所需要观察的靶区、某一组织或器官的一部分，或靶区与周围器官间的相互空间关系。模拟定位生成的射野等中心点坐标相对于 CT 扫描时定位参考点的位移传输给激光射野定位仪，通过激光灯或床的移动实现等中心点的体表投影标记。激光定位仪除了作靶中心和机械等中心在体表投影的指示功能外，还增加了使用射野在患者体表的外围投影的激光指示功能，其模拟过程不仅保证了体位的一致性，还保证了射野的一致性。

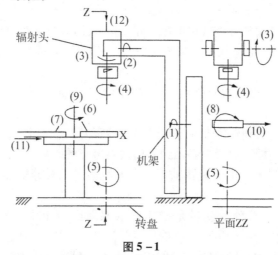

图 5－1

（1）机架旋转轴；（2）辐射头横向转动轴；（3）辐射头纵向转动轴；（4）覆束系统旋转轴；（5）治疗床等中心轴；（6）床面自转轴；（7）床面纵向转动轴；（8）床面横向转动轴；（9）床面高度方向；（10）治疗床横向移动方向；（11）治疗床纵向移动方向；（12）轴（1）至辐射源距离方向

7. 立体放射治疗设备　立体定向照射的设备主要有三部分组成：计划系统、立体定向系统和治疗实施系统。

（1）治疗实施系统：①γ 刀主要部件包括辐射源、准直系统、治疗床、液压系统和控制部分。②SRT（SRS）所用的射线是直线加速器产生的高能 X 线。准直器是通过适配器附于直线加速器的治疗准直器下形成的三级准直器。通常为一组圆形准直器，可在等中心处形成直径 5～50mm 的照射野；其他的实施系统结构与加速器相同，如床、机架的旋转，治疗参数的确定及机器控制等。

（2）立体定向系统：①基础环是实施立体定向照射过程中最基本的系统，包括影像定位和治疗摆位两部分。联系影像定位和治疗摆位两大部分的核心部件是基础环。其作用是在患者的治疗部位建立一个在定位、计划、治疗的整个过程中不变的患者三维坐标系统。用于 CT/MRI 定位的定位框架由相应的线段状的材料构成"N"或"V"字形。它们的特点是具有坐标的直读性。摆位框架的坐标指示器一般都采用毫米分度尺。②全身立体定向体架系统：由真空成型袋、热塑体膜、CT 定位框架、治疗摆位框架组成。它在治疗体位的皮肤表面和肢体设立 6～8 个标记点，依靠这些标记点，力求从 CT 定位到治疗摆位的过程中，保持治疗体位的一致性。可精确进行立体放疗、适形放疗、调强放疗的定位和治疗。

（3）三维治疗计划系统：是 SRS 和 SRT 治疗系统中不可缺少的重要组成部分。具备下述功能：①治疗计划系统具有很强的图像处理功能，包括患者图像横断、冠状、矢状的三维重建及显示；治疗床在不同位置、加速器机架任何旋转角度射野的显示；高档软件可做 CT/MRI/PET 图像的融合。②三维剂量计算功能。③系统具有基本的评价治疗方案的工具，如任意截面二维剂量分布显示、三维显示等剂量线与解剖结构的关系，剂量体积直方图（DVH）以及正常组织并发症概率（NTCP）和肿瘤控制率

（TCP）模式。④能完成特定患者三维坐标系的建立，确定靶区中心相对参考点的坐标。

三、放射治疗的有关名词

1. 射线的质　射线的质是表示射线穿透物质的能力，即射线的硬度，用能量表示。

临床上常用下述方法粗略地描述射线的质：①对 2MV 以下的 X 线通常用它的管电压值表示 X 线的峰值能量。临床上一般用半价层（HVL）表示 X 线的硬度。②对 2MV 以上的 X 线，通常以 MV 表示。③对 γ 射线，通常用核素表示，如 ^{60} 钴 γ 线、^{137} 铯 γ 线等。

当射线仅限于 X 线、γ 线时，射线的质只表示射线在物质中的穿透能力；但当射线扩展到其他种类如快中子、负 π 介子时，射线质的概念应表示射线的生物效应。

2. 吸收剂量　吸收剂量是指生物体（或介质）受照射时所吸收的能量。其老单位为拉德（rad），新单位用戈瑞（Gy）表示。

$1Gy = 100rad$ 　　　　　$1cGy = 1rad$

3. 照射剂量　照射剂量即射线在空气中的曝射量。表示 1mL 空气在 760mmHg（1mmHg = 0.33kPa）大气压力、0℃的标准状况下，经 X 线、γ 线照射后产生 1 个静电系单位的电荷量，其老单位为伦琴（R），新单位为 C/kg。

4. 剂量建成效应　X（γ）线照射介质时，介质内的吸收剂量随介质表面下的深度的增加而增加的现象，称为建成效应。

5. 源皮距（SSD）　放射源到模体表面照射野中心的距离。

6. 源瘤距（STD）　放射源沿照射野中心轴到肿瘤内参考点的距离。

7. 源轴距（SAD）　放射源到机架旋转轴等中心的距离。机器等中心即机架旋转，准直器旋转与治疗床旋转的旋转中心轴交点。

8. 百分深度量（DDP）　百分深度量是指体模内照射野线束中心轴上某一深度处的吸收剂量（Dd）与某一固定参考点吸收剂量（Do）之比称为百分深度量。Do 一般选最大电离深度处吸收剂量。

9. 等剂量曲线　在照射野内，同一深度处的中心轴外的剂量都比中心轴上的剂量为小，离中心轴越远，剂量越小。如将深度剂量相同的点连接起来，会出现两端向上弯曲的曲线，各个深度的类似曲线可以组成一个照射野的等剂量曲线。

10. 危及器官（organ at risk，OAR）　指可能卷入射野内的重要组织或器官，它们的放射敏感性（耐受剂量）将显著地影响治疗方案的设计或靶区处方剂量的大小。

（高　明）

第四节　放射生物学

一、细胞生物学基本概念

临床放射生物学（clinical radiobiology）是放射肿瘤学的基础之一，是一门边缘科学，主要探讨放射线与生物体的相互作用，研究放射线对肿瘤组织和正常组织的效应以及这两类组织被放射线作用后所起的反应；以及如何提高肿瘤放射性和降低正常组织损伤等方面的问题。内容涉及从放射线对生物体起作用的原始反应及其后一系列的物理、化学改变和生物学方面的改变，研究范围由分子水平、细胞水平到整体水平。

这门学科的知识对我们日常工作中每次制定正确的治疗方案有潜在的影响。指导临床医生更好地运用照射后细胞存活曲线、细胞放射损伤机制、"4R"理论、L-Q 模型理论，以改进临床剂量分割方式，从而不断提高放射治疗效果。

二、生物大分子的辐射效应

电离辐射引起生物大分子的损伤，可以分为直接损伤和间接损伤两种方式。

（一）直接作用

电离辐射直接作用于生物大分子，引起生物大分子的电离和激发，破坏机体的核酸、蛋白质、酶等具有生命功能的物质，这种直接由射线造成的生物大分子损伤效应称为直接作用。是高 LET 射线的主要作用方式。在直接作用过程中，生物效应和辐射能量沉积发生于同一分子即生物大分子上。对于同样能量的射线，分子越大，发生电离效应的机会就越多，在哺乳动物细胞核中的 DNA 分子最大。因此，电离辐射作用的主要靶点是 DNA。

（二）间接作用

电离辐射直接作用于水，使水分子产生一系列的辐射分解产物，如水离子（H_2O^+）、自由电子（e^-）、带负电的水离子（H_2O^-）、氢氧离子（OH^-）和氢自由基（$H\cdot$）等。这些辐射分解产物再作用于生物大分子，引起后者的理化改变。这种作用称电离辐射的间接作用。间接作用时，辐射能量主要沉积于水分子上，而生物效应发生在生物大分子上。由于机体内的生物大分子周围含水量占 70% ~ 90%，故间接作用非常重要。间接作用是低 LET 射线如 X 射线和 γ 射线的主要作用形式。

（三）氧"固定"作用

当有氧存在时，就会发生氧效应。氧与自由基发生作用，"固定"放射损伤，并封闭有机自由基，产生过氧基（$RO_2\cdot$），从而使受照射物质化学结构发生改变，造成更多的损伤。当缺氧时，则上述最后反应就无从进行，许多被电离的靶分子能进行修复，所以，氧在一定意义上对放射损伤有"固定"作用。氧"固定"放射损伤的作用，也叫"氧固定假说"（oxygen fixation hypothesis）。此假说认为，电离辐射作用于生物物质时，产生自由基（$R\cdot$）如有氧存在时，自由基与氧起作用产生过氧基（$RO_2\cdot$），这种形式是靶损伤不可逆的形式。

三、电离辐射的细胞效应

细胞是生命体结构和功能的基本单位。辐射所致的损伤，不论是在机体整体水平、组织水平或分子水平上，都会以细胞损伤的形式表现出来。因此，研究放射对细胞的作用，是研究放射对机体作用的基础。在肿瘤的放射治疗上，细胞生物学研究，能为正常和肿瘤组织对放射作用反应提供重要依据。

（一）细胞杀灭的随机性

在细胞群经照射后，会产生部分细胞死亡，但细胞死亡是随机分布的，即在由 100 个细胞组成的细胞群中，经 100 次由照射产生的致死性损伤并不能杀灭全部 100 个细胞，而按平均值计算，37 个细胞未被击中，37 个细胞仅被击中 1 次，18 击中 2 次等。由于细胞死亡呈随机分布，使细胞存活率和剂量之间呈半对数的关系。

（二）细胞存活曲线

细胞存活曲线，也称细胞剂量效应曲线。是用来定量描述辐射吸收剂量与"存活"细胞数量的相关性的一种曲线。细胞存活曲线的类型包括：①指数性存活曲线。②非指数性存活曲线。

（三）靶学说

1. 单靶单击学说　按照靶学说，指数性曲线是单靶单击的结果。"靶"是指细胞内放射敏感的区域，"击"是指射线粒子的打击。单靶单击是假定细胞内只有一个较大的放射敏感区，只要击中一次便可造成细胞死亡。所以极小剂量的照射便可造成细胞存活率呈指数性下降。这种形式是密度较高的射线所造成的放射效应，如高 LET 射线。

2. 多靶单击或单靶多击学说　多靶单击学说认为细胞内不止一个靶，而是有多个敏感区，射线击中一个靶细胞尚不能死亡，必须击中所有靶才有效，导致细胞死亡。

（四）非指数性存活曲线数学公式及其参数

1. 多靶方程　大多数哺乳动物在体外培养细胞的剂量效应曲线为非指数曲线，其数学模型可用二元方程表示。根据单靶单击学说，细胞如果只存在一个靶，细胞存活率为：

$S = e^{-KD}$，死亡率为 $Y = 1 - e^{-KD}$。

如果细胞有 n 个靶或打击 n 次才能死亡，则死亡率应为 n 次造成的总和，公式为：

$Y = (1 - e^{-KD})^n$

式中 Y 为死亡率，n 为靶数或打击次数，K 为曲线指数下降部分的斜率，D 为照射剂量。其存活率公式应为：

$S = 1 - (1 - e^{-KD})^n$

如用 Do 代替 K 带入公式，因 Do = 1/K，存活率公式可变为：

$S = 1 - (1 - e^{-D/D_0})^n$

根据公式，已知平均致死量 D_0 及存活曲线的 n 值，便可求出任何剂量照射下的细胞存活率。细胞存活率与细胞本身的放射敏感性（即平均致死剂量 D_0 和靶数或打击次数）有关，与受到的照射剂量有关。

哺乳动物非指数存活曲线（图 5-2）有几个参数，其生物含义如下：

（1）平均致死量 D_0：即存活曲线直线部分斜率 K 的倒数。这是照射后仍余下 37% 细胞存活或者使 63% 细胞死亡的剂量值，其反映每种细胞对放射线的敏感性。D_0 值愈小，使 63% 细胞死亡所需剂量愈小，曲线下降迅速，细胞愈敏感；D_0 值愈大，即杀灭 63% 细胞所需剂量愈大，曲线下降平缓，细胞对辐射敏感性愈低。D_0 值的改变，代表这种细胞放射敏感性的变化，如缺氧状态下可使细胞的 D_0 值增大，而放射增敏剂可使细胞的 D_0 值减小。

（2）外推数 N 值：细胞内所含放射敏感区的个数，即靶数或打击次数，N 值是将曲线直线部分延长与纵轴相交所截之部分。尽管把 N 值认作细胞内放射敏感区域的多少，但由于受照射条件的多样，也可以表现出不同的放射敏感性。是细胞内固有的放射敏感性相关的参数。N 值对细胞放射敏感性的影响，也是通过 D_0 值表现出来。

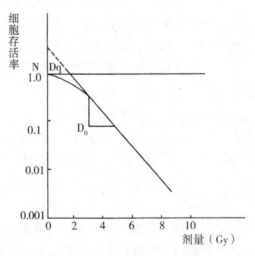

图 5-2　非指数细胞存活曲线

（3）准阈值 Dq（也称浪费射线剂量）：是将曲线直线部分延长，与横轴相交后所截之部分，他代表存活曲线的"肩宽"。表示从开始照射到细胞呈指数性死亡所浪费的剂量，也代表细胞亚致死损伤的修复能力的大小。Dq 值小说明该细胞亚致死损伤的修复能力弱，很小剂量即可使细胞进入致死损伤的指数死亡阶段。Dq 值大，表明造成细胞指数性死亡所需的剂量大，其修复亚致死性损伤能力强。

D_0、Dq 和 N 值是三个重要的参数，三者的关系式为：

$InN = Dq/D_0$

从上式可以看出，当 D_0 值一定时，N 值与 Dq 成正比，说明细胞内靶数愈多浪费剂量意大；当 N 值一定时，D_0 与 Dq 成正比关系，即靶数不变的情况下，肩区愈大，细胞对放射线愈抗拒；当 Dq 一定时，D_0 和 N 值成反比，即靶数愈多的细胞对放射愈敏感。

2. 线性二次方程（L－Q 公式）　由于哺乳动物细胞的存活曲线复杂多样，所以描述存活曲线有许多数学模式。在 20 世纪 70 年代，Chaplman、Gillespie、Reuvers 和 Dugle 提出了 α、β 模式，即线性二次方程（L－Q 公式）：

$$S = e^{-(\alpha D + \beta D^2)}$$

某一剂量照射造成的细胞杀伤，都是由直接致死效应和间接致死效应组成，即 α 型和 β 型细胞杀伤。α 型细胞 DNA 为单击双链断裂，其产生的生物效应与剂量成正比，即 $e^{-\alpha D}$，式中 α 表示单击生物效应系数。在细胞存活曲线上与剂量表现为线性关系。β 型细胞 DNA 为多击单链断裂，与可修复的损伤积累有关，其产生的生物效应与剂量平方成正比，即 $e^{-\beta D^2}$，式中 β 表示多击生物效应系数。存活曲线表现为连续弯曲。

当单次照射引起 α 型和 β 型细胞杀伤效应相等时：

$$\alpha D = \beta D^2 \qquad \alpha/\beta = D$$

α/β 即为使两种效应相等时的剂量。

正常早期反应组织有较高的 α/β 值，说明 α 型细胞产生的效应相对明显，存活曲线弯曲程度较小；正常晚期反应组织 α/β 较低，表明直接杀伤（α 型）较少，可修复损伤积累（β 型）引起的杀伤相对较多，存活曲线弯曲较大。肿瘤组织的 α/β 值一般类似或较高于早期反应组织（图 5－3）。

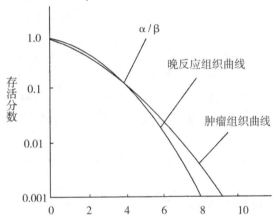

图 5－3　肿瘤组织和晚期反应组织的放射反应规律

（五）细胞死亡

细胞死亡是细胞照射后的主要生物效应，凡是失去无限增殖能力，不能产生大量子代的细胞称为不存活细胞，即细胞死亡。它以两种形式表达：增殖性细胞死亡和间期细胞死亡。

1. 增生性细胞死亡　是指细胞受照射后一段时间内，仍继续保持形态的完整，甚至还保持代谢的功能，直至几个细胞周期以后才死亡。增殖性细胞死亡是最常见的细胞死亡形式，并且认为与不同组织经照射后损伤何时表达有关，也与组织的更新速度有关。

2. 间期细胞死亡　在某些情况下，如细胞受到大剂量照射（100Gy）时，细胞将在有丝分裂间期立即死亡，细胞死亡与细胞周期无关，这种死亡方式称间期死亡。它不同于增殖性细胞死亡，间期细胞死亡一般发生于照射后几小时内，24h 内达到顶点。在临床上，最典型的间期死亡是淋巴细胞。大量的研究证明，在大多数情况下，间期性细胞死亡以细胞凋亡的形式出现。初步估计，大约 1/3 的实体肿瘤的辐射生物效应与细胞凋亡有关。

（六）细胞动力学的改变

放射线直接影响到细胞周期，影响较大的主要是在早 G_2 期和 G_1/S 后期。经照射后的细胞可在细胞周期中某一时相产生阻滞。阻滞时间的长短取决于照射剂量及剂量率、细胞类型及细胞在细胞周期中的时相。在低剂量率连续照射时，细胞倾向于停留在放射敏感的时相如 G_2 期等，这说明为什么低剂量率连续照射的疗效较好的原因之一。

四、细胞内在放射敏感性

1. 细胞的放射敏感性　指在放射线照射下，各种细胞产生的反应程度有别，这种对射线不同程度的反应称为细胞的放射敏感性。细胞内在结构、功能状态和周期时相等都与细胞放射敏感性有关。

2. Bergonie 和 Tribondeau 定律　Bergonie 和 Tribondeau 定律即"细胞的放射敏感性与它们的繁殖能力成正比，与它们的分化程度成反比"。细胞增殖能力愈强，代谢愈活跃，对射线愈敏感。值得一提的是，卵细胞和小淋巴细胞不再分裂，但放射敏感性很高。

3. 细胞周期时相与放射敏感性　根据研究者对多种哺乳动物细胞的观察，周期中不同时相的细胞放射敏感性如下：①处于或接近有丝分裂的细胞最敏感（M、G_2）。②晚 S 期的抗拒性通常最高。③如 G_1 期相当长，则 G_1 早期有抗拒性，G_1 末期敏感。④G_2 期与 M 期的放射敏感性大致相等。

五、细胞的放射损伤与修复

（一）细胞放射损伤的类型

1. 亚致死性损伤（sublethal damage，SLD）　一般在细胞受照射后 1～6h 内基本修复。修复与 DNA、RNA 及蛋白质的合成无关。细胞如处于乏氧状态，SLD 的修复可完全或部分受阻。SLD 的修复能力和细胞群体的繁殖状态有密切关系。不处于增殖期的细胞几乎无 SLD 修复，如使细胞增殖就会出现 SLD 的修复。

2. 潜在致死性损伤（potential lethal damage，PLD）　细胞受放射线损伤后，多数细胞损伤发生在照射后 4～6h，如环境条件合适，可以修复，细胞得以存活。反之，可转化为细胞的致死性损伤，这种损伤称为 PLD。PLD 的修复需要 DNA 的合成。细胞在离体培养中，有利于 PLD 修复的条件是乏氧及处于细胞周期的中、晚 S 期；不利条件是低温（0℃）及加温疗法。PLD 的修复主要在 G_0 期及相对不活跃期细胞内。

3. 致死性损伤（lethal damage，LD）　即细胞受照射后出现不可修复的损伤。肿瘤放疗中，细胞丧失增殖能力，即为细胞死亡。

（二）SLD 修复与 PLD 修复的关系

一般认为 SLD 和 PLD 是两种不同的损伤，这两种损伤的修复也有不同：①在很大的剂量范围内 SLD 与剂量没关系，而 PLD 则对剂量有依赖性。②这两种效应可以相加。③SLD 的修复主要作用于增生状态细胞群体，而 PLD 的修复主要作用于非增殖状态的细胞群体。

六、正常组织的放射敏感性

组织的放射反应程度及敏感性，主要与其实质细胞的耗竭程度有关。大多数情况下，增殖旺盛，分化程度低的细胞要比无增生能力、分化高的细胞对放射线更敏感。

（一）早期反应组织

通常将胃肠道黏膜、骨髓、口腔和食管黏膜等这些增生活跃、更新迅速的组织称为早期反应组织。这些组织接受放射线照射后，由于实质细胞迅速死亡，有丝分裂暂时或永久地被抑制，造成组织过多的细胞丧失而得不到补充，很快出现放射损伤的表现。

（二）晚期反应组织

增生活动不活跃的组织，如周围神经和中枢神经、肌肉、真皮、肝、肾等组织，这些组织在正常情况下细胞不增生或很少增生，称为晚期反应组织。他们在照射早期反应轻微，如剂量超过其耐受范围，晚期可出现较明显、甚至是不可逆的放射损伤。

（三）正常组织的敏感性分类

1. 敏感性高的组织　主要包括淋巴类组织、造血类组织、生精细胞、卵泡上皮和小肠上皮等。

2. 敏感性较高的组织　主要是上皮组织，包括口腔黏膜上皮、表皮上皮、毛发上皮、皮脂腺上皮、尿路及膀胱上皮、食管上皮、消化腺上皮等。

3. 中度敏感组织　包括结缔组织、神经胶质组织、小血管、生长中的软骨及骨组织等。

4. 敏感性较低的组织　主要包括成熟的软骨及骨组织、黏液及浆液腺上皮、唾液腺上皮、汗腺上皮、肺上皮、肾上皮、胰腺上皮及甲状腺上皮等。

5. 敏感性低的组织　主要有神经组织和肌肉组织。

七、放射线对肿瘤的敏感性

临床上根据肿瘤对不同剂量的反应，将放射线对肿瘤的敏感性分为：

（1）放射高度敏感肿瘤（照射 20~40Gy 肿瘤消失）：如淋巴类肿瘤、精原细胞瘤、肾母细胞瘤等。

（2）放射中度敏感肿瘤（照射 60~65Gy 肿瘤即消失）：如大多数鳞癌、脑瘤、乳腺癌等。

（3）放射低度敏感肿瘤（照射 70Gy 以上肿瘤才消失）：如大多数腺癌。肿瘤的放射敏感性与细胞的分化程度有关。分化程度越高，放射敏感性越低。

（4）放射不敏感（抗拒）的肿瘤：如纤维肉瘤、骨肉瘤、黑色素瘤等。

但一些低（差）分化肿瘤如骨的网状细胞肉瘤、尤文肉瘤、纤维肉瘤腹膜后和腘窝脂肪肉瘤等，仍可考虑放射治疗。

八、放射敏感性和放射可治愈性

（一）放射敏感性

放射敏感性指肿瘤或肿瘤细胞在受到射线照射后的反应程度。对肿瘤而言则是受照射后肿瘤缩小的程度及速度，表达对射线照射的反应性。肿瘤的放射敏感性受多种因素的影响，包含肿瘤细胞内在的因素（细胞类型、增殖动力情况、血供情况等）、肿瘤局部外周情况以及宿主的情况。

（二）放射可治愈性

放射可治愈性指把肿瘤的原发部位或区域的肿瘤清除掉。这反映了照射的直接效应。在放射敏感性和放射可治愈性之间没有什么明显的相互关系。一个肿瘤可以放射敏感但不一定能治愈；或反之，虽然相对较抗拒，但能为单纯放疗或与其他措施相结合而被治愈。例如，乳腺癌或前列腺癌，这两个癌放疗后体积都缩小很慢，但用放疗治愈的可能却都很大。相反，一个弥漫性的恶性淋巴瘤或多发性骨髓瘤在几个分次照射后肿瘤就可能完全消退，然而却没有什么治愈的希望。

九、氧效应

早在 20 世纪 50 年代英国学者就注意到了放射敏感性与氧效应的关系，之后经过许多实验的探索，人们对氧在放射线和物体的作用中所产生的影响，有了更深更多的认识，并称之为"氧效应"。

1. 氧增强比　氧效应通常用氧增强比（oxygen enhancement ratio，OER）来描述。OER 定义为同一种细胞在无氧及有氧情况下产生同样的生物效应所需要的照射剂量之比值。不同类型射线 OER 值不同，X 线或 γ 线的 OER = 2.5~3.0；中子 OER = 1.6；高 LET 射线如 α 射线，OER = 1。

2. 肿瘤索　许多临床治疗结果和肿瘤乏氧之间关系的研究表明，乏氧能引起肿瘤对放疗的抗拒性，而且能增加肿瘤的侵袭性。Thomlinson 和 Gray（1955）报道 163 例对人体支气管肺癌的新鲜标本进行的组织学研究，他们发现肿瘤细胞是以毛细血管为中心作同心圆排列，在毛细血管周围为充氧带，层厚约 150~170μm，再向外为乏氧带约 20μm，乏氧带以外为坏死层。他将每一个排列单位称为肿瘤索（tumor cord），肿瘤索是构成肿瘤组织的最小单位。

3. 乏氧细胞　正常组织内乏氧细胞约占 1%，人肿瘤可能高达 30%~40%。肿瘤越大乏氧细胞比例越大。由于乏氧细胞对射线抗拒，临床上常因乏氧细胞不能被杀灭而致肿瘤复发，导致放疗的失败。因此，氧是最好的放射增敏剂。

十、放射化学修饰剂

能改变哺乳类动物细胞放射反应的化学物质通称为化学修饰剂（chemical modifiers）。化学修饰剂可分为两类：①放射增敏剂。②放射防护剂。

（一）放射增敏剂

放射增敏剂是指能增加肿瘤细胞辐射杀灭效应的某些药物。目前有两类化学药物：乏氧细胞放射增敏剂和非乏氧细胞放射增敏剂（卤化嘧啶类）。

增加乏氧细胞放射敏感性的机制：

1. 模拟氧的作用　模拟氧的化合物以增加乏氧细胞的放射敏感性，但不会对富氧细胞产生任何影响。在这种情况下，不论氧或这些化学增敏剂均起到了电子"受主"（acceptors）的作用。这类化合物被认为是模拟氧作用的增敏剂。

2. 生物还原作用　许多含有氨基的电子亲和物对乏氧细胞具有很强的毒性作用。这种对乏氧细胞的毒性作用由某些有毒物质而产生的，这些有毒物质通过乏氧细胞内亲本化合物的代谢生物还原作用而形成的。如硝基咪唑类化合物中的 MISO 就显示出对乏氧细胞有很强的毒性作用。

3. 巯基的抑制作用　细胞内谷胱甘肽（GSH）的变化能影响细胞的放射敏感性。当乏氧细胞放射增敏剂（硝基咪唑类化合物和 BOS）应用同时伴有细胞内 GSH 的减少，会增强放射增敏剂的增敏作用。

4. 具有双重功能的放射增敏剂　RSU1069（MISO 的类似物）不仅具有放射增敏作用，而且还含有烷基的功能，即它们一方面是属于放射增敏剂，另一方面又是一种生物还原剂。

乏氧细胞增敏剂包括：硝基苯、硝基呋喃类和硝基咪唑类化合物。其中增敏作用最强的是 MISO。

5. 非乏氧细胞的放射增敏剂　肿瘤细胞的内在放射敏感性是决定治疗成功与否的因素之一。这一类非乏氧细胞的临床应用还需进一步的研究和探索。

（二）放射保护剂

所谓放射保护剂主要是能选择性的对正常组织起保护作用，提高正常组织的耐受量而不影响到肿瘤的控制率。

目前研究最有潜力的放射防护剂是 WR2721，化学名氨基丙氨乙基硫代膦酸酯。其对造血器官和胃肠道有很好的防护效果。在全身照射前立即给予大剂量，该化合物能迅速进入正常组织，而渗入到肿瘤内却相当慢。服药后几分钟进行照射，正常组织和肿瘤组织有很大差别。临床初步试验证明高血压是剂量限制毒性。

十一、加温与肿瘤放射增敏

（一）加温对细胞杀伤的机制

（1）对细胞膜的损伤，引起膜的通透性、流动性和膜成分改变。

（2）引起关键蛋白质的变性。

（3）细胞内溶酶体破裂，释放各种消化酶造成细胞破坏。

（二）细胞对加温度反应的特点

细胞对加温反应的特点有：①S 期细胞对加温最敏感。②乏氧细胞对加温更敏感。③加温可引起细胞分裂延迟和周期再分布。④细胞周围 pH 值较低时对加温更敏感。⑤肿瘤血管的发育异常，易形成热积集。

（三）加热和放射综合治疗的理论依据

加热治疗作为低 LET 射线放疗的有效辅助治疗方法的理论依据是：肿瘤细胞对热的敏感性较正常细胞大；热对低氧细胞的杀灭与足氧细胞相同，即加热能减少放射线的氧增强比（OER）；加热能选择性地作用于细胞周期中对放射抵抗的 S 期细胞，并使 S 期细胞变得对放射线敏感；加热抑制了放射损伤的修复，放射以后亚致死性损伤（SLD）就开始修复，加热能延迟亚致死性损伤修复 10 ~ 20h，当温度高于 41.5℃时还表现为对潜在性致死性损伤（PLD）修复的抑制。

（四）加热和放射结合治疗的顺序和时间间隔

先加热的作用主要是加热杀灭了肿瘤中的低氧细胞、S 期细胞；而放射后加热除了热能杀灭肿瘤中的低氧细胞及 S 期细胞外，还能阻止放射损伤的修复并固定 SLD 和 PLD，使其成为致死性损伤。但临床实践证明加热顺序对治疗效果影响不太大，而加热和放射之间的间隔时间是十分重要的。Stewart 提出加热和放射之间以不超过 4h 为限。

十二、高 LET 射线的生物物理特性

（一）线性能量传递与相对生物效应

1. 线性能量传递（linear energy transfer，LET）　线性能量传递（LET）是指次级粒子径迹单位长度上的能量转换，或者说是单位长度射程上带电粒子能量损失的多少。其单位用 keV/μm 表示。根据其高低射线可分为两类：①高 LET 射线，一般大于 100keV/μm。主要有快中子、负 π 介子及重粒子等。②低 LET 射线，一般小于 10keV/μm。主要有 X 线、γ 线和 β 线等。

2. 相对生物效应（relative biological effectiveness，RBE）　RBE 的定义为：250kV X 线产生某一生物效应所需的剂量与所观察的射线引起同一生物效应所需要的剂量之比。

可采用平均致死剂量（D_0）或半数致死剂量（D_{50}）进行比较（即：RBE = 250kV X 线的 LD_{50} 所观察射线的 LD_{50}）。RBE 是一个相对量，受多种因素的影响，如辐射剂量、分次照射次数、剂量率、照射时有无氧存在、观察的生物指标等。因此，确定某一电离辐射的 RBE 值时，必须限定相关条件。

3. LET 和 RBE 的关系　在 LET 小于 10keV/μm 时，LET 增加，RBE 也缓慢增加；但当 LET 大于 10keV/μm 时，RBE 上升加快，当 LET 达到 100keV/μm 时，RBE 达最大值，如 LET 继续增加 RBE 反而下降。

（二）高 LET 射线的生物物理特点

1. 高 LET 射线的物理特点　高 LET 射线除中子外其他粒子都带电。带电粒子在组织内有一定射程，在粒子运行末端出现能量吸收高峰，即 Bragg 峰。利用这一特点，将肿瘤安置在剂量高的 Bragg 峰区域内，而保护肿瘤前后的正常组织。可通过调节能量在一定范围内连续变化，或在粒子途径上加"山"型滤过板使 Bragg 峰的宽度适于肿瘤大小。

2. 高 LET 射线的相对生物效应高　高 LET 射线沿径迹电离密度大，穿过生物体时一次或多次击中生物靶的概率较大，或致死损伤较多，细胞存活曲线表现为接近指数系杀伤，斜率极大，肩区较小。同等剂量的高 LET 射线较低 LET 射线有更大的细胞杀伤有能力。

3. 高 LET 射线对乏氧细胞的影响　肿瘤组织中有大量的乏氧细胞，乏氧细胞对低 LET 射线敏感性差。而高 LET 射线如快中子等对乏氧细胞的杀伤力大。也就是说高 LET 射线对氧的依赖性不明显。如 X 线和 γ 线等低 LET 射线的 OER 为 2.5 ~ 3.0，而中子和重粒子为 1.4 ~ 1.7。

4. 高 LET 射线对细胞周期不同时相的影响　细胞周期内的不同时相对 X 线和高 LET 射线的敏感性是相同的，即 M 期和 G_2 期细胞最敏感，晚 S 期最抗拒，但周期内不同时相对中子的敏感性差异要比 X 线小得多。

5. 高 LET 射线对潜在致死损伤修复的影响　低 LET 射线照射时潜在致死损伤在非增殖状态细胞很明显，而高 LET 射线照射使细胞无潜在致死损伤修复。因此，高 LET 射线应用于缓慢增殖、密集生长、乏氧状态的肿瘤，可得到较好的治疗效果。

十三、凋亡与放疗

1. 细胞凋亡　是一种具有特定形态和生化改变的细胞死亡过程，是在一系列基因作用下所引起的生化反应的结果。凋亡可自发地发生于一些正常组织中，凋亡也可发生于所有未经治疗和经过治疗的肿

瘤中。

受到一定放射剂量的照射后，淋巴瘤、胸腺瘤、精原细胞瘤等有显著的凋亡反应，而肝癌、肉瘤、胶质母细胞瘤及恶性黑色素瘤等照射后的凋亡指数很低，其他肿瘤细胞系介于两者之间。在一定的放射剂量范围内，无论是体外培养的肿瘤细胞系还是移植瘤，随着剂量的增加，凋亡指数也随之而增加，开始较快，以后变缓，逐渐变平，而进一步增大剂量反而会降低凋亡指数。

2. 肿瘤凋亡的异质性　肿瘤细胞凋亡中存在不同的细胞群体，其中一部分照射后即发生凋亡，而另一部分即使给予较高的剂量也不会发生凋亡，这一现象称为凋亡异质性。分次放疗可增加凋亡指数。

3. 氧诱导凋亡　乏氧影响了放疗及化疗的疗效。近年人们研究了氧与凋亡的关系，初步的结果显示：在高浓度氧（95%）情况下所有人或鼠的肿瘤细胞系均出现较明显的凋亡反应，其大小因组织不同而有差异；而在低氧情况下绝大多数细胞系不出现凋亡。

4. 辐射诱导凋亡的基因　很多基因参与了凋亡的调控，包括诱导凋亡的基因和抑制凋亡基因。所有具有促进和抑制凋亡的基因均可作为基因治疗的手段而应用于肿瘤治疗。其中，尤以 P^{53} 及 Bcl-2 最引人注目。P^{53} 作为一种抗癌基因起"分子警察"作用，可引起 G_1 阻滞，抑制肿瘤的形成。

十四、放射治疗中的分子生物学

1. 早期或急性放射反应基因　放射后数分钟至 1h 一些基因就开始表达，包括 Ege-1，C-jun 和 NF-κB 等。它们均与细胞增生有关，参与调控多种生长因子和细胞因子的转录和表达。照射后在上述基因的"指令"下，静止期细胞进入细胞周期，以补充被放射线杀灭的细胞；同时使受损伤的细胞在 G_1 期和 G_2 期"暂时停留"，使细胞有时间修复放射损伤的 DNA，不使细胞在受伤的情况下进入 DNA 合成或进入下一个分裂周期。

2. 亚急性放射反应基因　在亚急性放射反应的过程中，许多细胞介质起了重要作用，主要包括 TNF、白细胞介素 2（IL-2），它们可以与内皮细胞和粒细胞的相应受体结合，引起炎症样改变，与放射后的水肿、毛细血管通透性增加及急性放射性损伤等有关。

3. 放射后组织纤维化有关的因子　晚期反应组织如肺、肾、皮肤等，过量照射后会产生广泛纤维化，并导致其功能丧失。目前已知 TGF-β 在放射纤维化中起着关键性作用。

4. 放射后血管损伤有关的因子　放射可引起某些基因内表达，如 PDGF、TNF 和 E-9 基因等，释放和分泌某些因子，诱导血管内皮细胞和纤维细胞的增生，使血管腔变窄、缺血、纤维化和毛细管扩张。

（高　明）

第五节　放射治疗原则与实施

一、根治性治疗

1. 根治性放疗　指应用放疗方法全部而永久地消失恶性肿瘤的原发和转移病灶。通过此法治疗，患者可望获得长期生存。

2. 根治性放射治疗的主要适应证　①病理类型属于放射敏感或中度敏感肿瘤。②临床Ⅰ、Ⅱ期及部分Ⅲ期。③患者全身状况较好，重要腔器无明显功能损害。④治疗后不会出现严重并发症或后遗症，患者自愿接受。

3. 根治放射治疗剂量　也就是达到肿瘤致死剂量。根据病理类型和周围正常组织的耐受尽有很大差异。如淋巴网状内皮系统肿瘤一般为 20~40Gy/2~4 周，鳞状细胞癌为 60~70Gy/6~7 周；腺癌一般为 70~80Gy/7~8 周。

二、姑息性放疗

对病期较晚、治愈可能性较小的患者，以减轻患者痛苦、改善生存质量、尽量延长生存期为目的放射治疗，称姑息性放射治疗。又可分为高姑息和低姑息治疗两种。

姑息性放疗的适应证：①止痛：如恶性肿瘤骨转移及软组织浸润所引起的疼痛。②止血：由癌引起的咯血、阴道流血等。③缓解压迫：如恶性肿瘤所引起的消化道、呼吸道、泌尿系统等梗阻。④促进癌性溃疡的清洁、缩小甚至愈合：如伴有溃疡的皮肤癌、乳腺癌等。⑤改善器官功能和患者的精神状态：尽管肿瘤已广泛播散，但当患者看到肿瘤在缩小，症状在缓解或消失，其精神状态就会获得很大的改善。

治疗技术相对简单，剂量也是根据需要和具体情况而定。高姑息治疗用于一般情况尚好的晚期病例，所给的剂量为全根治量或 2/3 根治量。低姑息治疗用于一般情况差或非常晚期的病例。照射方法可采用常规照射，也可使用大剂量少分割方式。

三、综合治疗

（一）与手术结合综合治疗

1. 术前放疗　术前放射治疗的目的是抑制肿瘤细胞的活性防止术中扩散；缩小肿瘤及周围病灶，降低分期提高手术切除率；减轻肿瘤并发症，改善患者状况，以利于手术治疗。

2. 术后放疗　术后放疗的适应证主要有：①术后病理证实切缘有肿瘤细胞残存者。②局部淋巴结手术清扫不彻底者。③因肿瘤体积较大或外侵较严重，手术切除不彻底者。④原发瘤切除彻底，淋巴引流区需预防照射。⑤手术探查肿瘤未能切除时，需给予术后补充放疗。

3. 术中放疗　很少应用。

（二）与化疗结合综合治疗

1. 化疗和放疗综合治疗的目的　①提高肿瘤局控率。②降低远处转移。③器官结构和功能的保存。

2. 化疗和放疗综合治疗的生物学基础　①空间联合作用。②化疗和放疗独自的肿瘤杀灭效应。③提高杀灭肿瘤的效应。④正常组织的保护作用。⑤阻止耐药肿瘤细胞亚群出现。⑥降低放疗剂量。

3. 放疗化疗结合综合治疗的基本方法　主要有序贯疗法、交替治疗和同步治疗。

四、急症放疗

1. 脊髓压迫征（spinal cord compression，SCC）　是指肿瘤或非肿瘤病变压迫侵犯脊髓、神经根或血管，从而引起脊髓水肿、变性及坏死等病理变化，最终导致脊髓功能丧失的临床综合征。由癌骨转移引起症状的病例，早期放疗效果比晚期放疗效果好。照射剂量应根据肿瘤的敏感情况而定，一般为 40～50Gy，不宜超过 55Gy，然后给予或直接给予椎管内肿瘤放射性粒子植入治疗。

2. 上腔静脉综合征（superior vena cava syndrome，SVCS）　是上腔静脉或其周围的病变引起上腔静脉完全或不完全性阻塞，导致经上腔静脉回流到右心房的血液部分或全部受阻，从而表现为上肢、颈和颜面部瘀血水肿，以及上半身浅表静脉曲张的一组临床综合征。源于恶性肿瘤的上腔静脉综合征，尤其是对放疗敏感的肿瘤，一般首选放射治疗。一般开始剂量用 4Gy，每天一次，连续 3d 后改为 2Gy，每周 5 次，病灶总剂量在 40～50Gy/3～5 周，精确放疗剂量甚至可达 75Gy，国产伽马刀 50% 等剂量曲线上剂量可根据肿瘤病理类型而定，中度敏感或不敏感肿瘤可达 65Gy，中心剂量达 100Gy 以上，但热点要避开血管壁或其他敏感组织、器官。

（高　明）

第六节　放疗反应及处理

放疗引起的全身反应程度不完全一样，一般来说，照射野大，分次剂量大，总剂量大，患者发生不良反应的概率就高。

一、急性反应

1. 疲劳、恶心和呕吐 常见，尤其是脑照射时更易发生，是局部水肿的结果，结合脱水治疗可明显减弱症状；胃的照射可致上腹不适恶心甚至呕吐，可给予消除恶心呕吐的药物，劝患者吃易消化食物。

2. 皮肤反应 早晚及轻重程度与所用射线的物理特性及治疗计划的设计有关。可表现为放射性色素沉着、干性皮炎、红斑样皮炎、湿性脱皮，甚至放疗后多年皮肤纤维化等。多发生在易潮湿的腋下，会阴部等，治疗预防感染，保持局部干燥，关键是局部皮肤制动，防牵张，活动导致损伤、渗出。

3. 放射性黏膜炎 颈部肿瘤放疗时，常引起口腔或咽喉黏膜炎，放疗前口腔牙病应进行处理，放疗中注意口腔卫生。嘱咐患者戒烟、戒酒、避免辛辣刺激性食物。出现反应时不要应用抗生素，可用碱性液体漱口或大量清水漱口，防止白色念珠菌感染。

4. 放射性食管炎 食管癌接受 15Gy 以后，可引起放射性食管炎。表现为轻度吞咽难及食管疼痛。口服利咽痛合剂，防感染也可适量口服抗生素。

5. 放射性肠炎 腹腔和盆腔放疗时，放射量达到加 20~30Gy 时，常发生腹部不适或腹泻。嘱咐患者吃易消化食物，消炎或止泻药。

6. 放射性尿道炎 盆腔或会阴部放疗常引起尿频、尿痛或排尿困难，如患者有全身症状伴有发热。多饮水或抗生素治疗。

7. 中枢神经系统放射反应 常伴有疲劳、嗜睡，头痛、呕吐等。

二、后期反应

后期损伤少见，常发生在放疗后 6 个月或 6 个月以上生存的患者。影响皮肤损伤、器官萎缩和纤维化，与照射体积和分割剂量密切相关。

1. 后期皮肤改变 表皮变薄、萎缩、毛细血管扩张，皮下发生纤维化。

2. 肺反应 常规照射 20Gy 即可发生肺纤维化。X 线片表现照射区的组织永久性肺纤维化。

3. 迟发性肠道反应 盆腔放疗后可有腹泻、腹痛、大便带血或便血，多发生在放疗后 10 个月左右。嘱少食粗纤维食物，给口服肠道消炎药，中药或氢化可的松保留灌肠可减轻症状。

4. 肾及膀胱后期反应 主要是盆腔放疗引起，后期反应多发生在放疗后的 2~7 年不等，主要症状尿血、尿频，膀胱纤维化导致膀胱容量减少。治疗可一般消炎、止血保守治疗，有时持续。如有严重放射损伤，行膀胱切除。

5. 中枢神经系统反应 有两个阶段：第一阶段发生在早期，常出现在放疗后的 4~6 周，甚至发生在相当低的剂量时，这种表现多为暂时的脱髓鞘反应，即低头弯曲时上肢或下肢有短暂的电休克样麻痛，这是可逆的；第二阶段是伴功能减低的神经组织坏死，多发生在脊髓放射量大于 45Gy 以上，神经坏死及功能的丧失反应是不可逆的，因此唯一可行的方法是预防。

（高　明）

第七节　影响放射治疗效果的因素

一、病理分型

不同病理类型的肿瘤对放射敏感性有很大差异，一般来说来源于放射敏感组织的肿瘤放射敏感性相对较高；同一种病理类型分化程度不同其放射敏感性也不一样，一般分化程度愈低敏感性愈高，分化程度愈高放射敏感性愈低。

二、肿瘤的临床分期

早期肿瘤体积小，血运好，乏氧细胞少或没有，对放射线敏感，肿瘤容易被杀灭，放射治疗效果好。晚期肿瘤体积大，肿瘤血运差，乏氧细胞多，放射敏感程度低，放射治疗效果差，并且转移率高，放射治疗效果差。

三、肿瘤生长部位和形状

肿瘤生长的部位或正常组织称为瘤床。瘤床的血运情况对肿瘤的放射敏感性有影响。一般来说，外生型的肿瘤比内生型的肿瘤放射效果好，菜花型和表浅型对放射线敏感，结节型和溃疡型对放射治疗中度敏感，浸润型和龟裂型对放射治疗抗拒。同一种病理类型的肿瘤生长在血运好的部位，放射敏感性要高于血运差的部位，如头颈部的鳞癌放射治疗效果高于臀部和四肢的鳞癌。

四、治疗情况

曾接受过不彻底的放射治疗或足量治疗后又原地复发的肿瘤、接受不规范手术、经多次穿刺等情况的患者，由于正常结构破坏，纤维化，局部血运差，肿瘤细胞乏氧，放射敏感性差，治疗效果较初次治疗的患者差。

五、局部感染

肿瘤局部感染出现水肿坏死，进一步加重局部组织缺血缺氧，乏氧细胞增多，从而使放射敏感性降低。

六、患者全身情况

患者全身营养状况差和贫血都可能影响肿瘤的放射敏感性，同时也影响正常组织的修复功能，都会影响放射治疗的效果。

七、并发症

患者患有肺、肝脏、活动性结核、甲状腺功能亢进、心血管疾病、糖尿病等疾患，都会影响肿瘤的放射治疗的顺利进行和治疗效果。

（高　明）

第六章

肿瘤的介入治疗

第一节　血管性介入治疗技术

肿瘤血管性介入治疗是在诊断性血管造影的基础上，通过导管向病灶供血血管内注射药物或栓塞剂，以达到治疗肿瘤目的的方法，其技术包括经导管动脉灌注化疗术及经导管动脉化疗栓塞术。

一、介入的基础

（一）肿瘤血管性介入治疗原理

肿瘤生长很大程度上依赖血液供应营养，阻断肿瘤供血血管可明显抑制肿瘤生长、扩散。肿瘤的血管性介入治疗是在局部麻醉下经皮穿刺，置导管于动脉腔内，在影像设备引导下，通过血管造影，高度精确确定肿瘤供血动脉后，将导管选择或超选择性置入各种实体肿瘤供血动脉，再将抗癌药物和（或）栓塞剂的混合物直接注入肿瘤。众多的国内外实验研究和临床疗效观察显示，动脉介入灌注化疗或动脉栓塞可使肿瘤局部药物浓度大大提高，同时阻断血液供应，近远期疗效显著、全身不良反应小、安全系数高。

（二）肿瘤血管性介入治疗所需器械

1. 穿刺针　为肿瘤血管性介入治疗最基本的器材。穿刺针的主要目的在于建立通道，再通过导丝导入各种导管进行下一步操作，或直接经建立的通道注入药物等。穿刺针一般由锐利的针芯和外套管构成，而单纯用于血管穿刺的穿刺针一般为中空穿刺针。穿刺针的针长 $2.5 \sim 7.0 cm$，其外径用 G（Gauge）表示，一般 $18 \sim 22G$ 等，数值越大，穿刺针越细。

2. 导管　介入放射学的主要器材，根据使用目的可分为造影导管、引流导管、球囊扩张导管等，分别用于造影、栓塞、引流、扩张狭窄管腔之用。导管由于使用部位和用途的不同，因而长短、粗细、形状均不同。一般导管直径用 F（French，$1 French = 0.333 mm$）表示。

3. 导丝　可利用其交换送入导管，或利用导丝导向性能，将导管选择性或超选择性导入靶血管的重要器材。导丝头端分为直形、J 形等多种。根据使用物理特性不同可以分为超滑导丝、超硬导丝、超长的交换导丝、微导丝等。导丝的直径用英寸或毫米表示。

4. 导管鞘　为了避免导管反复出入组织或管壁对局部造成损伤，尤其在血管操作时避免损伤血管壁而使用的一种器材。它由带反流阀的导管鞘、扩张器和引导导丝组成，用硅胶制成的反流阀在防止血液外溢同时，可以反复通过相应口径的导管，而血管壁不会受损。导管鞘的外套管的直径用 F 表示。

5. 数字减影血管造影装置　即将血管造影的影像通过数字化处理，把不需要的组织影像删除掉，只保留血管影像，这种技术叫作数字减影血管造影技术（digital subtraction angiography，DSA），其特点是图像清晰，分辨率高，为观察肿瘤血供情况及介入治疗提供了近似真实的图像，为各种介入治疗提供了必备条件。Nudelman 于 1977 年获得第一张 DSA 的图像，目前，在血管造影中这种技术应用已很普遍。

（三）Seldinger 穿刺法

Seldinger 穿刺法为介入操作的基本穿刺法，是 1953 年瑞典放射学家 Seldinger 首先采用的经皮穿刺血管插管技术，取代了以前直接穿刺血管造影或切开暴露血管插管造影的方法。该穿刺插管方法操作简便、安全、并发症少，很快得到广泛应用并沿用至今。操作时用尖刀片在穿刺处沿皮纹方向挑开皮肤 2mm，皮肤开口应位于血管的正前方血管穿刺点的下 1～2cm 处，以便斜行穿入动脉，使以后的操作均在与血管同一斜面上进行。穿刺针穿刺时的斜面应始终向上，有利于导丝推进。用带针芯的穿刺针以 30°～40°角经皮向血管快速穿刺，穿透血管前后壁，退出针芯，缓缓向外退针，至见血液从针尾射出，即引入导丝，退出穿刺针，通过导丝引入导管鞘，即可进行有关插管操作（图 6-1）。

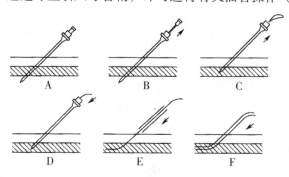

图 6-1　Seldinger 穿刺法

A. 带针芯的穿刺针穿透血管前、后壁；B. 退出针芯；C. 后退穿刺针管至血喷出；D. 引入导丝；E. 退出穿刺针留下导丝后插入导管；F. 导管顺导丝进入血管，退出导丝，留下导管

二、介入诊疗的方法

（一）经导管动脉灌注化疗术

经导管动脉灌注化疗术（transcatheter anterial infusion，TAI），即通过介入放射学方法，建立由体表到达靶动脉的通道（导管），再由该通道注入化疗药物达到局部治疗肿瘤的一种方法。

1. 术前准备　包括穿刺针、导丝、导管鞘、导管等常规器材及同轴导管系统、球囊阻塞导管、灌注导丝、灌注导管、全植入式导管药盒系统、药物注射泵等特殊器材。动脉内灌注常用的化疗药物根据肿瘤病种不同而异。

2. 临床应用　TAI 目前在临床上常用于治疗肝癌、肺癌、盆腔肿瘤等恶性实体瘤。在行 TAI 时，先常规进行选择性动脉造影，了解病变的性质、大小、血供情况，必要时进行超选择性插管进行 TAI 治疗。TAI 的入路主要有股动脉、腋动脉及锁骨下动脉等。经股动脉插管操作方便，成功率高，主要用于短期的 TAI；经腋及锁骨下动脉穿刺难度大，技术要求高，但不影响行走，故可保留导管用于长期持续或间断性 TAI。

3. 并发症　该法操作简单，对患者损伤小，术后恢复快，并发症较少。主要并发症包括：①消化道反应：大剂量的化疗药物进入胃肠道动脉后可能造成胃肠道反应，主要为消化道黏膜苍白、水肿或点状糜烂，造成胃肠道出血、腹泻和呕吐等。②骨髓抑制：抗癌药物大多数都有不同程度的骨髓抑制作用，受影响最大的是白细胞，以粒细胞减少较为严重。③肝脏毒性：许多抗癌药物对肝脏有一定程度的损害作用，尤其是在肝脏本身疾病和有潜在疾病如原发性肝性肝癌、病毒性肝炎、肝硬化等情况下更容易发生肝脏毒性反应。④肾脏毒性：临床上常用的化疗药如顺铂（DDP）、丝裂霉素（MMC）、亚硝尿素、甲氨蝶呤和链佐星等都可以发生肾脏毒性作用，其中 DDP 最容易出现。⑤心脏毒性：对心脏有毒性的抗癌药物主要是蒽环类抗癌抗生素 ADM，它可以引起急性、亚急性和慢性心脏毒性。其他如大剂量的环磷酰胺和 5-FU 等也可引起心肌损伤、心绞痛和心电图异常。

4. 疗效评价　动脉内药物灌注术使药物能高浓度进入病变区，从而提高对局灶性病变的治疗效果，减少药物的不良反应。在治疗恶性肿瘤方面，对供血丰富肿瘤的疗效明显优于少血性肿瘤，但后者仍可延缓肿瘤生长速度和减少疼痛症状，提高患者的生存质量。支气管动脉灌注化疗治疗肺癌近期疗效显著，有效率为80%～97%。从组织学类型而言，小细胞未分化癌疗效最好，其次为鳞癌、腺癌。现认为，中央型、支气管动脉供血丰富的肿瘤疗效优于周围型、支气管动脉供血欠丰富的肿瘤。灌注且能行动脉栓塞，疗效可提高。合并放疗、经皮穿刺药物或无水乙醇注射、肺动脉灌注化疗等也可提高疗效。术前行灌注化疗有利于提高手术切除的疗效。

（二）经导管动脉化疗栓塞术

经导管动脉化疗栓塞术（transcatheter arterial chemoembolization，TACE）指经导管向肿瘤供血血管内注入化疗药物及栓塞剂，即在阻断肿瘤血供的同时发挥化疗药物的作用，从而达到治疗肿瘤的目的。

1. 栓塞剂　理想的栓塞剂应具备的条件：无毒、无抗原性、生物相容性好、易获取、易消毒、不透X线、易经导管注入等。栓塞剂种类较多，按物理性状分固体性、液体性；按栓塞血管部位分为外围性（末梢栓塞剂）和中央性（近端栓塞剂）；按能否被机体吸收，分为可吸收性和不可吸收性；按栓塞血管时间的长短，分为长期（1个月以上）、中期（48h至1个月）、短期（48h以内）。目前肿瘤介入临床治疗常用的有以下几种栓塞剂。

（1）碘化油：属于末梢栓塞剂，对肿瘤有趋向性（可能与肿瘤血管的虹吸作用、缺乏清除碘油的单核细胞或淋巴系统有关），长时间栓塞20～50μm以上的肿瘤血管，而在正常肝组织内易于清除，也可作为化疗药物载体和示踪剂，主要用于肝癌的栓塞治疗。

（2）吸收性明胶海绵：是一种无毒、无抗原性的蛋白胶类物质，是目前肿瘤介入应用最广的栓塞剂。按需剪成条状或颗粒状，可机械性阻塞血管，并可造成继发性血栓形成，栓塞血管时间为2～4周。

（3）其他：聚乙烯醇（polyvinyl alcohol，PVA颗粒）、含化疗药或放射性物质的微囊或微球主要用于肿瘤的化学性、放射性栓塞治疗。另外，不锈钢圈、白及、无水乙醇等都属于永久性栓塞剂，均可用于肿瘤栓塞治疗。

2. 临床应用

（1）手术前辅助性栓塞：适应于富血供肿瘤如脑膜瘤、鼻咽血管纤维瘤、富血供肾癌和盆腔肿瘤等。有利于减少术中出血、肿块完整切除及避免或减少术中转移。

（2）姑息性栓塞治疗：适于不能手术切除的恶性富血供肿瘤，可改善患者生存质量及延长患者生存期。部分肿瘤行栓塞术后，病情改善，肿块缩小，再行二期手术切除。

（3）相对根治性栓塞治疗：适于少数良性富血供肿瘤如子宫肌瘤、肝血管瘤和极少数恶性肿瘤。肝癌化疗性栓塞的临床效果可与手术切除效果媲美，且微创，适应证广。

3. 并发症　主要包括：①组织缺血：其发生和血流动力学的变化以及选择栓塞材料不合适有关。例如如果门静脉阻塞和肝硬化门脉高压时门静脉血流减少，栓塞肝动脉可导致肝梗死，甚至肝功能衰竭。②意外栓塞：主要发生于插管不到位，栓塞剂的选择和释放不适当，操作者经验不足等情况。其严重程度视误栓的程度和具体器官而定。可发生神经、肺、胆管、胃肠道、脾、肢体末端、皮肤等的梗死，严重者可致残或致死。③脊髓损伤：虽然罕见，但它是栓塞后的最严重的并发症之一。如肺癌行选择性支气管动脉灌注化疗和栓塞术时误栓脊髓动脉。④栓塞后综合征（post embolization syndrome）：与肿瘤及组织缺血坏死有关，可发生在大多数栓塞术后的病例。表现为恶心、呕吐、疼痛、发热、反射性肠郁张或麻痹性肠梗阻等症状。对症处理后1周左右逐渐减轻、消失。

4. 疗效评价　良、恶性肿瘤手术前行供血动脉栓塞治疗，不仅可以使肿瘤发生缺血萎缩，便于手术中分离切除，而且可以减少术中出血。对于晚期恶性肿瘤行供血动脉栓塞，可以促使肿瘤变性坏死，是姑息性治疗的重要措施。也常常是中晚期恶性肿瘤的唯一治疗手段。恶性肿瘤栓塞后还有提高免疫功能的作用。

（黄华忠）

第二节　非血管性介入治疗技术

非血管性介入放射学是研究在医学影像设备引导下对非心血管部位作介入性诊疗的学科。经皮非血管介入技术对肿瘤的诊断和治疗具有安全、有效、并发症少等优点。

非血管肿瘤介入诊疗技术众多，如穿刺活检、管腔成形术、引流术、造瘘术、肿瘤局部灭活等。管腔成形术包括球囊导管扩张及支架置入，如气管、食管、胆管等恶性狭窄的支架治疗；引流术如肝囊肿、脓肿及恶性梗阻等的引流。肿瘤的局部灭活治疗方法很多，近几年国内外应用超声、CT、MRI 引导下经皮穿刺肿瘤的射频、微波、冷凝治疗技术比较热门，利用体外超声聚焦对肿瘤治疗以及组织间近距离^{125}I 粒子内照射也都取得了不错的效果。

一、介入的基础

（一）肿瘤非血管性介入治疗原理

肿瘤非血管介入诊疗是在医学影像设备（如 X 线、CT、超声、MRI）的导引下，利用各种器械，通过血管以外的途径，如经人体生理腔道或直接穿刺脏器，对诸多良、恶性肿瘤进行诊断和治疗的技术。

（二）肿瘤非血管性介入治疗所需器械

肿瘤非血管性介入所使用的器械较多，各有特色，各个系统有各种不同的引流管及导管，穿刺针也不同，有时也可互相通用，本节就通用的器械进行简述。

1. 穿刺针　肿瘤的非血管性介入治疗所用穿刺针的主要目的同样在于建立通道，经建立的通道采集病理组织、抽吸内容物、注入药物等。现用穿刺针均为薄壁的金属针，其长度一般比血管性介入治疗所需穿刺针长，且带有刻度，通常 5~20cm 不等，针的粗细亦用 G 表示。

2. 引流管　引流管根据插入的部位与引流内容不同而外形不同，同一外形也有粗细大小不同，术者可根据情况选用，常用引流管有：囊腔引流管、胆管引流管、肾盂引流管等。

3. 导丝、导管　凡能用于血管的导丝、导管大都可用于非血管性操作，不再赘述。

4. 引导装置　B 超、X 线透视、CT、MRI、DSA 等影像学设备可以根据病情需要用于非血管介入治疗的过程中，使治疗可视化，大大提高了治疗的成功率。

5. 支架　用于对狭窄管腔支撑以达到恢复管腔流通功能之用。狭义的支架，仅指金属支架，广义上可以分为内涵管和金属支架。金属支架根据其扩张的特性可分为自膨式和球囊扩张式两种。

二、介入诊疗的方法

（一）经皮穿刺活检

恶性肿瘤是严重危害人类健康及生命的疾病，近年来发病率逐渐上升，且发病年龄逐渐下降，早期发现、正确的诊断、及时的治疗对预后有重要的影响。其中病理诊断对治疗方案的选择起着关键作用。经皮穿刺活检（percutaneous needle biopsy，PNB）是获取病理诊断的主要途径。使用穿刺针经皮直接穿刺身体各部位病变区，利用针头特殊装置取出病变的活检标本。也可用细针直接抽吸病变的组织碎块，再做活检。

1. 活检穿刺针的种类　目前活检针种类很多，但大致可分为三种：①抽吸针：针的口径较细，对组织损伤小，只能获得细胞学标本，如千叶（Chiba）针。②切割针：口径较粗，针尖具有不同形状，活检时可得到组织条或组织碎块，可行病理学诊断。这类针很多，如 Turner 针、Rotex 针等。③环钻针：主要用于骨组织病变的活检，针尖有尖锐的切割齿，便于穿过较硬的骨、软骨组织，取得组织学标本，如 Franseen 针等（图 6-2）。

2. 穿刺活检导向方法　经皮穿刺活检既不同于盲目穿刺活检，也不同于开放式活检，而是应用影像技术引导穿刺针，精确刺中欲检病灶。目前常用的导向手段为 X 线透视、超声、CT、MRI 等。

3. 并发症　穿刺活检术的并发症发生率很低，常见并发症有：①气胸：较常见，与穿刺针在肺内走行的距离、病灶大小、穿刺针的粗细及穿刺路径的选择有关，少量气胸可自行吸收，严重者需插管排气。②出血：亦较常见，若出凝血机制正常，可自行停止。③其他并发症：如胆汁性腹膜炎、肉眼血尿、一过性瘫痪等，主要是由于操作过程中损伤邻近组织器官、血管及神经所致。

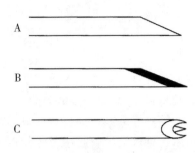

图 6-2　常用活检穿刺针针头形状

A. Chiba 针；B. Turner 针；

C. Franseen 针

（二）非血管管腔狭窄扩张成形术

当恶性肿瘤侵及体内的消化道、气道、胆管、泌尿道等器官，造成管腔发生狭窄或阻塞时，可通过球囊成形术及内支架置入术来重建管腔，缓解症状，改善患者的生存质量，从而得到肿瘤治疗的宝贵时间。

1. 器材　非血管管腔成形术及内支架置入术常用的器材有球囊导管和支架。球囊的直径及大小有不同的规格，并选用不同规格的导管鞘。支架的使用依据不同病变而异。主要包括 Z 形支架及网状支架两种。

2. 操作　术前明确病变的部位、范围及程度。入路的选择应根据管腔而定，开放性管腔如消化道、气道、泌尿道等，可经体外管腔口进行介入操作；封闭管腔如胆管，需经皮肝穿胆管或术后遗留 T 形管进入操作。在操作时，先进行管腔造影确认导管位于管腔之内，然后置换球囊导管将球囊置于狭窄的中心部位或当狭窄段较长时，置于远侧狭窄部位，逐步向近心端扩张。扩张时球囊充胀程度应根据病变部位、性质而定。扩张后重复进行造影，结果满意时可撤出球囊。

若必要时可进一步在病变处置入支架，支撑已扩张的管腔。支架选择的主要原则是：①支架大小、支撑力合适，能撑开管腔，保持管腔通畅。②支架能较牢固地贴附于管腔壁上，减少移位的可能性。③尽可能防止肿瘤组织通过支架网眼长入支架腔内。④支架材料能耐受消化液、胆汁、尿液的浸泡及内容物沉积，可保持长期通畅性。对于有管腔瘘的患者可选用大小和类型合适的覆膜支架。

3. 并发症　因实施成形术的器官不同并发症亦不尽相同，主要有：①消化道：包括胸骨后疼痛、胃肠道穿孔、反流性食管炎及术后再狭窄等。②气道：早期并发症包括异物感、咳嗽、胸痛、支架移位等；晚期包括复发性阻塞、气管-食管瘘、支架上皮化等。③胆管：包括胆汁瘘、胆管感染、菌血症、败血症、支架移位和再狭窄等。④泌尿道：包括泌尿系统感染、输尿管穿孔、金属内支架阻塞等。

（三）经皮穿刺内外引流术

1. 经皮肝穿胆管引流（percutaneous transhepatic cholangial drainage，PTCD 或 percutaneous transhepatic cholangiography，PTC）　由于恶性肿瘤（如胆管癌、胰头癌），造成肝外胆管梗阻，临床出现黄疸。PTCD 可行胆管内或胆管外胆汁引流，从而缓解梗阻，减轻黄疸，为根治手术提供有利条件。行 PTCD 前需先做经皮肝穿胆管造影，确定胆管梗阻的部位、程度、范围与性质。PTCD 有内外引流之分，通过穿刺针引入引导钢丝，而后拔出穿刺针，沿引导钢丝送进末段有多个侧孔的导管，导管在梗阻段上方的胆管内，其内口亦在该处，胆汁经导管外口连续引流，称为外引流；若导管通过梗阻区，留置于梗阻远端的胆管内或进入十二指肠，则胆汁沿导管侧孔流入梗阻下方的胆管或十二指肠，称为内引流。

2. 经皮肾穿肾盂造瘘术（percutaneous transrenal pyelotomy）　若恶性肿瘤侵及尿道引起尿路梗阻，此术可用于梗阻的引流。使用细针经皮穿肾，进入肾盂，先做经皮顺行肾盂造影观察尿路形态、狭窄或梗阻部位及其程度，而后沿穿刺针送进引导钢丝，再将导管插入，留置于肾盂内。

3. 囊肿、脓肿经皮抽吸引流术　在影像设备导向下，对脏器及其周围腔隙的脓肿或积液经皮穿刺抽吸引流的技术。适应证比较广泛，包括肝、肾、脾、胰等腹部实质脏器脓肿或囊肿以及周围腔隙的积脓、积液、胃肠道周围积脓或积液等。单房脓肿疗效较好，但多房脓肿也可放置多个引流管。常用导向设备包括 X 线透视、CT、超声等，穿刺针一般选用 18～20G。其他器械有导丝、引流导管等。穿刺途径一般越短越好，以不穿过大血管或胃肠道为原则，当穿刺成功后先做诊断性抽吸，当抽出液体或脓液时即穿刺成功。然后经导丝导管技术放置引流导管。对脓肿内脓液应尽可能抽尽，并注入抗生素，必要时盐水冲洗。一般每 12h 抽吸、注药一次。

（四）经皮肿瘤消融术

经皮肿瘤消融（percutaneous tumor ablation）是指在明确肿瘤的部位和性质后，在 CT 或 B 超的导向之下，准确穿刺命中靶点——肿瘤，利用物理或化学的方法直接消灭或溶解癌组织。消融又分为物理消融和化学消融。物理消融是进行肿瘤穿刺后放入微波天线或者射频电极，利用电磁波在组织内进行加热的原理，使癌组织凝固坏死，包括经皮射频消融治疗（percutaneous radiofrequency ablation）、经皮微波高温治疗（percutaneous microwave hyperthermia therapy）、经皮激光热治疗（percutaneous laser thermotherapy）、氩氦靶向冷冻消融（argon helium cryosurgical ablation，CSA，又称氩氦刀）；化学消融，即经皮瘤内注射药物（乙醇、醋酸、化疗药物），通过穿刺针将蛋白凝固剂直接注射到肿瘤中心，利用化学药物的蛋白凝固作用使癌组织凝固坏死。

1. 经皮射频消融治疗

（1）操作：局部麻醉后经皮穿刺，精确定位、准确穿刺、适形治疗。将电极针置入肿瘤中心，在肿瘤内部打开 10 根很细的伞状电极针，将射频脉冲电波传送到肿瘤组织内，利用射频电流使癌组织升温到 60～95℃，直接杀死肿瘤细胞，精确测温、控温，灭活癌肿。治疗 10～30min，可以杀灭 2～5cm 的肿瘤，延长治疗时间，最大可以杀灭 10～12cm 的肿瘤，消融后局部注射强化治疗。肿瘤吸收消融后可以产生免疫作用。

（2）应用：射频消融适用于：肝癌、肺癌、胰腺癌、肾癌、肾上腺癌、盆腔肿瘤、肢体肿瘤和脑瘤等实体肿瘤，无论原发肿瘤还是转移性肿瘤，初治病例还是常规治疗失败病例，射频治疗不分肿瘤的病理类型均能够杀死，其微创、高效、安全，大大提高了肿瘤治疗的效果。

（3）并发症：射频消融治疗虽然是新开展的治疗肿瘤疗效确切的治疗方法，但也存在并发症，最常见的为术后发热、多汗及治疗部位疼痛；严重并发症为空腔脏器穿孔，腹腔内出血及心血管意外等，但发生率较低。规范术前准备和手术操作及合理的术后处理是避免并发症发生的关键。

2. 经皮无水乙醇注射治疗（percutaneous ethanol injection，PEI）　1983 年杉浦等对实验性小鼠肝癌灶注射无水乙醇治疗获得成功，1983 年 Livraghi 报道了临床应用无水乙醇治疗小肝癌后，这一方法逐步得到推广。PEI 理想适应证是肿瘤直径≤3cm，不超过 3 个结节。对直径 >5cm 的肝癌也可配合经导管介入治疗使用。由于受乙醇在肿瘤组织内浸润范围的限制，因此需要多点、多方位、多次穿刺注射适当剂量的无水乙醇。据报道，无水乙醇的肿瘤灭活率可达 70%～75%，直径小于 3cm 肝癌的 1 年、5 年存活率可分别达 90%、36%。

与此法类同的为经皮注射醋酸（percutaneous acetic acid injection therapy，PAI）。醋酸的杀死肿瘤细胞的能力比乙醇强 3 倍以上，且能透过肿瘤内的间隔，在肿瘤内均匀弥散，从而达到较好的治疗效果。

（五）放射性粒子组织间近距离治疗肿瘤

1. 放射性粒子组织间近距离治疗肿瘤发展简史　放射性粒子组织间近距离治疗肿瘤有近百年的历史。1901 年，Pierre Curie 首先提出近距离治疗术语（brachytherapy），其定义为将具有包壳的放射性核素埋入组织间进行放射治疗。Grossman 于 1982 年首次报道 100 例前列腺癌[125]I 粒子组织间插植治疗结果，5 年全组生存率 83% 和 9 年生存率 52%。近 20 年来，由于新型、低能核素，如碘 - 125、钯 - 103 相继研制成功、计算机三维治疗计划系统的出现和超声、CT 引导定位系统的发展使放射性粒子治疗肿瘤的技术获得了新的活力。放射性粒子组织间近距离治疗肿瘤具有精度高、对正常组织创伤小等优势，临床应用显示了广阔的前景。

2. 放射性粒子组织间近距离治疗肿瘤的设备　放射性粒子治疗肿瘤需要三大基本条件：①放射性粒子。②三维治疗计划系统与质量验证系统。③粒子治疗的相关辅助设备，如粒子植入引导系统、粒子装载设备、消毒设备、粒子植入针和固定架等。

3. 放射性粒子组织间近距离治疗肿瘤的临床应用　适宜粒子植入治疗的病种十分广泛，包括脑胶质瘤、脑转移瘤、鼻咽、口咽癌、舌癌、肺癌、胸膜间皮瘤、乳腺癌、胆管癌、肝癌、前列腺癌，妇科肿瘤、软组织和骨肿瘤等。在美国，早期前列腺癌的放射性粒子组织间治疗已成为标准治疗手段，在头颈部复发肿瘤的治疗中，粒子植入也显示了其独特的优势。其并发症包括出血、血肿、疼痛、气胸、感染、粒子植入后移位造成非肿瘤组织放射性损伤等。目前，放射性粒子组织间肿瘤治疗在其适应证、禁忌证、规范化操作、疗效评价等方面仍存在颇多争议，相信随着研究的逐渐深入，完善放射性粒子组织间治疗肿瘤这一微创组织间内照射技术，必将提升肿瘤综合治疗水平。

（黄华忠）

第三节　肿瘤的介入放射治疗

一、介入放射治疗的历史回顾

作为一种新的治疗方法，介入放射治疗已被广泛地应用于临床各个领域，成为临床医学诊断治疗过程中的一门独立学科，即介入放射学（interventional radiology）。介入放射学最早由 Margolis 于 1967 年提出，是在 Seldinger 经皮穿刺股动脉插管技术的基础上发展而来的，其含义是应用放射诊断学的设备、技术和方法，将特制的导管或穿刺针导入体内，抽取组织或体液进行诊断或经导管进行各种治疗的特种技术。

介入放射学在国外始于 20 世纪 60 年代。1964 年 Dotter 等采用共轴扩张导管技术，首次进行血管成形术治疗动脉粥样硬化所致的外周血管狭窄，达到了血管扩张再通的目的，奠定了介入放射学在血管病变治疗方面应用的基础。1966 年 Rashkind 等创导了心房间隔开口术，1967 年 Postmann 进行了未闭动脉导管关闭术。之后 20 年，在治疗心脏病和血管疾病方面发展很快，形成了一整套血管性介入放射学的技术方法，包括房间隔缺损经导管关闭术，经皮肺动脉狭窄带囊导管扩张成形术，肺动静脉畸形栓塞术，双腔带囊扩张导管经皮腔内血管成形术等。在此基础上，非血管性介入放射学在 20 世纪 70 年代也相继展开，包括占位性病变的经皮穿刺活检，囊肿或脓肿的抽吸引流或灌注治疗，泌尿道及胆管的减压引流等。以 Seldinger 插管技术为基础，Molnan 和 Hoevels 等经肝穿刺胆管进行内、外引流。经皮穿刺活检则是在 20 世纪 60 年代后医学影像设备、穿刺针、穿刺方法及组织细胞学发展的基础上逐步完善起来的。Christorffersen 等 1970 年用细针穿刺胰腺肿块进行细胞学检查，准确率高达 94%。此后越来越多的文献报道了对各种器官肿瘤的穿刺活检，取得了满意的结果。

介入放射学应用于肿瘤的治疗，在 20 世纪 70 年代中期才见有临床应用报道。1971 年 Lang 首先报道了采用栓塞疗法治疗肾癌取得成功。1979 年 Aronsen 等将可降解性淀粉微球结合抗癌药物用于临床继发性肝肿瘤的治疗，1980 年又出现了将抗癌药物包埋于基质中的药物微球用于化疗与栓塞，1981 年日本学者加滕哲郎（Kato）提出了"化疗栓塞（Chemoembolization）"的概念，至 90 年代，经导管插入有关血管后行灌注疗法或栓塞疗法已经广泛应用于全身许多部位肿瘤的治疗。1990 年 11 月在北美召开的放射学学术会议上，很多学者就认为，作为一种新兴边缘学科的介入放射学在 20 世纪 90 年代将有迅速的发展，对血管疾病和恶性肿瘤的治疗将会有新的突破。事实证明，科学家们卓绝的想象力，给介入放射学注入了超强的生命力。随着影像医学和导管技术的迅速发展，介入放射学必将更加显示出它的优越性和生命力。

介入放射学在国内起步稍晚于国外。20 世纪 70 年代初期，国内就有很多人开始采用 Seldinger 技术进行经皮穿刺股动脉插管选择性血管造影。1973 年上海第一医学院中山医院采用股动脉经皮穿刺插管进行冠状动脉造影。1978 年陈星荣等报道了经皮穿刺股动脉插管肾动脉造影。在介入放射学经血管治疗血管疾病或其他器官病变的同时，也开展了非血管性介入放射学的应用研究。1985 年陈星荣等在 B 超、X 线定位引导下经皮穿刺插管引流治疗腹腔内脓肿，第二年又报道了经 T 型管用石钳或取石篮取出胆管残余结石的病例和方法，为我国介入放射学的开展奠定了基础。20 世纪 90 年代，我国介入放射学在治疗肿瘤方面尚处于起步阶段。1980 年上海医科大学华山医院的赵伟鹏等报道了采用固定硫化硅橡胶作为栓塞剂，对 6 例晚期肾肿瘤进行了肾动脉栓塞，避免了其后的手术大量出血。近年来用介入疗法治疗肝癌已获得令人鼓舞的效果，并被公认为是首选的非手术疗法。我院采用肝动脉插管，进行血管紧张素 II 介导的肝动脉升压化疗栓塞治疗 21 例无法手术的中晚期原发性肝癌，8 例获得 II 期切除的机会，手术切除的肝癌标本癌细胞广泛变性坏死，瘤体缩小，肿瘤区供应血管闭塞，使部分晚期肝癌患者得到了治愈的机会。到 2002 年为止，介入放射学已经普及到中小医院，在疾病的诊断和治疗方面发挥着越来越重要的作用。短短十年的临床应用，介入放射学给肿瘤乃至其他疾病患者带来的绝不仅是痛苦的解脱，更多的是生命的曙光。

二、介入性技术方法

介入放射学的技术方法很多，归纳起来大致有：栓塞和栓塞疗法，区域性灌注疗法，血管成形术，心血管腔内异物或血栓摘除术，穿刺抽吸活检，置管引流和造瘘，尿路或胆道结石取出术，尿道胆道及胃肠道狭窄扩张术等。本节仅介绍与肿瘤治疗有关的经动脉灌注抗癌药物、动脉栓塞疗法和经导管减压引流术三种方法。

（一）栓塞疗法

将栓塞剂通过导管注入血管内使血管阻塞以达到治疗的目的，称为栓塞疗法。动脉栓塞疗法在肿瘤的治疗中已得到较为广泛的临床应用，常与化疗药物相结合，因此又称其为化疗栓塞。

1. 栓塞剂的选择　目前国内外对栓塞剂的研究都化较重视，有些已用于临床，有些正从实验阶段向临床使用过渡，而有些则还处于实验阶段。按栓塞剂栓塞的时间效应即被吸收的快慢可将其分为短效（48h 内吸收）、中效（48h 至 1 个月吸收）、长效（1 个月以上才被吸收）三种。

研究成熟且已被临床使用的栓塞剂有：①自体凝血块或组织：将患者自体的新鲜血液置于无菌杯内凝固，然后切割成小块，或取自体肌肉、皮下组织等，经导管注入，这种方法具有无菌、无抗原性、方法简单等优点，缺点是易被吸收而使血管再通，有效期仅 1 ~ 2d，因此这种短效栓塞剂用于肿瘤栓塞治疗效果不够理想，目前常用于止血。②吸收性明胶海绵：是临床上应用最多的栓塞剂之一，根据栓塞血管的大小剪成碎块，经生理盐水或造影剂浸泡后，由导管注入，通过机械阻塞血管腔同时促使血栓形成，达到栓塞的目的。此方法的优点是安全无毒，取材方便。吸收性明胶海绵一般在 7 ~ 21d 被吸收，属中效栓塞剂。③无水乙醇：是一种液态栓塞剂，仅通过很小直径的导管就可以注射。其作用是通过损伤微小血管内膜，使血液蛋白质变性，形成凝固的混合物以栓塞小血管，也可以造成较粗动脉的栓塞。其优点是栓塞物不易被吸收，微血管栓塞后不易建立侧支循环，是一种很好的长效栓塞剂，适用于晚期恶性肿瘤的姑息性治疗。其缺点是酒精易反流至非靶器官造成梗死，这是一种严重的并发症，须注意预防。④不锈钢圈：常系含涤纶、羊毛等丝织物，经导管送入血管后，能机械阻塞或由其所系的丝织物引起异物反应而永久栓塞动脉近端，用于肿瘤的姑息治疗和止血。缺点是易建立侧支循环。⑤聚乙烯醇：有小块状和粉末状两种，适合于不同大小血管的栓塞，是一种无毒性、组织相容性好、可被纤维组织机化而长期不被吸收的长效栓塞剂。缺点是不易操作，易堵塞导管。⑥碘油乳剂：是肝癌治疗的一种常用栓塞剂，用 40% 碘化油或碘苯酯与适量化疗药物混合制成乳剂，加入单硬脂酸铝等化学稳定剂以稳定乳剂状态，经导管注入靶动脉，乳剂滞留在肿瘤血管内产生微血管栓塞。有时碘油也可标记上 [131]I，进行内放射治疗。碘油乳剂的优点是操作容易，栓塞与化疗相结合，不易吸收。

虽已试用于临床，但尚不十分成熟，需要进一步研究的实验性栓塞剂有：①Bucrylate：一种快速固化的组织黏合剂，在血管内与含离子的血液接触后可迅速聚合，形成的聚合物强度大，持续时间长。②可脱离球囊：导管头端的球囊在充以造影剂或不透光可固化物质后膨胀，使阀门关闭，导管脱离，留置于栓塞部位，达到栓塞作用。其优点是定位精确，永久性栓塞，球囊可适应动脉大小而栓塞。缺点是导管价格昂贵。③硅酮：是一种无毒、不被吸收的长效栓塞剂，有液态和小球两种剂型，与混合剂或造影剂混合，可调节它的黏滞度或使之不透 X 线。④微胶囊：有两种类型，一类是用可溶性无毒的乙基纤维作为包膜包裹丝裂霉素等化疗药物，另一类是将核素与树脂微球结合，制成不同大小的微囊以栓塞不同水平的血管。前者经导管注入后，阻断血流使肿瘤坏死，同时逐渐释放抗癌药物杀灭肿瘤细胞，而后者则是栓塞与体内放疗相结合的方法。⑤中药白及：将白及制成粉剂，消毒后与造影剂混合成糊状，经导管注入，一方面可机械阻塞血管，另一方面白及薛荔果多糖成分还具有广谱抗肿瘤活性。⑥电凝：将导管插到靶血管内，以导丝为阳极，在体表相应部位放置阴极，通以直流电，通过血液和组织的凝固而致血管闭塞。电凝疗法虽定位准确，但有击穿动脉的危险，且易形成侧支循环。

上述每一种栓塞剂都有它本身的优点和不足，临床上应根据具体情况选择。选择的原则是：其一，要考虑病变的性质和栓塞的目的，若为了控制出血或仅做术前栓塞以减少术中出血，则应选用短效栓塞剂；如需永久性阻断血流，治疗血管畸形或肿瘤姑息疗法，则选用长效栓塞剂。其二，要考虑栓塞部位及邻近器官，如髂内动脉插管栓塞治疗盆腔肿瘤时，以近端栓塞为好，不能选用无水酒精等液态栓塞剂，以避免膀胱等邻近器官的坏死。其三，考虑栓塞血管的大小、解剖特征和侧支循环情况，较大动脉可选用不锈钢圈，肝内微血管栓塞则应选碘油乳剂。对于肿瘤的栓塞，应进行周围性血管栓塞，以期达到肿瘤大部坏死的目的。

2. 栓塞方法　尽管各器官的栓塞疗法与具体操作技术各不相同，但应用最多的还是 Seldinger 技术。在 X 线电视监视下经皮穿刺股动脉，将导管插进相应器官肿瘤供血动脉；在栓塞前先行动脉造影以了解血管分布及变异，肿瘤的部位、范围，供养血管来源，侧支循环等情况；然后将导管置于靶动脉内，根据拟订的栓塞剂和治疗方案，缓缓注入栓塞剂和化疗药物。掌握好栓塞技术，根据病变范围、血管分布、导管口径及动脉血流大小，来估计决定注入栓塞剂的剂量与注射速度。在栓塞效果相同的情况下，应首选不易反流的栓塞剂，如果使用酒精类易反流的栓塞剂时，最好采用分次缓慢注射的方法。注射栓塞剂必须在电视监视下进行，因此要求栓塞剂是不透 X 线的，必要时要与造影剂混合。

（二）灌注疗法

经动脉注入抗癌药物，使肿瘤区域药物浓度增加，从而提高疗效、减轻药物不良反应的方法，称为灌注疗法。目前灌注疗法已成为治疗肝癌、胃癌、肺癌、胆管癌、胰腺癌、盆腔肿瘤、头颈部肿瘤等多种恶性肿瘤的重要方法之一，不但用于不能手术患者的姑息治疗，而且亦可用于术前治疗，使肿瘤缩小，改善手术条件，还可以用于术后预防肿瘤的复发。

采用 Seldinger 插管法，经股动脉、肱动脉或腋动脉入路，以股动脉途径最容易操作，应用最多。操作过程在 X 线电视下进行，灌注导管选择性置入靶动脉内后，推注造影剂先行诊断性动脉造影，观察导管位置以确认导管位于靶动脉内，同时了解血管分布、肿瘤供血情况及侧支循环等，为进一步超选择插管灌注抗癌药物作准备。肝癌灌注时，要将导管头尽可能插到接近肿瘤供血区域，如若导管头不能置入预定肝固有动脉内，可用钢圈或其他栓塞材料堵塞胃和十二指肠动脉等非靶血管，以减少药物的胃肠症状，肝癌由多支肝动脉供血时，可考虑经双侧股动脉或股、肱动脉同时插管灌注。胃癌的治疗要将导管插到胃和十二指肠动脉或胃左动脉。当导管到位并维持好以后，即可联合 2～3 种抗癌药物灌注，如若进行一次性大剂量灌注，注射完毕即可拔管，加压穿刺部位以防出血或血肿形成。多次重复灌注时，可在皮下埋入灌注泵，与留置导管相连，从泵的灌注口穿刺灌注。对无法超选择插管的肿瘤，当确认超选择插管失败后，将导管置于靶动脉前一级动脉，注入肾上腺素或血管紧张素 Ⅱ，之后再灌注抗癌药物，利用肿瘤血管缺乏 α - 受体或肿瘤血管发育不全、对缩血管药物无反应、同时周围正常组织血管收缩加压的特点，提高肿瘤局部血流量和药物浓度，这在超选择插管失败后的补救工作中尤为重要。

（三）经导管减压引流术

经导管减压引流术主要应用于缓解肿瘤对胆管、泌尿道的压迫所造成的梗阻症状。由于近年来介入放射学技术和器械的改进，不但可以做外引流和内外引流，还可以做经皮肝穿刺胆管内支撑引流术。经皮穿刺肾、胃造瘘术，而且使诊断与治疗紧密结合，大大减轻了患者的痛苦，为许多胆道、胰腺、泌尿道、上消化道肿瘤的诊治开辟了新的途径。

经皮穿刺胆道减压引流术包括外引流和内外引流以及胆管内支架引流术。凡因胆管癌、胰腺癌引起的胆管梗阻而不能立即手术或根本不能手术者，均适合行经皮肝穿刺胆管引流术。对于胆管梗阻伴重度黄疸和肝功能损害者，宜先减压引流，待黄疸缓解后再择期手术。胆管梗阻不能手术者，可以行永久性姑息性引流，以达到减轻症状延长生命的长期效果。穿刺进程在 X 线电视监视下进行，①取腋中线 7、8 肋间进针，先用细针穿刺做胆管造影，明确梗阻部位和程度。②置套管穿刺针于胆管内，达到目标后拔去针芯，边退套管边抽吸，抽得胆汁表示穿刺针端已位于胆管内。③然后通过套管穿刺针插入导引钢丝，做外引流时一般用固定芯子导引钢丝，做内外引流时如固定芯子导引钢丝不能通过梗阻部位则用活动芯子导引钢丝，导引钢丝达预定部位后拔去套管穿刺针。④将扩张导管沿导引钢丝插入以扩张创道，将引流导管沿导引钢丝置入胆管，再拔去导引钢丝，最后注射造影剂核对引流导管位置并固定导管。引流导管端位于梗阻以上者为外引流，通过梗阻段进入十二指肠者为内外引流。胆管内支撑引流术与内外引流术不同的是多一个支撑引流导管，在插入引流导管之前先沿导引钢丝插入支撑引流导管，当支撑引流导管末端插入皮肤后，再插入口径与支撑引流导管相同的另一导管，将支撑引流导管推过狭窄段。拔去后一导管和导引钢丝即可，支撑引流术免除了由于引流导管所致的皮肤感染和导管护理的麻烦。对恶性梗阻性黄疸的治疗，可将胆管减压引流术与经动脉插管化疗相结合，称为双介入疗法。在置管引流后半个月到 1 个月，采用 Seldinger 技术行肝动脉插管，经导管联合灌入 5‐Fu、顺铂、丝裂霉素等化疗药物，每月灌注一次。3~4 次为 1 个疗程。双介入疗法不仅可以解除患者的黄疸症状，而且能延长生存期，是恶性梗阻性黄疸的一种有效治疗方法。

经皮穿刺肾造瘘术适用于肾后梗阻的减压引流或尿路改道。患者取俯卧或侧卧位。用 B 超或尿路造影定位决定穿刺点。在 X 线或 B 超引导下，穿刺肾下盏或扩大的肾盏肾盂，刺中后拔去针芯会有尿液流出，取尿样送检；经套管插入导引钢丝，沿导引钢丝用血管扩张器扩张穿刺道；最后沿导引钢丝插入引流导管，如果所用的为开花引流导管，则应在软性探针支撑下插入。拔去导引钢丝和软性探针，注入造影剂了解置管位置，造瘘管通过连接导管与贮尿袋相连，引流管上带有 3 路开关以供控制引流与灌注。肿瘤所致的输尿管狭窄，可将导引钢丝通过输尿管狭窄处插入膀胱，将引流管随导引钢丝也置入膀胱内，尿液即可引流入膀胱。

经皮穿刺胃造瘘术适用于口、咽、喉、食管肿瘤所致的进食困难。穿刺前先行胃内充气，在 X 线或 B 超下观察，以胃前壁贴近腹壁而无任何相间为准；穿刺点一般选择在胃前壁中部，穿刺针进入胃腔后，插入导引钢丝，拔去穿刺针，沿导引钢丝置扩张器扩张创道；沿导引钢丝插入导管，最好使导管端插过幽门；拔去导引钢丝，核实导管位置后，固定导管。

三、介入放射治疗的临床应用

（一）栓塞疗法的临床应用

1. 肝癌的栓塞疗法　介入放射学治疗肝癌较好的方法是化疗加栓塞。化疗常采用阿霉素 50mg 加丝裂霉素 16~20mg，或丝裂霉素 16~20mg 加顺铂 60~80mg。栓塞选择碘化油 4~20mL 加丝裂霉素 10~20mg 制成乳剂，或再加吸收性明胶海绵（1~2mm）20~40 粒。加吸收性明胶海绵后能造成肿瘤较快较大范围的坏死，但对超选择要求也较高。由于肝癌的血供 90% 以上来自肝动脉，因此经肝动脉插管化疗栓塞是向肿瘤供血动脉直接给药，增加了肿瘤内药物浓度，同时使肝癌血供减少 90%，导致肿瘤坏死。于淼等总结了 287 例用化疗栓塞的肝癌患者，其中包括门脉癌栓 67 例，远距离转移 46 例，经治疗后生存期在半年以上者 79.5%，1 年以上者 36.2%，2 年以上者 13%，3 年以上者 3.6%，中位生存期 11 个月，在患者生存期中，患者普遍表现为疼痛减轻或消失，食欲增加，体重上升，生活质量有明显提高。王建华报道了 40 例经肝动脉化疗栓塞术治疗的中晚期肝癌，化疗药物为 5‐Fu 1 000mg，顺铂 80mg 或表柔比星 60~70mg，栓塞用 40% 碘化油 10~20mL 加丝裂霉素 20mg 制成乳剂，栓塞肿瘤外周血管，再用吸收性明胶海绵栓塞肝固有动脉分支或主干。治疗后肿块缩小达 50% 以上者 27 例，AFP 水平明显下降者 28 例，肿瘤血管明显减少或消失者 36 例，28 例获Ⅱ期手术切除，非手术者 12 例生存期均超过 1 年，平均 17.2 个月。罗伯诚等使用超液化碘油抗癌药乳剂作动脉化疗栓塞，对 64 例中晚期原发性肝癌施行了 127 次治疗，70.3% 患者肿瘤缩小，88.6% 患者 AFP 明显减低或恢复正常，半年生存率 79.1%，1 年生存率 27.5%。化疗栓塞不但适用于中晚期肝癌，亦可用于肝硬化显著及其他原因不能行肝叶切除者，对转移性肝癌、肝癌术后复发、门脉癌栓等也有一定疗效。近来为了解决肝动脉化疗后难以维持肿瘤局部药物浓度以及肝动脉栓塞后易形成侧支循环等问题，有人以顺铂为化疗药物，以乙基纤维素为载体，研制出顺铂乙基纤维素微囊，用来进行肝动脉化疗栓塞治疗原发性肝癌，认为疗效有明显的提高，值得进一步探索应用。

2. 直肠癌的治疗　直肠癌是消化道常见的恶性肿瘤之一，过去临床治疗多采用术后化疗（静脉给药），近年来有不少学者报道行介入性插管局部动脉化疗取得了较好的疗效。肖成明等报道，采用经股动脉穿刺插管，行肠系膜下动脉造影后超选进入直肠上动脉，灌注抗癌药物 5 - Fu 1 000mg，MMC10mg，卡铂 200mg，然后用吸收性明胶海绵颗粒（1mm×1mm）与造影剂混合后匀速注入直至完全栓塞，退出导管至腹主动脉下端造影，进入双侧髂内动脉后再进入直肠下动脉和（或）髂内动脉脏支（肿瘤供血动脉），灌注抗癌药物 5 - Fu 125mg，MMC 4mg，卡铂 50mg。所有病例均于化疗栓塞后 7d 内手术，术中见肠管呈贫血状，病灶段与正常段肠管分界较清，肿块易于剥离。术中手术野出血明显减少，25 例达到根治性切除（25/30），手术切除率为 83.3%，未见肠管缺血坏死。

3. 宫颈癌的治疗　超选择性髂内动脉插管进行化疗与栓塞，是近年来开展的一项微创伤性治疗妇科宫颈癌的介入方法。江西医学院第一附属医院对 38 例宫颈癌患者进行了超选择性髂内动脉化疗与栓塞，所有患者于化疗与栓塞术后（临床手术前）的数周内和（或）2~3 个月行 B 超或 CT 复查，并与介入术前检查结果对比。结果显示宫颈癌治疗显效者 12 例，其他有效 18 例，无明显变化 8 例，总有效率为 78.9%。

4. 其他肿瘤的治疗　栓塞疗法对头颈部肿瘤、肾脏肿瘤以及盆腔肿瘤如膀胱、子宫、卵巢、前列腺等肿瘤的治疗也早已见有文献报道。术前应用化疗栓塞，有减少术中出血的作用，对肿瘤引起的大出血也有控制作用。化疗栓塞也可用于不能切除的肾癌和盆腔肿瘤的姑息性治疗，可以减轻症状。Wallace 等还认为肾肿瘤的栓塞疗法能增强机体抗肿瘤的免疫能力。

（二）灌注疗法的临床应用

1. 胃癌的灌注疗法　胃癌好发部位主要是胃底胃体的小弯侧及胃窦。胃癌的淋巴结转移也大多沿胃左动脉分布，因此，对胃癌原发灶和转移灶同时治疗最明智的方案应是以胃左动脉和胃十二指肠动脉为靶血管施行选择性或超选择性灌注术。王舒宝等对 20 例进展期胃癌行术前动脉导管化疗，根据肿瘤所在部位不同，选择胃左动脉、腹腔动脉、胃十二指肠动脉、肝总动脉插管，采用 AF 方案，一次性大剂量灌注抗癌药，对缩小病灶、提高手术切除率、防止术中医源性扩散、预防肝转移有一定效果，有效率达 65%，与其他疗法相比有一定优越性，但对未分化癌和印戒细胞癌疗效较差。钱明山等报道了 86 例晚期胃癌经腹腔动脉、胃左动脉插管直接灌注抗癌药，同时在插管化疗前、化疗过程中及化疗结束后，辅以辨证论治服用中药，抗癌药物选择 5 - Fu 2.0~2.5g、顺铂 60~80mg、丝裂霉素 10~20mg、表柔比星 50mg 中的 2~3 种联合应用，治疗有效率达 91.8%。动脉插管治疗胃癌以 2~3 次为宜。一般在一次化疗后 10d 左右即可见效，2~3 周后再插管化疗一次以作巩固，在半年内连续 2~3 次插管化疗为佳。

2. 肺癌的支气管动脉灌注化疗　肺癌选择性支气管动脉造影和动脉内化疗药物灌注，也是目前临床上常用的方法。其中以反复多次给药较单次给药效果好。Uchiyama 等证实采用 DDP 单次剂量 40~150mg 治疗肺癌。有效率仅 17%，而重复给药 2~3 次，剂量 200~300mg，有效率可提高到 76%。吴积桐等经导管注入顺铂、丝裂霉素、阿霉素、5 - Fu 治疗 35 例晚期肺癌，药物配伍及剂量视患者情况及肿瘤细胞学类型而定，间断 2~3 周重复灌注一次，治疗结果，完全缓解 3 例（8.6%）、部分缓解 12 例（34.3%）、轻度缓解 12 例（34.3%），总有效率为 77.1%。

3. 肝癌的治疗　正常肝组织的血供 25% 来自肝动脉，75% 来自门静脉，而肝癌的血供主要由肝动脉供应，这给肝癌的介入灌注治疗提供了可靠的理论依据。因此经肝动脉注入化疗药物，直接给药，明显提高病区药物浓度，达到有效杀伤癌细胞的目的，而全身不良反应明显减低。然而，根据大量的文献报道，原发性肝癌的治疗一般多采用化疗加栓塞，单纯由动脉灌注化疗药物效果并不理想。我院近期研究比较了经肝动脉插管灌注抗癌药物和灌注加栓塞治疗中晚期肝癌 106 例患者的疗效，在 53 例二次以上的治疗病例中，单纯肝动脉内灌注抗癌药物 9 例。药物的组成为顺铂 100mg，5 - Fu 1 000mg，阿霉素/表柔比星 40 ~ 50mg 或羟基树碱 12mg。灌注抗癌药物加碘油栓塞 22 例，灌注加碘油及明胶海绵栓塞 22 例，肿瘤缩小的比例数在三个治疗组中分别为 11.1%、68.1% 和 77.2%，表明灌注加栓塞治疗效果较好。除此之外，经导管治疗的次数与患者平均生存期呈正相关，治疗次数越多，平均生存期越长。

4. 盆腔肿瘤的插管化学治疗　经皮股动脉穿刺进行髂内动脉超选择插管化疗药物灌注，是盆腔局限性肿瘤的最佳治疗方法，为不能耐受手术、丧失手术机会或其他治疗无效的晚期肿瘤患者提供了继续治疗的机会。成文彩等对 17 例妇科恶性肿瘤患者插管灌注治疗的结果显示，近期有效率 77.8%，肿瘤无发展间歇期平均为 12.5 个月。

5. 脑肿瘤的治疗　余泽等对 24 例脑胶质瘤采用颈内动脉和超选择颅内动脉灌注卡氮芥治疗，颈内动脉治疗组 12 例，有效率 66%，超选择颅内动脉治疗组 12 例，有效率 83%，两组的治疗均取得可喜的疗效。

6. 乳腺癌的治疗　乳腺癌Ⅰ期和Ⅱ期"可切除乳腺癌"首选改良根治术，Ⅲ期乳癌首选根治术。对于估计根治手术病灶难以切净的乳癌，可先期接受插管化疗的介入治疗，个性化的制定综合方案；根据术后病理改变，单纯癌与腺癌对介入治疗较好为敏感，介入后癌细胞灭活率高，病灶供血减少，肿块缩小明显，病灶与周围组织界限清楚，便于手术剥离、切除。浸润性导管癌与髓样癌由于病灶与周围组织界限不清，药物杀灭癌细胞以周围为主，瘤中心癌细胞灭活较周围次，但介入治疗依然有利于病灶的切除，同时能减少术中出血，降低术中血行转移与种植的可能。一组资料显示，7 例根治手术难以切净的乳腺癌，经过动脉灌注介入治疗后乳房肿块明显缩小，尤其在第 2 周以后，肿块可缩小 30% ~ 50%，腋窝转移的淋巴结也有明显缩小，1 例被浸润的皮肤局部有无菌性炎症，经介入治疗后红肿消退，病灶缩小。介入治疗后立即进入乳腺癌根治手术准备，发现经过介入治疗的患者手术切除比较顺利，分离清除淋巴结较容易，手术出血明显减少。本组 7 例有 4 例存活，其中 2 例已经超过 2 年，身体状况良好，2 例术后满一年健在，3 例 2 年内死于远处转移，其中脑转移 1 例、肺转移 1 例、骨转移并发全身衰竭 1 例。

7. 骨肿瘤的治疗　随着骨肿瘤特别是骨肉瘤新辅助化疗的开展，手术、化疗与放疗等进行综合治疗已使骨肉瘤患者 5 年生存率由原来不足 20% 上升到 50% ~ 70%。由于生活水平的提高，患者对肢体的保留、功能的改善有了更高的要求。因此，采用动脉插管化疗辅助治疗恶性骨肿瘤，以减少骨肿瘤保肢治疗的局部复发率，结合全身化疗提高保肢率、生存率，成了骨肿瘤治疗研究的主要方向。王华斌等报道，对不同部位的骨肉瘤 75 例、骨巨细胞瘤 6 例、恶性纤维组织细胞瘤 3 例、软骨肉瘤 3 例、尤因肉瘤 3 例、纤维肉瘤 2 例、滑膜肉瘤 2 例进行了供血动脉插管化疗，插管后用氮芥每周 1 次共 3 ~ 6 次化疗，总量 30 ~ 60mg，同期配合全身静脉化疗。结果：截肢 49 例，保肢 23 例，骨肉瘤局部复发 1 例，骨巨细胞瘤局部复发 2 例。此方法操作简单、实用、有效、费用低廉，配合全身静脉化疗可提高恶性骨肿瘤患者的生存率，降低复发率。

8. 其他肿瘤　对头颈部肿瘤、结肠直肠癌、胰腺癌、胆管癌等恶性肿瘤的经动脉灌注抗癌药物治疗，虽有少量文献报道，但疗效不一，治疗例数尚少，经验不足，有待进一步观察。作者认为，对不能手术切除的晚期实体瘤患者，采用动脉插管灌注化疗药物仍不失为一种积极的治疗手段，其疗效好于全身化疗是不容置疑的。

（三）经导管减压引流术的临床应用

1. 梗阻性黄疸的治疗　由胰腺癌、胆管癌、胆囊癌、肝癌及肝门部转移性肿瘤所致的恶性梗阻性黄疸，是临床常见的疾病之一。自 1974 年 Molnar 采用经皮穿刺胆管减压引流术治疗梗阻性黄疸获得成功以来，国内引进了这一技术并在临床上得到广泛应用，不但用于术前减压，以改善肝功能和全身状况，同时为外科手术做准备，有利于术后伤口愈合，减低手术死亡率，而且更多地用于恶性梗阻性黄疸的姑息治疗。如果在经胆管减压引流术治疗使一般情况改善后再进行动脉插管化疗，既可缓解黄疸症状，还可以针对肿瘤本身进行治疗，以达到使患者生存期延长的目的。据上海医科大学中山医院治疗

49 例晚期恶性梗阻性黄疸患者的结果表明，单纯胆管减压引流术组无一例存活至半年，双介入治疗组半年生存率为 37.5%，并有 1/3 的患者存活超过 1 年，其中 1 例未能手术切除的胆囊癌患者经双介入治疗后已存活 3 年以上。近年来又有人在探讨经纤维内镜途径置管引流的方法，因其损伤小而受到临床重视。

2. 经皮穿刺肾造瘘术的应用　临床上造成尿路狭窄、梗阻的原因很多，有肾盂输尿管交界处的肿瘤和腹膜后肿瘤的压迫，肿瘤放疗或术后并发的输尿管狭窄，甚至膀胱肿瘤、妇科肿瘤、前列腺肿瘤等也常造成输尿管下段狭窄或梗阻。患者由于尿路梗阻可以出现发热、败血症及尿毒症等。经皮穿刺肾造瘘术用于上述疾病的术前治疗，经引流后可以缓解尿路梗阻所致的症状，可为外科手术创造条件，也可以用于肿瘤患者术后所致的输尿管狭窄以及不能手术患者的长久引流。在充分引流症状缓解后再考虑针对肿瘤的其他治疗办法，以最大限度地提高疗效，改善预后。

3. 癌性胸腔积液的引流治疗　癌性胸腔积液是晚期肺癌及肺外癌转移常见的并发症，进展迅速，严重时危及生命，治疗原则是控制胸腔积液，减轻压迫症状。胸腔内注射抗癌药是治疗癌性胸腔积液有效和常用的方法。胸腔引流排液能较充分地排尽胸腔积液，提高胸腔注药的疗效。于霞等报道了静脉留置针治疗肺癌恶性胸腔积液 27 例，有效率为 88.89%。高峰等用中心静脉导管置入胸腔持续引流胸腔积液，并胸腔注药治疗恶性胸腔积液，有效率为 95.2%。宿向东等报道用留置针行胸腔闭式引流后胸腔注射化疗药，总有效率为 90.96%，无严重并发症发生。

（四）介入治疗联合其他治疗方法

1. 介入治疗联合放疗　介入放疗合并化疗的目的是增强放疗对肿瘤细胞的杀灭作用。因为化疗药物与放射线作用于肿瘤细胞的不同亚群，使肿瘤细胞周期同步化；使更多的 G_0 期细胞进入细胞周期；减少了肿瘤细胞的再增生；改善了肿瘤细胞的氧合状况及循环；阻止肿瘤细胞放射损伤的修复。张新华等结合我国肝癌患者的主要病因是在乙肝病毒所致肝硬化的基础上恶变，肝脏的状态较差，故采用肝动脉插管化疗及常规分割放疗的综合治疗模式，进行肝癌的治疗。65 例肝癌均施行了肝动脉插管化疗及常规分割放疗。放疗采用 6~8MeV 高能 X 线或 $^{60}Co\gamma$ 射线外照射，肝动脉化疗以顺铂（PDD）10mg 低剂量动脉滴注，化、放疗交替的方法，在治疗模式期间还须辅以支持、对症、护肝及健脾扶正等中药治疗，以减轻放、化疗的毒性反应。结果，该组病例 AFP 定量下降 1/2 以上率以及 1 年、3 年、5 年生存率分别为 67.6%、73.9%、41.5%、9.2%，PR 率、Ⅱ期手术切除率分别为 70.8%、12.3%。说明肝动脉灌注低剂量顺铂（PDD）化疗与常规分割放疗交替法是治疗不可切除肝癌有效、合理的治疗方案，该方案能有效减轻症状、缩小瘤体、提高手术切除率、延长生存期，操作较为简单，且易掌握。另一组研究报道采用介入加外放射治疗原发性肝癌 28 例，总有效率 64.3%，治疗前 AFP 增高的患者治疗后下降 50.0% 以上者达 73.3%，1 年、2 年、3 年生存率分别达 72.4%、58.3% 和 39.6%，可见介入加外放射治疗优于单纯介入治疗。动脉插管化疗合并放射治疗晚期或巨块型宫颈癌，同样可提高局部肿瘤控制率及生存率。丁云霞等采用腹壁下动脉或股动脉插管化疗（顺铂、氟尿嘧啶及丝裂霉素化疗 3 个周期）加放疗，评价动脉插管化疗加放疗治疗晚期及巨块型宫颈癌的疗效，结果：CR 91.8%，PR 8.2%。

2. 介入治疗联合微波热疗　姜晓龙等在数字减影血管造影（DSA）后，进行肝动脉栓塞化疗。化疗药物选用 5 - 氟尿嘧啶、丝裂霉素、顺铂或卡铂等联合用药，栓塞剂选用碘油。在栓塞化疗后 1~2d 进行微波热疗。在超声引导下用 14G 引导针穿刺预定的肝肿瘤部位，导入微波天线，输出功率设定为 60W，对直径小于 3cm 的结节，穿刺 1 针；对 >3cm 的肿瘤，则采用多针穿刺的方法，其临床效果令人鼓舞。理论上说，栓塞化疗联合微波热疗治疗肝癌，首先可以达到栓塞和化疗的目的，其次由于栓塞化疗不仅阻断肝癌的动脉血供，而且碘油可以通过多个动静脉瘘填充于周围的门脉支，能够暂时减少瘤周的门脉血供，因此能够减少微波热疗时血液循环造成的冷却效应，瘤区的水肿和周围区域栓塞化疗引起的缺血和炎症还可以增强微波的局部加热效应。微波产生热量的主要机制是使局部组织中的水分子运动产生热量，因此增加水肿变化可以增强微波的作用。选择栓塞化疗 1~2d 进行微波热疗，不但可以最大程度地利用组织缺血和炎症，而且没有栓塞血管再通的可能性。

四、介入治疗的不良反应和并发症

随着介入放射学的迅速发展，临床上应用 Seldinger 技术进行血管造影和介入治疗越来越普遍，也不可避免地由此引发一些不良反应和并发症，这在今后进一步临床应用过程中也必须引起人们的重视。据国内外文献报道，介入放射学各种技术的不良反应和并发症的发生率为 1.2% ~ 8.9%，主要有以下几个方面。

（一）造影剂引起的不良反应

用于血管造影和介入治疗中的理想造影剂应是浓度高、黏稠度低、毒性小、排泄快、理化性质稳定的剂型，但是也可引起不良反应。其临床表现多种多样，可为轻度不良反应，亦可为重度或致死性不良反应，并且在不同系统也有不同的表现。对于其不良反应的发生，可以通过以下几点进行预防和治疗：①详细询问病史，尤其是过敏史。②常规做静脉碘过敏试验。③常规备足急救药物及必要的设备。④掌握不同系统的不良反应的临床表现及处理方法。⑤掌握使用造影剂的适应证和禁忌证。⑥尽量选用产生不良反应少的造影剂，如非离子性造影剂等。

（二）与穿刺和插管有关的并发症及其处理

1. 暂时性血管痉挛　是一种比较常见的并发症，主要是由于多次损伤性穿刺或插管时间过长所致。糖尿病、动脉粥样硬化及血管栓塞等疾病的患者容易发生血管痉挛，表现为局部疼痛。血管痉挛易导致血流减慢和血栓形成。对于肢体血管痉挛，可经导管注入芬拉苏林 25 ~ 50mg 或局部热敷，内脏血管痉挛时可经导管注入 2% 利多卡因 5mL，必要时注入肝素 100 ~ 150mg/h 以防血栓形成。

2. 穿刺点出血或血肿　常见原因有反复插管、操作技术不熟练、局部压迫不当或患者有凝血机制障碍、高血压等。少量出血可自行吸收，血肿较大时会压迫局部静脉，甚至发展成为血栓性静脉炎。选择细而有弹性的穿刺针，拔管时在穿刺点近侧端妥当压迫包扎，遇有高血压及凝血机制障碍的患者宜先对症处理后再行穿刺，这些措施可以预防出血和血肿的发生。对于已经发生的较大的血肿，可采用局部湿热敷或次日理疗，血肿内注射透明质酸酶 1 500 ~ 3 000U，如果血肿压迫附近血管和神经，需考虑手术清除。

3. 动脉血栓形成和栓塞　插管时的动脉内膜损伤，或血液肝素化不够以致血液处于高凝状态和血管痉挛是动脉血栓形成的常见原因，血栓和粥样硬化斑块的脱落可引起血管栓塞。预防血栓形成的方法是，在穿刺时动作轻柔，操作细心，减轻对血管内膜的损伤；尽量缩短导管在血管内的时间；导管插入血管后注入肝素使全身血液肝素化。对已形成的血栓和栓塞，应即灌注溶栓剂如尿激酶 10 000U/d 或链激酶 5 000U/h。

4. 脊髓损伤　是支气管动脉造影和灌注化疗的严重而少见的并发症，多由造影剂或化疗药物引起。支气管动脉尤其右侧主干与 4 ~ 6 肋间动脉共干，后者与脊髓动脉吻合，当遇有小血栓、离子型高渗造影剂浓度过高、抗癌药用量过大时均易损伤脊髓动脉，造成脊髓缺血水肿，临床上主要表现为横断性脊髓炎。预防脊髓损伤，采用低浓度小剂量的非离子型造影剂，少用对动脉毒性大的抗癌药物，尽量减少血管的损伤。脊髓损伤一旦出现，多表现病情发展快，需及时采用治疗措施，积极快速处理，如早期使用脱水药减轻水肿，使用罂粟碱、烟酰胺等扩张血管改善血液循环，用大剂量激素类药物减轻局部炎症，同时应用 ATP、CoA、维生素 B_6、维生素 B_{12} 等神经细胞营养药物，以利于早期恢复神经系统的功能。一般经过有效治疗后 2 ~ 3 周后可逐渐恢复。

5. 其他并发症　由穿刺和插管所致的其他并发症有感染、瘘管形成、血管损伤或穿破、动脉夹层、假性动脉瘤、血管内导管导丝断落或导管打结。预防这些并发症的基本方法是在插管过程中掌握要领，正确操作，动作轻柔细心。

（三）介入性栓塞疗法的并发症及其处理

1. 栓塞术后综合征　"栓塞术后综合征"发生率高，几乎所有的患者在栓塞术后都会出现程度不同的恶心、呕吐、局部疼痛、发热等症状，以发热的发生率最高，有时表现为持续性高热，为肿瘤坏死的吸收热。这种高热应用抗生素无效，口服吲哚美辛或激素类药物可缓解。栓塞术后综合征发生后，采取合理的补救措施是必要的。栓塞术后肝肿胀或栓塞剂的刺激可造成肝区疼痛，严重者可给予肌内注射哌替啶 50mg。日本学者斋滕曾以利多卡因做硬膜外注射治疗肝区痛，认为有良好的止痛效果，必要时亦可试用。要根据栓塞目的、栓塞部位与邻近器官的关系及靶血管的情况来合理正确选择栓塞剂，如栓塞腹部及盆腔部血管时忌用液体栓塞剂等。栓塞过程中尽量避免栓塞剂反流以造成误栓，尽量选用固体栓塞剂，透视监视下注入栓塞剂是防止误栓的重要措施。

2. 非靶器官栓塞　是栓塞疗法一种严重并发症，常由于栓塞剂的反流或导管的误插所致，有时也可见于栓塞剂注入过快、血管畸形或超选择失败时。临床上表现为非靶器官的梗死，如脾梗死、胆囊坏死、肠坏死、肾梗死、胰腺梗死、盆腔器官坏死等。国内有人报道行颈外动脉栓塞时导管误入颈内动脉引起脑梗死的情况。这些并发症虽然少见，但后果严重，所以对非靶器官栓塞的预防甚为重要。预防的关键是要熟知靶器官的解剖及血管供应，超选择插管，缓慢注射栓塞剂，选择合适的栓塞剂和导管防止反流。非靶器官栓塞梗死发生后，应严密观察保守治疗，或根据具体情况施行手术补救，必要时行器官切除。

3. 下腔静脉闭塞综合征　又称柏－查综合征（Budd－Chiari syndrome），是一种少见而又危险的并发症，发生于肝癌肝动脉栓塞术后，是由于肝癌对下腔静脉的侵犯、压迫和推移引起下腔静脉血栓闭塞所致，表现为下肢水肿、腹腔积液、腹壁静脉曲张和尿少迅速出现和加重。国内罗鹏飞等报道栓塞治疗的 316 例肝癌患者中，发生柏－查综合征者 4 例，其中 3 例经导管灌注溶栓治疗获得成功。

4. 其他并发症　栓塞疗法还可能引起肝脓肿、肝癌破裂、食管静脉曲张破裂、肝衰竭肾衰竭等，均需要根据具体情况妥善处理。

（四）介入性灌注疗法的并发症及其处理

经动脉插管化疗除了由于穿刺和插管所致的并发症外，灌注化疗药物对血液系统、消化道、心脏、肾脏、神经系统等均有不同程度的毒性。预防这些不良反应发生的措施是：①合理用药，尽量选用那些对心、肝、肾脏毒性小的化疗药物。②对症采取一些预防措施，如止呕、防止白细胞下降的措施。③采用合理的化疗方案，以保护肾功能等。

（黄华忠）

第七章

甲状腺肿瘤

第一节　甲状腺癌的治疗

　　甲状腺癌（cancerous goiter）是最常见的甲状腺恶性肿瘤，约占全身恶性肿瘤的 1%。除髓样癌外，绝大部甲状腺癌起源于滤泡上皮细胞。甲状腺癌的外科手术治疗是最重要、最根本的治疗措施，其他方法不能完全替代，而不同的病理类型和临床分期，手术方式有所不同。为了更加完善地根治性切除病灶，又保护好健康组织和器官，提高患者生存质量，现将其作系统归纳如下。

一、诊断要点

　　1. 发现肿块　甲状腺癌患者一般在无意之中发现颈前区肿块，随吞咽而上下移动，质地硬，单个，一部分患者有咽喉不适。随着肿块生长，出现压迫症状，压迫气管出现吸入性呼吸困难，压迫食道出现吞咽困难，压迫交感颈干，出现霍纳综合征。同时，因颈淋巴结转移，增生肿大，颈部出现多个结节。

　　2. 辅助检查　具体如下。

　　（1）B 超和彩超检查：不仅可发现肿块部位大小，彩超可发现血流信号改变，还能发现肿块周围及颈部增大淋巴结是否改变。

　　（2）CT 扫描：可直观地了解肿块大小、形态、包膜完整与否、气管受压情况，是否有胸骨后及纵隔淋巴结转移。

　　（3）X 线片检查：能了解肺部是否有转移，气管是否偏斜。

　　（4）喉镜检查：有利于了解声带结构及活动情况是否正常。

　　（5）放射性同位素检查：肿块一般呈"冷结节"，但甲状腺瘤囊性变时也呈"冷结"表现，两者要予鉴别。

　　一般甲状腺瘤囊性变，有一个肿块突然增大过程，B 超和彩超很容易发现囊肿液暗区；而甲瘤是实质性的多，部分患者有钙化点，肿块周围有声晕。

　　（6）MRI 同 CT 扫描。

　　3. 化验检查　具体如下。

　　（1）BR 在后期可出现 Hb 下降，合并有局部出血、坏死和感染时 WBC 可升高属应激反应性。

　　（2）TSH、T_3、T_4、TGA、TMA 一般正常。

　　（3）CEA、CA-199 可有升高。CA-199 有时升高明显，手术后 CEA 不降低或升高提示有远处转移灶存在或局部复发。

　　（4）血清降钙素测定，对早期诊断甲状腺髓样癌十分重要，放射性免疫法测定患者大多在 0.2μg/L（200pg/mL）以上。

　　4. 最后确定诊断　具体如下。

　　（1）术前行局部穿刺，一般选用细针穿刺涂片，也可以选用大号的穿刺针行局部取材活检，能行术前肿瘤分类。

（2）术中依靠冰冻切片快速病检，术后依靠蜡片染色较准确。

5. 鉴别诊断　甲状腺癌还须与甲状腺腺瘤、结节性甲状腺肿、淋巴结结核、淋巴瘤、转移癌、喉癌、上段食管癌、类癌等鉴别。

二、病理学分类与临床分期

（一）病理学分类

1. 乳头状癌　约占成人甲状腺癌的60%和儿童甲状腺癌的全部，是甲状腺癌最常见的类型，恶性程度也最轻。有些患者在儿童时期曾作过颈部X线治疗。肿瘤生长缓慢，可在甲状腺内局限生长数年，病灶可经腺内淋巴管自原发部位扩散至腺体的其他部位和局部淋巴结，也可局限数年未变，故易忽视其性质。病理可见分化良好的柱状上皮乳头状突起，较清晰伴嗜酸性的胞质，可见同心圆的钙盐沉积。临床上除扪及结节或局部淋巴结外表现较少。甲状腺核素扫描时是冷结节；颈部X线检查可显示瘤体有的有点状或同心圆钙盐沉着。乳头状癌可由TSH的刺激而生长，用甲状腺激素可使之缩小。手术如包膜完整而无转移者，寿限正常。如有血管侵犯则1/3患者约有10年存活率。

2. 滤泡状癌　占甲状腺癌总数的10%~15%，肉眼检查时看到滤泡状癌是一种实质的具有包膜的肿瘤，包膜上常密布着丰富的血管网，较小的癌肿和甲状腺乳头状癌相似。切面是红褐色，常可见到纤维化、钙化、出血和坏死。组织学上，由不同分化程度的滤泡所构成，分化良好者，滤泡结构较典型。分化不良者，滤泡结构较少，细胞异型较大，核分裂象亦不多见，可呈条索状实性的巢状排列。有时癌细胞穿出包膜进入多处静脉中形成癌栓。常常成为远处转移的起点，所以滤泡状癌多见于血行转移，文献报道占19%~25%。滤泡状癌多见于40~60岁的中年妇女，临床表现与乳头状癌相类似，但癌块一般较大，较少局部淋巴结转移，而较多远处转移，少数滤泡状癌浸润和破坏邻近组织，可以出现呼吸道阻塞等症状。

3. 髓样癌　恶性程度不一，90%肿瘤分泌降钙素，有时同时分泌CEA、生长抑制、前列腺素及其他多种激素和物质，故血液激素水平增高，表现为典型的多发性内分泌腺瘤，占全部甲状腺癌的3%~9%，可为家族性或散发性。

髓样癌肿瘤较常位于甲状腺上2/3的侧面。为灰白色或灰红色肿块，实体性，少数呈鱼肉样。肿块圆形或略呈分叶状。多为单个结节，少数为多结节，大小不一，境界清楚，少数有包膜。常因有钙化而呈砂砾感，但肿瘤内不见如乳头状癌那样的瘢痕灶。

髓样癌的镜下特点为实体性结构：无乳头或滤泡形成，间质有不等量的淀粉样物沉着，瘤细胞大小较一致，无明显间变，瘤细胞形态可为圆形、多边形、梭形，浆细胞样，癌细胞常以一种类型为主，其他类型为辅。以多边形为主者多见，梭形细胞为主者次之。癌细胞大小、染色一致，核较小，圆形、卵圆形或梭形，染色质较粗，核仁不明显，可有双核或多核，核分裂象少见。胞质多少不等，可呈嗜酸性颗粒状或水样透明，细胞境界不清。胞质内有嗜银和亲银颗粒。过半病例间质有灶性钙化，少数亦可有砂粒体存在。坏死灶少见。本型的重要特点为间质内有多少不等淀粉样沉着，为嗜酸性，无定形物，较多者可形成梁状或不规则团块，有时瘤细胞围绕淀粉样物形成假滤泡结构，淀粉样物可位于细胞间或细胞内。

4. 未分化癌　系高度恶性肿瘤，较少见，约占全部甲状腺癌的5%。好发于老年人。未分化癌生长迅速，往往早期侵犯周围组织。肉眼观癌肿无包膜，切面呈肉色、苍白，并有出血、坏死，组织学检查未分化癌可分为梭形细胞及小细胞类两种。主要表现为颈前区肿块，质硬，固定，边界不清。常伴有吞咽困难、呼吸不畅、声音嘶哑和颈区疼痛等症状。两颈常伴有肿大淋巴结，血行转移亦较常见。预后差，对放射性碘无效，外照射仅控制局部症状。

（二）临床分期

T：原发肿瘤大小

Tx 无法测定

T$_0$ 未发现原发肿瘤

T_1 肿瘤限于甲状腺，最大直径≤1cm

T_2 肿瘤限于甲状腺，最大直径>2cm 而≤4cm

T_3 肿瘤限于甲状腺，最大直径>4cm

T_4 肿瘤不论大小，超出甲状腺被膜

N：区域淋巴结

Nx 无法测定

N_0 未发现区域淋巴结转移

N_1 区域淋巴结转移

M：远处转移

Mx 不能确定有无远处转移

M_0 无远处转移

M_1 有远处转移

分化型甲状腺癌分期：

分期　44 岁及以下　45 岁以上

Ⅰ期　任何 TN、M_0　$T_1N_0M_0$

Ⅱ期　任何 TN、M_0　$T_2N_0M_0$　$T_3N_0M_0$

Ⅲ期　$T_4N_0M_0$ 任何 T，N_1M_0

Ⅳ期　任何 TN、M_1

所有未分化癌均为Ⅳ期

三、治疗原则、程序与方法选择

保证治疗效果，提高生存质量，延长生存时间是每个甲状腺癌治疗必须遵循的原则。对于Ⅰ期、Ⅱ期乳头状腺癌一般行患侧腺体加峡部全切术。作或不作对侧大部分切除或近全切视具体情况而定。肿块包膜完整，邻近没有淋巴结转移和侵犯的可不作对侧大部分切除或近全切除术。也可不作颈淋巴结清扫术。对Ⅲ期、Ⅳ期乳头状癌患者，行患侧甲状腺加峡部全切，对侧大部分切除，患侧颈部作改良或淋巴结清扫术。术后还可进一步作[131]I 治疗。

滤泡状癌的手术原则与乳头状癌一致，一般而言，对滤泡状癌甲状腺切除应力求彻底，已确诊者行患侧腺叶加峡部切除，对侧腺叶至少大部分切除，最好全切或近全切除，不能肯定为恶性时，也以患侧腺叶加峡部全切除为好，可减少再次手术难度。但滤泡状癌的局部淋巴结转移少见，实际上需要清扫淋巴结为者为 10% 以下。滤泡状癌的生物学特性（摄碘、肿瘤细胞富有 TSH 受体）决定手术后的[131]I 治疗和 TSH 抑制治疗（给予甲状腺素）是其治疗的重要组成部分，[131]I 治疗不仅对可能残留的原发癌有效，对局部复发转移者也有良好作用，但其前提是最小甲状腺残留量（残留量为零最理想）。有较多量腺组织残留时，必须先作残留腺体的杀灭治疗，然后[131]I 才能作用于肿瘤组织。必要时加用 "Co" 或高能 X 线对无法彻底切除肿瘤作外照射，也有一定的帮助。

髓样癌手术治疗原则：

（1）手术治疗本病，甲状腺髓样癌常有多发性病灶，并且早期出现颈淋巴结转移，故应尽早作甲状腺全切术加颈淋巴结清扫，必要时探查上纵隔。

（2）手术中应探查甲状旁腺，增生或腺瘤者需切除 3 枚，保留 1 枚或其大部。

（3）术前须检查有无嗜铬细胞瘤，如有应先切除肾上腺。

未分化癌：应争取全部切除肿瘤或尽可能多地切除肿瘤组织，术后行外放射治疗。亦可酌情行外放射治疗，待肿瘤缩小再行手术。手术方式选择根治性切除全部甲状腺和颈部区域淋巴结清扫。

四、外科手术治疗

（一）常用术式

1. 甲状腺肿块切除术　适应证如下。

（1）甲状腺良性肿瘤。

（2）甲状腺肿块性质不明，需行局部切除作快速病检者。

2. 患侧腺体加峡部全切术　适应证：甲状腺乳头状癌滤泡状癌Ⅰ期、Ⅱ期包膜完整、无区域淋巴结转移者和血行转移者。

3. 患侧腺体加峡部全切，对侧大部分切除　适应证如下。

（1）甲状腺乳头状癌或滤泡状癌Ⅲ期、Ⅳ期。

（2）甲状腺乳头状癌或滤泡状癌Ⅰ期、Ⅱ期包膜不完整者。

4. 甲状腺全切术　适应证如下。

（1）甲状腺髓样癌患者。

（2）甲状腺乳头状癌或滤泡状癌Ⅲ期、Ⅳ期患者。

5. 中央区颈淋巴结清扫术　是在行甲状腺手术后，将同侧的①～⑨组淋巴结予以清扫，如果对侧有淋巴结转移，也同样进行。该术式创伤小，能达到或接近到达区域淋巴结清扫术效果。

甲状腺淋巴结大致分9组：①喉前淋巴结。②气管前、气管旁淋巴结。③甲状腺上极淋巴结。④甲状腺下极及喉返神经旁淋巴结。⑤颈内静脉上淋巴结。⑥颈内静脉中淋巴结。⑦颈内静脉淋巴结。⑧颌下淋巴结。⑨颏下淋巴结。

适应证：甲状腺乳头状癌、滤泡状癌有淋巴结转移者和一部分髓样癌Ⅰ期、Ⅱ期患者。

6. 改良颈淋巴结清扫术　是甲状腺癌术后，将颈前外侧所有脂肪、疏松结缔组织内淋巴结、胸锁乳突肌外的颈前肌群一并清扫。该术式需要切断许多颈丛神经，仅保留颈动静脉，患侧膈神经、迷走神经和副神经，必要时只保留一侧颈内静脉。该术式创伤大，已很少使用。

适应证：

（1）甲状腺髓样癌Ⅲ期、Ⅳ期。

（2）甲状腺未分化癌早期。

实际操作中很多髓样癌Ⅲ期、Ⅳ期作改良清扫。未分化癌大部分作外照射放疗。

7. 气管永久性造瘘术　具体如下。

（1）适应证

1）各型甲状腺癌局部已广泛侵犯，不能切除者。

2）气管受压明显，有窒息倾向者。

3）为外放疗作准备者。

（2）手术禁忌证

1）全身营养不良，多器官功能不全，不能耐受大型手术者。

2）有严重出血倾向，如凝血功能严重障碍、血小板严重降低者。

3）急性心、脑梗死患者急性期者。

在所有甲状腺手术，特别在进行联合根治性切除手术中，需要注意保护甲状旁腺不至全部切除，双侧喉返神经不致损伤。喉上神经、喉外支损伤会使声音低沉无力，但喉内支损伤会出现呛咳，不易恢复，要尽量避免。需要切断一侧颈内静脉时，必须保留对侧颈内静脉。切断颈丛皮支时必须妥善保留副神经、膈神经、迷走神经和臂丛神经。在处理静脉角时，要尽量避免损伤胸导管主干，其侧支要结扎完善，防止发生术后乳糜瘘。不要损伤胸膜顶和锁骨下血管，也不要损伤颌下腺并保留双侧胸锁乳突肌。

（二）手术并发症及处理

（1）喉返神经损伤：在甲状腺手术中最常见，大部分是右侧喉返神经损伤，与右侧喉返神经绕右锁骨下动脉斜行入甲状腺下极有关，线扎伤居多，只要发现及时，松开结扎线，均可恢复，如切断，可立即出现声嘶，双侧损伤则出现窒息。

（2）术中大出血：是上极血管结扎时滑脱所致，行区域淋巴结清扫时损伤较大血管也可引起。

（3）甲状旁腺损伤：行甲状腺双侧全切时最易发生，是术中没有严格在包膜囊内切除甲状腺所致，切下的标本需要认真检查才可及时发现。患者术后出现低钙性抽搐。

（4）喉上神经损伤：相对喉返神经损伤来讲，出现较少。但在处理上极血管出现大出血时常易损伤。

（5）术中窒息：是牵拉过度引起喉痉挛，过度损伤喉外组织出现喉头水肿，结扎变异的穿喉血管不牢，血管缩回喉内出血。以及双侧喉返神经损伤、声门关闭等均可引起。如不及时发现后果十分严重。

（6）空气栓塞：在处理甲状腺中下极静脉以及峡部静脉时撕破血管易出现，此外在行改良颈淋巴结清扫时损伤颈内静脉和锁骨下大血管时也可发生。

（7）术后出血：一般为线结脱落所致，如未及时发现，易致患者窒息。

（8）甲状腺功能低下：切除甲状腺组织过多所致，行甲状腺双侧全切时不可避免，需终身服用甲状腺素片。

（9）乳糜瘘：在行改良颈淋巴结清扫时损伤胸导管所致，术中要尽量避免。

（10）气胸：在行改良颈淋巴结清扫时，损伤胸膜顶所致。

（11）肿瘤复发：与切除不彻底有一定关系，与肿瘤性质、分化程度关系更大。

根据以上情况，术后应注意：

患者取半卧体位，保持引流通畅和呼吸道通畅，常规备气管切开包。密切观察呼吸、脉搏和血压，防止窒息发生并及时处理，遇有血肿形成要及时拆开缝线，遇有声嘶和呛咳时，要及时探查，松开线结，如神经确定切断，可取一段静脉架桥修补，一般可望 6 个月内恢复。遇低钙性抽搐时，要静脉补钙，待有条件时再行甲状旁腺移植。

五、放射治疗

甲状腺癌对放射治疗敏感性差，单纯放射治疗对甲状腺癌的治疗并无好处，故放射治疗原则上应配合手术使用，主要为术后放射治疗。

（一）放射治疗的适应证

1. 术后放疗适应证　具体如下。

（1）术中肯定局部残存癌。

（2）广泛淋巴结转移，尤其是包膜受侵者。

（3）局部骨转移引起的疼痛。

（4）未分化癌应常规术后放疗，不能手术者可单行姑息放疗。

2. ^{131}I 治疗适应证　高分化乳头状癌和滤泡状癌，具有高浓缩吸收^{131}I 的功能，在行甲状腺次全切或全切术后 4 周，常规行^{131}I 扫描，如甲状腺区域外无任何吸收区，定期复查甲状腺扫描即可；如有超出甲状腺区域外的吸收区存在，常规给予 100mCi 的^{131}I。所以，对其术后微小残存或复发转移者可行^{131}I 治疗，一般不行术后放疗，除非是有以下情况才考虑放射治疗：①病变穿透薄膜并侵及邻近器官，术后局部复发的可能性大。②肿瘤肉眼残存明显，而且不能手术切除，单纯靠放射性核素治疗不能控制者。③术后残存不吸碘者。

（二）放疗技术

1. 靶区设定　一般而言，对高分化癌用小野，低分化或未分化癌用大野。包括全部甲状腺体及淋巴引流区。上界至舌骨水平，下界可根据具体病变侵犯范围而定。最低至胸骨切迹即可。对未分化癌，上界应至下颌骨下缘上 1cm，应包括上颈部淋巴结，下界应至气管分叉水平，应包括上纵隔淋巴结。

2. 体位及固定　取仰卧位，选用合适角度的头架，用面罩固定头部。

3. 照射野设计　目前较常用的设野方法如下几种。

（1）两前斜野交角楔形照射技术：仰卧，用直线加速器 4~8MV-X 射线，采用等中心两前斜野（60°，300°），楔形板（30°）剂量比（1:1）。

（2）X 线与电子线混合照射：先高能 X 线前后大野或单前野照射到 36Gy 时颈前中央挡铅 3cm 继续照射，而挡铅部分用合适能量的电子线照射，既保证了靶区足够的剂量，又使脊髓受量处于安全范围。

（3）小斗篷野照射：先前后斗篷野，后野颈髓挡铅，前后野剂量比（4:1），参考点剂量设在颈椎体前缘，剂量 40Gy。加量时改用双侧水平野或两前斜野，下界上移至胸骨切迹水平。

4. 调强适形放疗（IMRT）　CTV 包括甲状腺区域及所有有病理证实的淋巴结阳性区域，周围淋巴结引流区即包括 Ⅱ~Ⅵ 区及上纵隔淋巴结，必要时包括 Ⅰ 区和咽后淋巴结。

5. 放疗剂量　常规分割，每次 2Gy，每日 1 次，每周 5 天，大野照射 50Gy，然后缩野针对残留区加量至 64~70Gy。

正常组织耐受量：脊髓 ≤4 000cGy，腮腺 ≤2 600cGy，喉 ≤7 000cGy。

（三）转移癌的治疗

对发生远处转移包括肺、骨等部位的高分乳头状、滤泡状癌采用 ^{131}I 治疗，可取得较好的疗效甚至长期治愈。用 ^{131}I 治疗前需要手术切除残存腺体或先用 ^{131}I 破坏残叶功能，否则会影响聚碘功能。对分化差的乳头状癌、滤泡状癌和髓样癌由于其不吸碘或吸碘功能有限，故不宜采用碘治疗，可采用放疗或加用化疗的方法，如对肺孤立转移灶可采用全肺放疗 1 500~2 000cGy，然后局部加量至 5 500~6 000cGy；骨转移可采用局部小野放疗，如 300cGy/次，10 次或 400cGy/次，5 次或 200cGy/次，20~30 次。

（四）疗效（表 7-1）

表 7-1　甲状腺癌远期治疗效果

病理类型	10 年生存率	10 年无瘤生存率	局部复发率	远处转移率
乳头状癌	87.1%	85.2%	20%	12%
滤泡状癌	59%	54%	35%	25%
髓样癌	69.7%	57.5%		
未分化癌	17.5%	（5 年生存率）		

六、化学药物治疗

甲状腺肿瘤对化疗不敏感。化疗主要用于未分化癌及其他类癌的手术后复发的病例，对这些病例化疗有一定的缓解作用。以下介绍几个临床试验方案。

法国 Renaudde Crevoisier 进行了放化疗联合手术治疗未分化甲状腺癌的报道，1990—2000 年共入组 30 例患者，20 例放化疗前手术，4 例放化疗后手术，放疗前行 2 个周期的化疗，放疗后进行 4 个周期。其余为多柔比星 60mg/m^2 + 顺铂 120mg/m^2，4 周重复，放疗为超分割，1.25cGy/次，2 次/日，总剂量 40Gy，中位生存期为 10 个月，3 年生存率为 27%。

美国 Ain Kb 报道了二次紫杉醇治疗未分化甲状腺癌的 Ⅱ 期临床试验的结果。局部放疗和手术复发或远处转移患者共有 20 例入组，7 例采取紫杉醇 120mg/m^2，96 小时持续静脉滴注，13 例为 140mg/m^2，每 3 周重复，使用 1~6 个周期不等。PR、CR 的持续时间改为 2 周，完成后 9 例又采取紫杉醇 225mg/m^2，每周 1 小时输注。19 例可评价疗效，总有效率 53%（1 例 CR，9 例 PR）。先前 2 例无效的患者使用紫杉醇 225mg/m^2 后获得 PR，试验显示短时间使用紫杉醇能提高疗效，但降低病死率还要进行更多的试验。

（黄华忠）

第二节　甲状腺癌的微创治疗

一、微创甲状腺切除

甲状腺是人体内重要的内分泌腺体，其癌症多发于中青年女性，因而外科治疗不仅要切除甲状腺病变，更要兼顾术后美容。传统甲状腺手术（conventional thyroidectomy，CT），虽然手术安全、效果优良，是目前的"标准术式"，却往往在患者颈部留下 6 ~ 8cm 的手术瘢痕。寻找一种既安全可行又能达到美容效果的手术方式，一直是普外科医生探索的目标之一。20 世纪末，内镜技术飞速发展，将外科带入了"微创时代"，其技术及观念渗入到甲状腺外科，开始了微创甲状腺癌手术。

1. 微创甲状腺切除适应证　大多数人认为，对于早期甲状腺乳头状癌和滤泡状癌患者，术中探查和术前检查未发现有包膜外浸润或无局部淋巴结转移，可行微创的腺叶切除或一侧腺叶 + 峡部 + 对侧大部切除或甲状腺全切术。

2. 微创甲状腺切除的手术径路及操作方法　具体如下。

（1）完全内镜下甲状腺切除术

1）颈部入路：是微创甲状腺切除最先报道的径路。先在胸骨上切迹做一 5mm 切口，直视下分离颈阔肌下间隙，置入套管，灌注 CO_2，置 2 个 2mm 套管于颈中线和患侧胸锁乳突肌前缘中部，再在患侧胸锁乳突肌前缘中上部置一个 10mm 套管，术毕时从此孔取标本。也有人做 3 个切口，即胸骨上切迹做 1 个 10 ~ 20mm 切口，另在颈部做两孔安置器械。此法径路短，操作较方便，但颈部留有多个小切口，美容效果欠佳。

2）锁骨下入路：目前报道有 2 种入路。一是由 Shimizu 等提出。在患侧锁骨下做一 15mm 切口（要求能被通常的衣领遮盖），切口可根据切除肿块的大小做适当延长，以保证顺利取出所切除的肿块，该切口放置超声刀。做 2 个 5mm 切口，一个在对侧锁骨下，一个在患侧颈侧，分别放置内镜和抓钳。钝性分离颈阔肌下间隙作操作空间，悬吊法维持空间。分离颈前肌群，暴露甲状腺肿物。此法将切口移至前胸，现获很多人支持，不足的是仍有一切口在颈侧。另一入路是对上述方法的改良，30mm 切口在病侧锁骨下缘，另有 2 个 5mm 切口在胸骨柄前方和同侧锁骨下方，钝性分离颈前间隙，灌注 CO_2 维持操作空间。此法消除了颈部切口。

3）胸壁前（乳房）入路：目前常用 2 种入路。一是由石井等最先报道，在前胸壁（即双乳晕上部）及乳腺内缘分别切开皮肤 12mm、5mm、15mm，以 5mm 内镜辅助的分离器沿皮下游离至颈部颈阔肌下，置入支架管，分别用于把持器、内镜及超声刀。以 5 ~ 6mmHg（1mmHg = 0.133kPa）压力将 CO_2 充入，制造手术操作空间。分离颈前肌群，暴露甲状腺肿物，用超声刀凝固切断甲状腺血管，手术由甲状腺下极开始，充分暴露喉返神经后向上逐渐完成。另一入路实际上是此法与锁骨下入路法结合后的改良，3 个切口分布如下：2 个切口分别在两乳晕上部，患侧 15mm 放置软性内镜，对侧 12mm 放置内镜器械；第 3 切口在患侧锁骨下 3cm 处，长 5mm，放置内镜器械。此两种方法避免了颈部手术切口，但手术时间长，操作复杂，剥离范围较大，且甲状腺上极肿物切除比较困难，非熟练内镜手术者难以完成。

4）腋下入路：由 Lkeda 等提出。患者仰卧、悬吊患侧上肢，在患侧腋窝前缘做 30mm 皮肤切口，剥离胸大肌表层筋膜进入颈阔肌下间隙，插入 12mm 套管，经此灌注 CO_2 和放置内镜。然后在内镜指引下在该切口下方插入 2 个 5mm 套管，安置内镜器械。内镜指引下扩大前胸及颈阔肌下空间，分离颈前肌群以暴露甲状腺。此法所有操作器械皆由同一径路进入，剥离范围较小，且切口在腋下，正常体位时完全可以掩盖，患者无论是在美观还是在生活质量方面都非常满意，同时克服了胸壁前径路不易处理甲状腺上极的问题，但是对侧甲状腺肿物的切除显得非常困难。

（2）内镜辅助下甲状腺切除术：该技术仅利用电视辅助内镜的放大作用和将其作为有效的光源，同时将医生的直视与内镜的监视结合起来，手术步骤与传统甲状腺手术基本相似。手术器械不专限于昂贵的内镜器械，而往往选用传统手术器械、耳鼻喉和整形专科器械；手术麻醉突破腔镜手术理论上要求全麻的限制，选用颈丛阻滞。该手术较完全内镜下甲状腺切除术简单、易掌握。

1）胸骨上入路：目前有3种切口，即胸骨切迹上2cm处做一1.5cm切口；胸骨切迹上1cm处做一2cm切口；胸骨上凹做一2~3cm切口。按照传统手术在切口下钝性分离颈阔肌下间隙，切开颈白线，分离带状肌显露气管，沿气管前筋膜进入甲状腺下极。其操作空间现基本由传统拉钩维持。

2）下颌下入路：由Yamashita等提出。在患侧下颌下皮肤横纹处做一2.5~3cm横切口，切开颈阔肌，钝性分离出颈阔肌下间隙，将胸锁乳突肌前缘与胸骨舌骨肌、肩胛舌骨肌分离，暴露甲状腺上极，结扎上极血管，屈曲患者颈部，在内镜指引下从前侧方剥离胸骨甲状肌下甲状腺腺体，最后切断峡部，取出标本。其操作空间由传统拉钩维持。此法适用于一侧甲状腺良性结节。

（3）非内镜下甲状腺切除术：该手术来源于微创甲状旁腺切除，由Ferzli等最先应用于甲状腺切除。在胸骨切迹上3~4cm的皮肤折痕处先做一2.5cm切口，直线光束加强术野光线与暴露，切口根据实际需要随时延长，90%患者都能在2.5~4cm切口范围内完成手术。切口延长>4cm的主要原因是肿瘤直径过大（>7cm）。该手术是传统甲状腺手术的一个改良，创伤小，易掌握，适应证广，是对内镜下微创甲状腺切除的有力补充。但由于切口位于颈前，美容效果不佳。

3. 微创甲状腺切除的并发症　腔镜甲状腺切除的并发症与传统手术大致相同，主要有术中血管出血、喉返神经损伤、误切甲状旁腺、气管损伤、术后术口感染、甲状腺功能低下、术后血肿等。由于内镜的放大作用，术中对解剖结构显示清晰，因此以上并发症相对于传统手术较少发生。CO_2气体灌注是维系手术空间的主要方法，颈部粗糙的组织面中CO_2容易吸收。Bellantone等人证实，当CO_2灌注压超过15mmHg时，易造成广泛严重的颅内压升高、皮下气肿甚至纵隔气肿，进而影响呼吸、循环功能，导致酸中毒及高碳酸血症。如有大的血管损伤，还可引发气体栓塞，这都会给手术造成极大不便。另外，该手术皮下分离范围较大，微创效果有待进一步探讨，分离不当时容易误入皮下脂肪层，脂肪组织破坏较多，术后易发生脂肪液化，恢复较慢。避免及减少并发症的关键在于，熟练掌握甲状腺的解剖结构、传统切除术及腔镜操作技术。控制适当的CO_2灌注压是减少CO_2灌注并发症的关键，一般认为低于10mmHg的灌注压能有效减少并发症的发生。

4. 微创甲状腺切除和传统手术的比较　传统甲状腺切除术治疗甲状腺疾病虽然疗效肯定，并发症少，但术后颈前留下永久性瘢痕，影响美观，大多数中青年女性患者难以接受。腔镜甲状腺手术切口隐蔽、美观的优点已得到大家的公认。国内外大量文献报道，传统手术与腔镜甲状腺手术2种术式本身对机体的创伤程度没有明显区别，而腔镜甲状腺手术基本明确的优点在于颈部无手术瘢痕、美容效果好，患者认知程度高，吞咽不适程度较轻。可以说，腔镜手术较传统甲状腺手术可以提高患者的远期生活质量。同时由于该手术方法比传统的手术方法有明显的优点，如手术图像放大、局部图像清楚、用超声刀切割甲状腺组织和甲状腺血管无出血、喉返神经损伤机会减少等。

关于甲状腺癌是否是腔镜手术的适应证还存在着争议，不能以牺牲手术效果换取美容效果，争议的问题有甲状腺癌进行腔镜甲状腺手术的切除范围是否能够达到要求和腔镜手术过程是否会引起肿瘤的播散。当然术后患者的生存时间是该手术方法的最终判断标准。由于腔镜手术治疗甲状腺癌的时间还很短，病例数也很少，目前还不能够用循证医学的方法判断该方法的科学性，应该讲还是一种新技术。

从目前的技术水平来讲，甲状腺腺体的切除包括腺体的全切除在腔镜下完成是没有问题的，因此，腔镜下甲状腺癌手术范围应该局限在没有淋巴结转移、没有局部侵犯的患者。然而甲状腺癌术前明确诊断多半不那么容易，而且术前判断有无颈淋巴结转移也不是很容易，有肿大淋巴结也不一定就有癌转移，无淋巴结肿大也不能够排除淋巴结有癌转移，而且甲状腺癌的传统开放手术切除范围也存在明显的争议，这就给腔镜甲状腺癌手术增加了很多选择性的困难。所以术前明确甲状腺癌诊断也很关键，对于青少年和60岁以上老年人的甲状腺结节、成年男性的甲状腺单发结节、突发无痛或进行性增大的甲状腺结节、坚硬和固定的甲状腺结节等高度怀疑甲状腺癌的情况，术前应进行CT、MRI、ECT、B超引导细针穿刺等检查手段，尽量明确甲状腺癌的定性诊断，同时明确有无颈部肿大淋巴结以决定是否进行腔镜手术。目前国内外已有不少文献报道腔镜下进行甲状腺癌的手术，术后甲状腺球蛋白的测定和全身碘扫描的随访与传统开放手术相类似，其结果令人振奋。但此手术方法符合肿瘤学原则，还需要更长时间的随访。

通过不断地探索，随着经验的积累，只要正确选择病例，遵循甲状腺癌的肿瘤手术原则，腔镜甲状腺癌手术不但可获得和开放手术相同的手术效果，而且可取得颈部无手术瘢痕的美容效果，提高患者术后的生存质量。

二、分化型甲状腺癌的 ^{131}I 治疗

Mazzaferri 等总结了长期随访的一组 576 例分化型甲状腺癌病例。他们发现在仅仅手术而术后没有用药物治疗的患者中复发率是 32%，术后使用甲状腺激素治疗者复发率为 11%，甲状腺激素治疗后再接受 ^{131}I 治疗者复发率仅为 2.7%。这些数据支持目前普遍接受的观点，分化的甲状腺癌术后行 ^{131}I 去除治疗可以使患者受益。

1. 分化型甲状腺癌的 ^{131}I 治疗的适应证 所有分化型甲状腺癌患者存在可以检出的残留正常甲状腺组织者；除了单个非侵袭性癌（最大径 <1.5cm）的患者外，残余组织有明显碘摄取者（>0.5%）；有颈部难以切除的病灶或有远隔转移准备做 ^{131}I 治疗者；根据个体特征，有复发风险者。

2. ^{131}I 治疗患者的准备 近全切术后的 4~6 周不要给予甲状腺素替代治疗，直到 TSH 升高到足以刺激功能性转移灶摄取 ^{131}I，即行 ^{131}I 去除治疗。或术后立即用全量的激素替代，4~6 周后患者服用 T$_3$（25μg，每天 3 次）2 周，然后停服各种甲状腺激素 11~14 天，做 ^{131}I 去除治疗。

3. ^{131}I 去除甲状腺的剂量 ^{131}I 去除甲状腺的最佳剂量一直存在争议。大多数人主张高的固定剂量（75~150mCi），用这个方案，一次剂量可使 85% 以上的患者达到残留甲状腺组织的完全去除，而无须追加去除的次数和剂量。而有些学者考虑到潜在的辐射致癌效应，主张固定低剂量 30mCi。

4. 维 A 酸诱导治疗无法应用 ^{131}I 去除治疗的分化型甲状腺癌 在分化型甲状腺癌的发展过程中，分化型甲状腺癌细胞的形态和功能可以发生退行性改变，使之无法应用 ^{131}I 去除治疗，影响患者的预后。郑容等研究证明，维 A 酸能诱导失分化的分化型甲状腺癌的再分化，使原本不能浓聚碘的病灶部位再次摄取碘，进而可以行 ^{131}I 去除治疗。

三、分化型甲状腺癌的甲状腺素治疗

大部分甲状腺癌分化程度较好，肿瘤细胞存在促甲状腺激素（TSH）受体，对垂体分泌的 TSH 有一定依赖性。抑制垂体产生 TSH，进而降低血中 TSH 的浓度，就可能抑制乳头状癌和滤泡状癌的生长。

1. 甲状腺素的适应证 乳头状癌和滤泡状癌分化程度好，肿瘤细胞存在 TSH 受体，对垂体分泌的 TSH 有一定依赖性。应用甲状腺素，抑制垂体产生 TSH，进而降低血中 TSH 的浓度，就可能抑制乳头状癌和滤泡状癌的生长。髓样癌发生于甲状腺滤泡旁细胞，不具有依赖 TSH 的生物学特性，应用甲状腺素无明显治疗效果。未分化癌来源于甲状腺的滤泡细胞，其分化程度低，对垂体甲状腺轴系统的依赖性差，抑制 TSH 的治疗效果不明显。

2. 甲状腺素应用时间和常用制剂 甲状腺乳头状癌及滤泡状癌患者应当终身应用甲状腺素。适量的甲状腺素的摄入，能够抑制垂体分泌 TSH，减少 TSH 对残余甲状腺癌组织的刺激，抑制肿瘤的生长和复发。另外，应用甲状腺素可纠正甲状腺次全切除或全切除术后的甲状腺功能低下。在高危甲状腺癌患者，抑制 TSH 的治疗可使患者的无病生存率明显提高。常用的甲状腺素如下。

（1）甲状腺片：主要成分为甲状腺素。口服吸收快，作用好，但有较明显蓄积作用。甲状腺癌患者常用剂量 80~120mg/d。

（2）左旋甲状腺素钠：主要成分为 T$_4$ 左旋体，在周围组织中脱碘形成 T$_3$ 和反 T$_3$。部分激素在肝脏中代谢，代谢物由胆汁排泄，常用剂量 75~150μg/d。因不同患者的耐受性不同，每个患者的用量亦不完全相同，治疗初始，以患者能耐受的最大量为宜。可检测血中 T$_3$ 和 T$_4$ 浓度，以指导甲状腺制剂的用量。

3. 甲状腺素的不良反应 剂量过大时可出现甲亢症状，如心悸、多汗、神经兴奋、性欲增高及失

眠等。严重者可有呕吐、腹泻及发热，甚至发生心绞痛、心力衰竭等。一旦产生，须立即停药至少2周；再从小剂量开始应用。

4. 治疗期间的检测　具体如下。

（1）TSH 检测：对应用甲状腺素治疗的甲状腺癌患者，TSH 血浓度可维持在 0.1~0.5mU/L。对于大多数能够耐受的患者，TSH 维持在 0.1mU/L 以下，能够达到理想的治疗效果。对于癌肿复发可能性高的患者，TSH 浓度可维持在 0.01mU/L 以下。

（2）甲状腺球蛋白的监测：甲状腺球蛋白是甲状腺癌随访中的重要肿瘤标志物。它在甲状腺滤泡内是合成甲状腺素的原料。甲状腺切除及用放射性碘治疗后，甲状腺球蛋白处于甲减范围。高于此水平，说明残留甲状腺组织或癌组织存在。TSH 抑制治疗时，如果测出甲状腺球蛋白水平升高，提示甲状腺癌复发。甲状腺素可抑制转移患者的甲状腺球蛋白分泌，所以停用甲状腺素抑制治疗可明显提高甲状腺球蛋白检测的敏感性。由于甲状腺素在体内有蓄积作用，一般须停用 2~4 周。停药可能增加复发率，对高危患者尤其不利。

四、^{125}I 粒子植入治疗甲状腺癌

放射性粒子永久植入人体内近距离照射杀伤肿瘤组织是一种新的放疗手段，近几年来在美、英等国发展很快，国内在这方面开始一些研究工作。放射性粒子植入局部照射可增加肿瘤与正常组织的剂量分配比。由于治疗时间缩短而使肿瘤细胞增生进一步减少；由于剂量率的降低使氧增比减少，即射线对肿瘤细胞杀伤时对氧的依赖性减小，进而部分克服了肿瘤乏氧细胞的放射抗拒性，有人认为低剂量持续放疗能增加肿瘤组织对放疗的敏感性。^{125}I 粒子术中植入治疗甲状腺癌，可缩小手术的解剖范围，扩大手术的治疗范围。与远距离外放射相比，具有靶准、量大而直接，同时具有连续性高效量率或低剂量率放疗的特点，从而大大改善肿瘤患者的治疗效果，但无全身放疗的不良反应。而术中采用粒子植入器时，则无须充分暴露手术视野，并可避免盲目地大量清扫脂肪组织，从而减轻手术创伤和对正常组织的干扰，患者术后恢复快。有研究报道了 76 例患者术后近期疗效良好，未发生明显的放疗不良反应，证明本法不失为又一新的有效的治疗方法。

五、氩氦刀治疗甲状腺癌

早在 4 000 多年前，古希腊人即用冰治疗疾病。1845 年，Faraday 用冰和盐水冷冻治疗肿瘤。1895 年，德国的 Linde 和英国的 Hampson 开始研制冷冻液化剂，进行消融治疗。1907 年，Pussey 第一次将固体 CO_2 应用于治疗过程，从而开始出现了"冷冻治疗学"概念。1994 年，美国研制成功一种新型的超低温介入冷冻治疗设备——氩氦刀用于肿瘤的治疗。目前，运用氩氦刀治疗晚期甲状腺癌取得了减轻瘤负荷、缓解临床症状和提高生活质量的目的，且无术后严重并发症，而成为一种较好的晚期甲状腺癌微创治疗的选择。

1. 氩氦刀治疗的适应证　外科常规手术切除较困难的甲状腺癌患者，可以减少术中出血和癌细胞转移的可能；手术后复发、无法再行手术者；有远处转移的低分化或未分化癌无法根治手术者；肿瘤巨大，已有气管压迫症状，各种原因不能耐受外科切除手术者。

2. 氩氦刀的手术方式　全麻后常规消毒、铺巾。穿刺点做一小切口，在 B 超引导下穿刺至预定的冷冻部位的中央，开启冷媒，按冷冻治疗常规操作。治疗中可多点冷冻或多刀头同时重叠冷冻，直至大部分瘤体被冷冻为止。治疗结束后，用可溶性止血纱布或吸收性明胶海绵填塞穿刺道预防出血。

3. 氩氦刀的疗效　晚期甲状腺癌中运用氩氦刀主要是姑息性治疗。远期疗效主要与冻融范围有关。冷冻范围占肿瘤体积 80% 以上时，术后临床症状明显改善，体重增加，食欲改善，生存期延长；冷冻范围占肿瘤体积 50%~70% 时，术后近期临床症状、精神、饮食均有不同程度的改善；冷冻范围占肿瘤体积 50% 以下时，术后临床症状、精神、饮食、体重等指标改善多不明显。

六、分子靶向药物治疗甲状腺髓样癌

ZD6474（2actima TM，Vandetanib）是一种合成的苯胺喹唑啉化合物，为口服的小分子酪氨酸激酶

抑制剂（TKI），可同时作用于肿瘤细胞表皮生长因子受体（EGFR）、血管内皮生长因子受体（VEG-FR）和RET酪氨酸激酶。表皮生长因子酪氨酸激酶抑制剂（EGFRTKI）不仅可抑制由EGF诱导的肿瘤细胞增生，还可通过下调肿瘤细胞的血管生成因子及抑制EGFR对肿瘤血管内皮细胞的信号传导，从而也可能具有抗血管生成作用。

对于甲状腺髓样癌，这种罕见、遗传性的进展期疾病目前可供选择的治疗方案少，无论放射治疗、联合化疗抑或内分泌治疗效果不佳，预后差。0008号研究是一项进行中的开放的Ⅱ期研究，评估ZD6474治疗进展期遗传性甲状腺髓样癌的疗效和不良反应。11例可评价的患者中，接受ZD6474 300mg/d至少3个月，2例患者获得PR，9例患者获SD。另外，使用ZD6474后，血浆肿瘤标志物降钙素和癌胚抗原分别较基线值下降了72%和25%。2006年2月，FDA批准ZD6474为治疗甲状腺癌的快通道药物。

（黄华忠）

第八章

乳腺癌

一、病理分类

1. 上皮性肿瘤　①浸润性导管癌，非特殊类型：混合型癌，多形性癌，伴破骨巨细胞的癌，伴绒癌特征的癌，伴黑色素细胞特征的癌。②浸润性小叶癌。③小管癌。④浸润性筛状癌。⑤髓样癌。⑥黏液癌和富于黏液的其他肿瘤：囊腺癌，柱状细胞黏液癌，印戒细胞癌。⑦神经内分泌肿瘤：实性神经内分泌癌，非典型类癌，小细胞/燕麦细胞癌，大细胞神经内分泌癌。⑧浸润性乳头状癌。⑨浸润性微乳头状癌。⑩大汗腺癌。⑪化生性癌：纯上皮化生性癌：鳞状细胞癌，腺癌伴梭形细胞化生，腺鳞癌，黏液表皮样癌。上皮/间叶混合性化生性癌。⑫富于脂质癌。⑬分泌型癌。⑭嗜酸细胞癌。⑮腺样囊性癌。⑯腺泡细胞癌。⑰富于糖原透明细胞癌。⑱皮脂腺癌。⑲炎症型癌。⑳导管内癌。

2. 肌上皮病变　恶性肌上皮瘤。

3. 间叶性肿瘤　①血管肉瘤。②脂肪肉瘤。③横纹肌肉瘤。④骨肉瘤。⑤平滑肌肉瘤。

4. 叶状肿瘤　恶性。分为三级：Ⅰ级为良性，Ⅱ级为临界恶性，Ⅲ级为恶性。

5. 纤维上皮性肿瘤　导管周围间质肉瘤（低度恶性）。

6. 乳头部肿瘤　乳头 Paget 病。

二、临床分期

（一）乳腺癌（Breast Cancer）TNM

T—原发肿瘤

T_x—原发癌无法评估；

T_0—无原发癌；

T_{is}—原位癌；

T_{is}（DCIS）—导管原位癌；

T_{is}（LCIS）—小叶原位癌；

T_{is}（Paget's）—乳头 Paget 病；

T_1—肿瘤最大径≤20mm；

T_{1mic}—肿瘤最大径≤1mm；

T_{1h}—肿瘤最大径>1mm，但≤5mm；

T_{1b}—肿瘤最大径>5mm，但≤10mm；

T_{1c}—肿瘤最大径>10mm，但≤20mm；

T_2—肿瘤最大径>20mm，但≤50mm；

T_3—肿瘤最大径>50mm；

T_4—不论肿瘤大小，肿瘤直接侵及胸壁和（或）皮肤（溃疡或皮肤结节）；

T_4—肿瘤侵犯到胸壁；不包括胸肌粘连/侵犯；

T_{4b}—溃疡和（或）同侧卫星结节和（或）皮肤水肿（包括橘皮样变）；

T_{4c}—T_{4a}和T_{4b}；

T_{4d}—炎性乳腺癌。

N—区域淋巴结

临床：

N_x—区域淋巴结不能评估；

N_0—无区域淋巴结转移；

N_1—同侧腋窝Ⅰ、Ⅱ级水平活动的淋巴结转移；

N_2—同侧腋窝Ⅰ、Ⅱ级水平固定，不光滑的淋巴结转移，或同侧内乳淋巴结转移无腋窝淋巴结转移；

N_{2a}—淋巴结固定；

N_{2b}—同侧内乳淋巴结转移无腋窝淋巴结转移；

N_3—同侧锁骨下淋巴结转移（Ⅲ级水平）有或无腋窝Ⅰ、Ⅱ级水平的淋巴结转移；

同侧内乳淋巴结转移并有腋窝Ⅰ、Ⅱ级水平的淋巴结转移；

锁骨上淋巴结转移有或无Ⅰ、Ⅱ级水平的腋窝淋巴结转移或内乳淋巴结转移；

N_{3a}—同侧锁骨下淋巴结转移；

N_{3b}—同侧内乳淋巴结转移；

N_{3c}—同侧锁骨上淋巴结转移。

病理（pN）：

pN_x—区域淋巴结不能评估（已切除或留作病理研究）；

pN_0—无区域淋巴结转移；

pN_0（i）—无区域淋巴结转移，IHC阴性；

pN_0（1+）—区域淋巴结中恶性细胞不超过0.2mm（HE或IHC包括ITC检查）；

pN_0（mol−）—无区域淋巴结转移，分子检测（RT−pCR）阴性；

pN_0（mol+）−RT−pCR检测阳性，但无区域淋巴结转移，IHC阴性；

pN_1—腋窝淋巴结微转移，或1~3个转移，和（或）通过前哨淋巴结活检发现内乳淋巴结转移，但临床上未发现[***]；

pN_{1mi}—微转移［0.2mm和（或）大于200个细胞，但均≤2.0mm］；

pN_{1a}—1~3个腋窝淋巴结转移，至少1个转移灶>2.0mm；

pN_{1b}—通过前哨淋巴结活检发现内乳淋巴结微转移或大体转移，但临床上未发现[***]；

pN_{1c}—1~3个腋窝淋巴结转移以及通过前哨淋巴结活检发现内乳淋巴结微转移或大体转移，但临床上未发现；

PN_2—4~9个腋窝淋巴结转移，或临床上发现[****]内乳淋巴结转移，但腋窝淋巴结无转移；

pN_{2a}—4~9个腋窝淋巴结转移（至少一个病灶>2.0mm）；

pN_{2b}—临床上发现[****]内乳淋巴结转移，但腋窝淋巴结无转移；

pN_3—≥10个腋窝淋巴结转移；或锁骨下（Ⅲ级腋窝）淋巴结转移；或临床上发现[****]同侧内乳淋巴结转移，同时有1个或更多Ⅰ、Ⅱ级腋窝淋巴结阳性；或多于3个腋窝淋巴结转移同时前哨淋巴结活检发现内乳淋巴结微转移或大体转移，但临床上未发现[***]；或同侧锁骨上淋巴结转移；

pN_{3a}—腋窝淋巴结转移≥10个（至少1个病灶>2.0mm）；或锁骨下（Ⅲ级腋窝）淋巴结转移；

pN_{3b}—临床上发现[****]同侧内乳淋巴结转移，同时有1个或更多Ⅰ、Ⅱ级腋窝淋巴结阳性；或多于3个腋窝淋巴结转移同时前哨淋巴结活检发现内乳淋巴结微转移或大体转移，但临床上未发现[***]；

pN_{3c}—同侧锁骨上淋巴结转移。

［注］＊＊＊"临床上未发现"的定义为影像学检查（淋巴结闪烁扫描除外）或临床体检未发现。

＊＊＊＊"临床上发现"的定义为影像学检查（淋巴结闪烁扫描除外）或临床体检发现有高度怀疑为恶性转移的特征，或细针穿刺细胞学检查可见转移。

M—远处转移

M_0—无远处转移的临床或影像证据；

cM_0（0＋）—无远处转移的临床或影像证据，但在血液、骨髓或其他非区域淋巴结中经分子检测或显微镜检测到小于 0.2mm 的肿瘤细胞集聚，患者无转移的症状和体征；

M_1—临床和影像检查有远处转移或经组织学证实大于 0.2mm 的转移。

（二）临床分期

0 期	T_{is}	N_0	M_0
Ⅰ A 期	T_1＊	N_0	M_0
Ⅰ B 期	T_0	N_{1mi}	M_0
	T_1＊	N_{1mi}	M_0
Ⅱ A 期	T_0	N_1＊＊	M_0
	T_1＊	N_1＊＊	M_0
	T_2	N_0	M_0
Ⅱ B 期	T_2	N_1	M_0
	T_3	N_0	M_0
Ⅲ A 期	T_0	N_2	M_0
	T_1＊	N_2	M_0
	T_2	N_2	M_0
	T_3	N_1	M_0
	T_3	N_2	M_0
Ⅲ B 期	T_4	$N_{0\sim2}$	M_0
Ⅲ C 期	任何 T	N_3	M_0
Ⅳ 期	任何 T	任何 N	M_1

［注］T_1＊包括 T_{1mi}；N_2＊＊T_0 和 T_1 仅有淋巴结微转移分到 Ⅰ B 期。

区域淋巴结分组：

（1）腋窝（同侧）：包括胸肌间淋巴结及其分支分布的淋巴结。

（2）胸骨旁（同侧）：位于胸内筋膜的胸骨旁肋间隙的淋巴结。

（3）锁骨上：即锁骨上窝淋巴结。位于由肩胛舌骨肌及其肌腱构成侧缘和上缘、颈内静脉构成内缘、锁骨和锁骨下静脉构成下缘的三角区。该三角区以外的邻近淋巴结归入下颈部淋巴结（M_1）。

三、治疗原则

Ⅰ期：手术治疗包括保乳手术加放射治疗，或改良根治术，或单纯乳房切除加腋下淋巴结清扫。对临床 N_0 患者，可行前哨淋巴结活检，阴性者不做腋下淋巴结清扫。前哨淋巴结活检阳性者，行腋下淋巴结清扫术。对有中高危复发因素患者术后辅助化疗。激素受体阳性者给予内分泌治疗。HER - 2 阳性（IHC 3 ＋或 FISH ＋）且肿瘤直径大于 0.5cm 者，给予曲妥珠单抗辅助治疗。

Ⅱ A 期：手术治疗，术后辅助化疗。有保乳意向的 T_2 患者，可先新辅助化疗后手术。激素受体阳性者术后给予辅助内分泌治疗，HER - 2 阳性者加曲妥珠单抗辅助治疗。

Ⅱ B 期：先新辅助化疗后手术。术后根据激素受体和 HER - 2 状况给予辅助内分泌治疗和曲妥珠单抗治疗。T_3 患者应术后放疗。pN_1 及有高危因素者辅助放疗。

Ⅲ期：新辅助化疗或内分泌治疗待肿瘤缩小后再行手术治疗，术后放疗。激素受体阳性者术后内分泌治疗。HER－2 阳性者加曲妥珠单抗新辅助或辅助治疗。

Ⅳ期：以化疗、内分泌治疗为主的综合治疗。HER－2 阳性者同时加曲妥珠单抗治疗。必要时选择性局部放疗或姑息手术治疗以缓解症状或加强局部控制。

四、综合治疗

（一）手术

术式包括改良根治术、全乳腺切除加腋窝淋巴结清扫术、保留乳房的肿瘤切除加腋下淋巴结清扫术。对临床 N_0 病例，可行前哨淋巴结活检，病理阴性或微转移者不再清扫腋窝淋巴结，前哨淋巴结阳性者需行腋窝淋巴结清扫术。

保乳手术的禁忌证。

1. 绝对禁忌证　①肿瘤病变广泛。②病理切缘阳性。③钼靶照像显示弥漫可疑或癌性微钙化灶。④既往乳房或胸壁放疗。

2. 相对禁忌证　①肿瘤 >5cm（2B 类）。②灶性阳性切缘。③已知存在 BRCA 1/2 突变的绝经前妇女：保乳手术后同侧乳腺癌复发或发生对侧乳腺癌的风险增加；可考虑预防性双侧乳腺癌切除以降低风险。④≤35 岁妇女：有较高复发和再发乳腺癌风险。

（二）放疗

（1）适应证：T_3 或 T_4；N≥4 个淋巴结阳性；保乳手术后；手术切缘残留癌细胞；$N_{1\sim3}$ 并发多个危险因素。接受新辅助化疗患者的放疗适应证：根据化疗前肿瘤情况决定适应证和照射野。

（2）照射方法

1）全乳房照射：使用子野或调强放疗（IMRT）的正向计划。乳房照射剂量：每次 1.8～2Gy，总剂量 45～50Gy，或每次 2.66Gy，总剂量 42.5Gy。更高危患者：50 岁以下，腋窝淋巴结阳性，淋巴管血管浸润或手术切缘接近肿瘤者给瘤床推量照射，采用近距离放疗或电子束或光子束照射，标准剂量每次 2Gy，总剂量 10～16Gy，每周 5 次。

2）胸壁照射：靶区包括同侧胸壁、乳房切除术瘢痕和可能的引流部位。

3）区域淋巴结照射：每次剂量 1.8～2.2Gy，总剂量 50Gy ± 切口瘢痕区的推量照射每次 2Gy，总剂量 60Gy，每周 5 次。

4）内乳区淋巴结临床阳性或病理阳性，必须进行内乳区放疗，反之由医生决定。

5）部分乳房照射（PBI）：在临床试验中，还需长期随访。

五、肿瘤内科治疗

（一）新辅助化疗（又称术前化疗）

1. 适合局部晚期乳腺癌或肿瘤偏大有保乳意向的病例　通过化疗缩小肿瘤，降低分期达到可手术目的。新辅助化疗还可评估化疗药物的敏感性，为以后选择合适的化疗方案提供依据。新辅助化疗取得病理完全缓解者（pCR）生存期延长，预后改善。通常三阴性和 HER－2 阳性乳腺癌亚型对化疗较敏感，pCR 率较高。新辅助化疗可选择蒽环联合紫杉类药物方案同时或序贯治疗，一般 4～8 周期，在术前完成；若术前不足者，应术后补足。也可根据不同亚型探索新的化疗方案。

2. HER－2 阳性乳腺癌　推荐化疗联合曲妥珠单抗（赫赛汀）治疗，可进一步提高有效和 pCR 率，曲妥珠单抗应持续使用 1 年。

3. 三阴性乳腺癌（Triple Negatice Breast Cancer，TNBC）　TNBC 是指 ER、PR 和 HER－2 三者均阴性的乳腺癌，占乳腺癌病理类型的 12%～17%，中国女性 TNBC 发病率为 16%～26%。TNBC 多发生于 40 岁以下绝经前妇女，预后差、复发转移发生率高。由于其缺少内分泌治疗和特异的靶向治疗药物，治疗受到很大限制，联合化疗为其全身治疗重要治疗手段，但目前尚无统一的治疗指南。

多个研究显示以铂类为基础的方案有更好的疗效。Sirohi B 等（2008）对 TNBC 病例用含铂类药物为基础方案行新辅助化疗，结果有效率高达88%，而其他类型的乳腺癌的有效率仅为51%。5年总生存率（64%对85%）和无病生存率（57%对72%）仍低于非TNBC。说明在TNBC病例中较其他乳腺癌对含铂类药物有更好的有效率（41%对31%）。Silver N等对28例Ⅱ、Ⅲ期TNBC行新辅助化疗，单药顺铂（75mg/m^2，21天为1周期，4周期），结果pCR为21%（6例，其中2例为BRCA1），cCR为64%（18例），其中2例BRCA1突变者在接受2周期化疗后，即获pCR；而非BRCA1突变患者pCR较低（15%，4/26）。表明顺铂对TNBC有较好的疗效，且BRCA1突变患者对顺铂更为敏感。Byrski T等从6 903例中选取102例伴有BRCA1突变，且曾行新辅助化疗的患者，化疗后有24%达到pCR，回顾性分析应用不同化疗方案达到pCR：CMF（CTX + MTX + 5 - FU）为7%（1/14）；TA（TXT + ADM）为8%（2/25）；AC（ADM + CTX）或FAC（5 - FU + ADM + CTX）为22%（11/51）；单药顺铂为83%（10/12）。显示顺铂有更高的病理缓解率。

（二）术后辅助化疗

1. 复发风险与化疗　通常根据手术后临床病理特征评估复发风险，决定是否需要化疗。2007年St. Gallen早期乳腺癌专家共识将乳腺癌复发风险分为低危、中危和高危。①低危：腋下淋巴结阴性，具有以下所有特征：年龄≥35岁；T（肿瘤）≤2cm；组织分级Ⅰ级；无脉管瘤栓；ER/PR阳性；HER - 2阴性。②中危：腋下淋巴结阴性，具有以下特征之一：年龄 < 35岁；T > 2cm；组织分级Ⅱ～Ⅲ级；有脉管瘤栓；ER/PR阴性；HER - 2阳性；或腋下淋巴结1～3个阳性，但ER/PR阳性，HER - 2阴性。③高危：腋下淋巴结≥4个阳性或腋下淋巴结1～3个阳性，但ER/PR阴性或HER2阳性。

除低危及少数中危患者不需要化疗外，多数中危及高危乳腺癌患者都需要术后化疗。对少数中危风险、腋下淋巴结阴性、不良预后因素较少临床难以判断是否化疗获益的患者，可采用多基因检测评估复发风险，如21基因 - Oncotype，指导个体化治疗选择。目前国内医院尚未正式开展这项工作。

2. 分子分型与化疗　乳腺癌是分子异质性肿瘤，根据基因芯片技术，将乳腺癌大体分为4个分子亚型，不同亚型有不同的生物学特点和预后，治疗也有所不同。由于基因微阵列检测很难常规在临床应用，采用最接近、方便的临床病理标准来确定亚型具有实用性，但与本质的亚型不完全等同。2011年St. Gallen早期乳腺癌专家共识建议如表8 - 1所示。

表8 - 1　基因亚型与治疗

基因亚型	临床病理定义	注释及治疗选择
Luminal A	Luminal A ER和（或）PR阳性，HER - 2阴性 Ki67 < 14%	（1）Ki67指数临界值是通过与PAM50本质亚型比较而定。 （2）染色的质控很重要。 （3）内分泌治疗
Luminal B	Luminal B（HER - 2阴性） ER和（或）PR阳性，HER - 2阴性 Ki67高 Luminal B（HER - 2阳性） ER和（或）PR阳性，任何Ki67值 HER - 2过表达或扩增	（1）如果Ki67检测不可靠的话，可用组织学分级等替代肿瘤增殖的指标来区别A或B型。 （2）内分泌治疗 ± 化疗。 （3）化疗 + 抗HER - 2治疗 + 内分泌治疗
HER - 2过表达	HER - 2阳性（非Luminal） ER阴性PR阴性 HER - 2过表达或扩增	化疗 + 抗HER - 2治疗
Basal - like（基底样）	三阴性 ER阴性PR阴性，HER - 2阴性	（1）三阴性与基底样型间有80%重叠，但也包括一些特殊类型低风险如髓样癌、囊腺癌等。 （2）化疗

对Luminal A型：可单用内分泌治疗，但少数淋巴结转移较多或有其他风险者需化疗。

对Luminal B（HER - 2阴性）型：可根据激素受体表达情况、复发风险及患者的意愿来选择化疗。

术后淋巴结阴性的髓样癌、囊腺癌可以不化疗。特殊组织类型根据激素受体情况决定内分泌治疗或化疗。

辅助化疗方案：一般采用 NCCN 指南推荐的化疗方案和剂量（见化疗方案）。对腋下淋巴结阳性或淋巴结阴性，但同时有多个危险因素者推荐蒽环类和紫杉类方案联合或序贯治疗；对腋下淋巴结转移≥4 个者，若身体条件允许，优选 2 周密集化疗。对腋下淋巴结阴性、危险因素较少者，可选择含蒽环类（AC、EC、FAC 或 FEC 方案）或紫杉类（TC 方案）方案或 CMF 方案。化疗时间为 4～8 个周期，延长治疗时间不提高疗效。

（三）晚期乳腺癌化疗

晚期乳腺癌难于治愈，治疗目的是延长生存期，缓解症状和改善生活质量。化疗药物和方案的选择应考虑患者一般状况、病变范围及既往治疗方案和疗效，权衡利弊，避免过重的毒性。

晚期乳腺癌最有效的化疗药物包括蒽环类、紫杉类、长春瑞滨等，单药一线治疗的有效率≥40%，其他药物包括吉西他滨、卡培他滨、铂类（顺铂、卡铂）、烷化剂（环磷酰胺、异环磷酰胺）等，有效率 20%～30%。新型白蛋白紫杉醇（Gradishar WJ 等）克服了传统紫杉醇的过敏反应，不需要预处理，单药一线治疗的有效率（42%）和中位 TTP（23 周）优于传统紫杉醇（ORR 27%，TTP 16.9 周），是新的治疗选择。甲磺酸艾日布林（Eribulin mesylate）是非紫杉烷类微管抑制剂，可阻断微管蛋白多聚体的形成，抑制微管生长。EMBRACE Ⅲ 期临床研究（Cortes J 等）证实，对多线治疗后的晚期难治性乳腺癌，与对照组（采用其他单药化疗、内分泌治疗或生物治疗等）比较，甲磺酸艾日布林（1.4mg/m^2，第 1、8 天，静脉注射，21 天为 1 周期）能延长 OS 2.5 个月，分别为 13.1 个月和 10.6 个月，P = 0.04，提高 ORR，分别为 12% 对 5%，P = 0.02。美国 FDA 已批准其用于治疗接受过 2 种以上化疗方案（含蒽环类和紫杉类化疗药物）治疗的转移性乳腺癌。

对适合化疗患者，可选择单药或联合化疗。通常多个内脏转移，肿瘤负荷较大，进展快的患者宜选择联合化疗。常用方案包括卡培他滨联合多西他赛或长春瑞滨方案，吉西他滨联合紫杉醇或多西他赛等，或含铂（顺铂或卡铂）的两药联合方案。联合化疗有效率高，显效快，TTP 较长，但也增加毒性。对病情进展相对较慢、肿瘤负荷不大、身体条件较差或老年患者，单药化疗是较好的选择。由于毒性较轻，耐受性较好。

对 HER-2 阳性者，标准的治疗是化疗同时联合曲妥珠单抗。曲妥珠单抗与多个化疗药有协同或增效作用，可提高化疗疗效，延长 TTP 和 OS（>6 个月）。

对三阴性乳腺癌（TNBC），目前缺乏标准的化疗方案。多个小规模的临床研究评价铂类联合方案的疗效。Staudacher L 等（2011）对 143 例转移性乳腺癌接受铂类为基础方案化疗，其中 93 例为 TNBC。结果 TNBC 组的 PFS 为 5 个月，mOS 为 11 个月，ORR 为 33.3%（31 例），非三阴组，ORR 为 22%（50 例，P = 0.1），TNBC 用铂类为基础化疗的 ORR 较高，但两组的 PFS 和 OS 无明显差异。Maisano R 等 Ⅱ 期临床研究，31 例经蒽环类药治疗的转移性 TNBC，用吉西他滨联合卡铂方案治疗。结果 CR 1 例，PR 9 例，ORR 为 32%，PFS 为 5.5 个月，mOS 为 11 个月。

（四）内分泌治疗

适应证：雌激素受体和（或）孕激素受体阳性的乳腺癌。

1. 新辅助内分泌治疗　对 ER 阳性的绝经后老年局部晚期乳腺癌患者，新辅助内分泌治疗可取得较好疗效。首选芳香化酶抑制剂，总有效率 60%～80%，治疗 3～6 个月肿瘤缩小后再手术。新辅助内分泌治疗的疗效与化疗相当，且不良反应轻、患者耐受性好，是绝经后老年患者的较好治疗选择。

2. 术后辅助内分泌治疗　如下所述。

（1）绝经前患者：推荐他莫昔芬（TAM）治疗 5 年，但 2013 年 ArLS 研究结果（DaviesC 等，2013）显示他莫昔芬 10 年治疗与 5 年相比能进一步降低后续的复发和死亡风险，15 年 PFs 获益 3.7%，OS 获益 2.8%。对中高危复发风险、耐受性好患者可考虑延续治疗至 10 年。对部分年轻（年龄<40

岁）、有高危复发因素的患者，在有效的卵巢功能抑制（手术切除或药物）后加用他莫昔芬或芳香化酶抑制剂能进一步提高疗效。由于对卵巢切除手术的顾虑及心理的影响，药物去势更易被患者接受。戈舍瑞林（LHRH 类似物）是最常用的药物，每次剂量 3.6mg，皮下注射，每 4 周 1 次，停药 2~3 个月后卵巢功能可恢复；对围绝经期患者，他莫昔芬治疗 2~3 年后绝经者，可以改用芳香化酶抑制剂共用 5 年；他莫昔芬 5 年后绝经者，可改用来曲唑 5 年，做后续强化治疗。

（2）绝经后患者：多个大型Ⅲ期临床试验如 ATAC、BIG-98、TEAIM 均证实芳香化酶抑制剂（阿那曲唑、来曲唑、依西美坦）在降低复发、提高无病生存期上优于他莫昔芬，不良反应轻。目前芳香化酶抑制剂已经取代他莫昔芬成为新的标准治疗。药物治疗选择：①阿那曲唑或来曲唑或依西美坦 5 年。②各种原因初始未能使用芳香化酶抑制剂者，治疗中有机会时应随时换用芳香化酶抑制剂共用 5 年。③对芳香化酶抑制剂治疗中不能耐受的患者可换用他莫昔芬共 5 年。④少数很低危的患者，仍然可以使用他莫昔芬。

由于芳香化酶抑制剂可进一步降低血中雌激素水平，降低骨密度和增加骨折风险，故使用芳香化酶抑制剂前应基线检查骨密度，治疗中补充钙和维生素 D，每年监测骨密度；对已有骨质疏松者（T 值 < -2.5）应同时给予唑来膦酸 4mg，每 6 个月 1 次，预防骨折发生；对已有骨密度降低者，应仔细评估骨折发生风险，个体化选择唑来膦酸治疗。

3. 晚期乳腺癌内分泌治疗　对仅有骨和软组织转移、术后无病生存期较长、病情发展较慢的患者，可首选内分泌治疗。也可作为病情控制后的维持治疗。药物选择类似辅助治疗。绝经前患者，首选卵巢功能抑制（手术切除或药物）加芳香化酶抑制剂或他莫昔芬。对绝经后患者，辅助治疗使用过他莫昔芬者，首选芳香化酶抑制剂；辅助治疗应用过芳香化酶抑制剂者，可选择氟维司群、他莫昔芬或不同类的芳香化酶抑制剂；不同芳香化酶抑制剂之间的疗效没有直接比较的数据，可根据个人经验来选择。孕激素、雄激素等药物通常作为三线以后的选择。

内分泌治疗中的耐药是治疗失败的主要原因。ER 作用通路与细胞内其他信号通路之间有交联（CROSS-TALK）作用，PI3K/Akt/mTOR 是 EGFR/HER-2 的下游通路，其激活可干扰 ER 受体功能，导致内分泌治疗耐药。依维莫司（Everolimus）为哺乳动物雷帕霉素（mTOR）的选择性抑制剂。它可与细胞内蛋白 FKBP12 结合形成抑制 mTOR 活性的复合体 mTORC1，从而抑制这一通路的激活，增强内分泌疗效。BOLERO-2Ⅲ期临床研究显示，对激素受体阳性、非甾体类芳香化酶抑制剂治疗中进展的绝经后晚期乳腺癌患者，与单药依西美坦比较，依维莫司（10mg/d，口服）联合依西美坦能显著延长中位 PFS 4.1 个月，分别为 6.9 个月和 2.8 个月（研究者评估），P < 0.001；提高有效率，分别为 9.5% 和 0.4%。主要 3~4 级不良反应为口腔炎（8%）、呼吸困难（4%）、高血糖（4%）和间质性肺炎（3%）。2012 年 7 月美国 FDA 已批准依维莫司联合依西美坦治疗激素受体阳性、HER-2 阴性、非甾体类芳香化酶抑制剂治疗进展的晚期乳腺癌。推荐剂量为 10mg，口服，每日 1 次。

（五）靶向药治疗

1. 抗 HER-2 靶向治疗　20%~25% 的乳腺癌有 HER-2 基因扩增，它是预后不良指标，也是治疗的靶点。

抗 HER-2 靶向治疗的适应证：免疫组织化学法 HER-2（+++）或 FISH 法 HER-2 基因扩增（HER-2 基因拷贝数/17 号染色体比值 ≥ 2.0）。HER-2（++）者应行 FISH 检测，阳性患者给予抗 HER-2 治疗。

（1）曲妥珠单抗（Herceptin，赫赛汀）：是首个针对细胞膜外 HER-2 受体的单克隆抗体，对于 HER-2 阳性〔免疫组织化学法（+++），或 FISH 检测（+）〕的早期乳腺癌，四项大型Ⅲ期临床试验（HERA、NSABP B-31、NCCTG 9831、BCIRG 006），入选患者数超过 1 万例，均证实术后 1 年曲妥珠单抗辅助治疗可降低 HER-2 阳性乳腺癌复发风险 50%，降低死亡风险 33%。无论年龄、肿瘤大小、淋巴结是否转移、受体状况如何均可获益。目前曲妥珠单抗已成为 HER-2 阳性早期乳腺癌的标准治疗。推荐剂量首次 8mg/kg，静脉滴注 90 分钟，以后 6mg/kg，每 3 周 1 次，治疗时间为 1 年。治疗中应定期监测心脏功能（LVEF 值）。

对 HER-2 阳性晚期乳腺癌，多个临床研究表明曲妥珠单抗联合化疗可以提高有效率（1 倍以上），延长 TTP（大于 6 个月），改善总生存。它是目前的标准一线治疗方案。它与多个化疗药物如紫杉类、铂类、长春瑞滨、吉西他滨、卡培他滨等具有协同增效作用，可根据具体病情选择联合方案。治疗有效的患者可采用曲妥珠单抗维持治疗；在曲妥珠单抗治疗中病情进展者，GBG26 Ⅲ期研究显示继续曲妥珠单抗换用卡培他滨治疗，其 CBR 和 TTP 均优于停止曲妥珠单抗单药卡培他滨治疗，分别为 75.3% 和 54%，P=0.006 8；8.2 个月和 5.6 个月，P=0.03。提示持续抑制 HER-2 患者获益更大。

对 ER 阳性的晚期乳腺癌，曲妥珠单抗联合内分泌治疗可克服耐药，提高疗效。TAn-DEM 研究结果显示对绝经后 HER-2 阳性患者，阿那曲唑联合曲妥珠单抗一线治疗与单药阿那曲唑比较，能提高 CBR（42.7% 对 27.9%）和 PFS（4.8 个月对 2.4 个月），不良反应轻。适合老年、肿瘤负荷不大、化疗耐受性差者或作为化疗后的维持治疗。

（2）拉帕替尼（Lapatinib）：是口服双靶点 HER-1 和 HER-2 受体细胞内酪氨酸激酶抑制剂。EGF100151 研究显示对于既往蒽环类、紫杉类和曲妥珠单抗治疗失败的难治性 HER-2 阳性晚期乳腺癌，拉帕替尼（1 250mg/d，口服）联合卡培他滨的 TTP（8.4 个月）和 PFS（8.1 个月）均优于单药卡培他滨（分别为 4.4 个月对 4.1 个月，P<0.001），是曲妥珠单抗治疗失败后的二线选择。

由于拉帕替尼和曲妥珠单抗分别作用于 HER-2 受体的不同部位，两药联合有增效作用。Ⅲ期临床研究显示对于既往蒽环类、紫杉类和曲妥珠单抗治疗失败的 HER-2 阳性晚期乳腺癌，继续曲妥珠单抗加拉帕替尼组的 PFS（11 周）和 OS（14 个月）均明显好于单药拉帕替尼（8.1 周，P=0.011；9.5 个月，P=0.026）。这种双靶向药物联合也是曲妥珠单抗治疗失败后的重要二线选择。此外拉帕替尼分子量小，可透过血脑屏障，对放疗后复发性脑转移有一定作用。

拉帕替尼用法：单药每次 1 500mg 口服，每日 1 次；联合化疗：每次 1 250mg 口服，每日 1 次。

（3）帕妥珠单抗（Pertuzumab）：是 HER-2 受体二聚体抑制剂，与曲妥珠单抗作用位点不同，通过结合 HER-2 受体Ⅳ区，阻滞 HER-2 同源或异源二聚体形成，阻断细胞信号通路的传导，从而抑制肿瘤生长和生存。CLEOPATRA Ⅲ期临床研究，显示，对于 HER-2 阳性、复发后没有接受过治疗的 HER-2 阳性转移性乳腺癌，在曲妥珠单抗联合多西紫杉醇方案中加入帕妥珠单抗（406 例）对比曲妥珠单抗联合多西紫杉醇方案（402 例），中位无进展生存期延长 6 个月，分别为 18.5 个月和 12.4 个月，P<0.001；不良反应中研究组腹泻和中性粒细胞减少发生略有增加，分别为 66.8% 对 44.3%；13.8% 对 7.6%。2012 年 6 月美国 FDA 已批准帕妥珠单抗 + 曲妥珠单抗 + 多西紫杉醇方案作为 HER-2 阳性晚期乳腺癌一线治疗的新选择。帕妥珠单抗用法：首次 840mg 静脉滴注，以后 420mg，每 3 周 1 次。

（4）T-DM1（Trastuzumab-DM1，Trastuzumab emtansine）：是新型抗体-药物偶联靶向药物，由曲妥珠单抗、抗微管生成细胞毒药物美坦辛（Maytansine）衍生物及连接体组成。T-DM1 与肿瘤细胞表面的 HER-2 受体结合后，通过细胞内吞作用进入肿瘤细胞内，释放细胞毒药物 DM1 从而杀伤肿瘤细胞。由于化疗药物通过曲妥珠单抗携带特异性进入 HER-2 高表达细胞内释放，减少了药物在正常组织的暴露，提高了治疗指数。EMILIA Ⅲ期临床研究显示，对既往接受过蒽环类、紫杉类药物及曲妥珠单抗治疗失败的 HER-2 阳性转移性乳腺癌（n=991 例），与标准方案拉帕替尼联合卡培他滨相比，单药 T-DM1（3.6mg/kg，每 3 周 1 次）可以显著地延长患者的 PFS 3 个月（分别为 9.6 个月对 6.4 个月，P<0.001）和 OS 5.8 个月（分别为 30.9 个月对 25.1 个月，P<0.001），提高客观有效率（43.6% 对 30.8%，P<0.001）。主要不良反应为血小板减少（28%）和谷草转氨酶升高（22.4%），总体不良反应低于拉帕替尼联合组。2013 年 2 月美国 FDA 已批准 T-DM1 用于治疗既往接受过曲妥珠单抗和紫杉类药物治疗的 HER-2 阳性转移性乳腺癌。T-DM1 用法：3.6mg/kg，静脉滴注，每 3 周 1 次。

2. 抗血管生成靶向药物　贝伐珠单抗（Bevacizumab，Avastin）是抑制肿瘤新生血管药物，通过与血液中血管内皮生长因子（VEGF）结合，阻断其与血管内皮细胞表面受体结合，抑制细胞增殖和新生血管的形成。E2100 是贝伐珠单抗联合紫杉醇一线治疗 HER-2 阴性晚期乳腺癌的Ⅲ期临床研究，贝伐珠单抗加紫杉醇的有效率（36.9%）优于单药紫杉醇（21.2%，P<0.001），中位 PFS 明显延长，分别为 11.8 个月和 5.9 个月，P<0.001，但中位 OS 相似（26.7 个月对 25.2 个月，P=0.01）。主要不良反应为高血压、蛋白尿、出血及血栓。随后进行的多个研究显示，贝伐珠单抗联合化疗（蒽环类、紫杉类或卡培他滨）一线或二线治疗可提高 ORR 10%~20%，延长 TTP 1~2 个月，不能改善 OS。目前还没有预测贝伐珠单抗疗效的分子标记物和获益人群，临床应用时应权衡获益和毒性，选择合适的患者。此外，贝伐珠单抗联合化疗辅助治疗早期乳腺癌的临床研究（BETH、BETRICE）显示，无论 HER-2 阳性或阴性，均不能改善患者的生存。

Aogi K 等 II 期临床试验，对 38 例转移性三阴性乳腺癌（TNBC）患者用贝伐珠单抗（10mg/kg 静脉注射，第 1、15 天，4 周重复）联合紫杉醇（90mg/m² 静脉注射，第 1、8、15 天，4 周重复）治疗。结果总缓解率为 74%，中位无病生存时间为 9.6 个月，中位总生存期为 35.8 个月。显示贝伐珠单抗联合紫杉醇化疗对转移性 TNBC 治疗有效。Lobo C 等 II 期临床试验，用贝伐珠单抗联合紫杉醇和吉西他滨治疗转移性乳腺癌，其中 TNBC 的 CR 为 38.4%，临床受益率为 84.6%，总体 18 个月总生存率为 77.2%，而 TNBC 与非 TNBC 相比，PFS 和 OS 均无明显差异。

贝伐珠单抗用法：15mg/kg，静脉滴注，每 3 周 1 次；或 5~10mg/kg，每 2 周 1 次。

3. 抗 EGFR 单抗　三阴性乳腺癌 EGFR 表达较高，西妥昔单抗是针对 EGFR 受体的单克隆抗体，一些小的临床研究评估了其联合化疗的结果。O'Shaughnessy J 等 II 期随机临床研究，分为 2 组，每周给药，IRI（90mg/m²），CBP（AUC2）联合或不联合西妥昔单抗（250mg/m²）治疗 TNBC。结果联合组缓解率为 49%，单化疗组为 30%（P<0.05），显示加用西妥昔单抗的缓解率明显高于单化疗组。Baselga J 等 II 期研究（BAJI-1），对转移性 TNBC 病例随机分为顺铂联合西妥昔单抗组和单药顺铂组。结果联合组和单药组的客观缓解率分别为 20% 对 10.3%，中位无进展生存时间为 3.7 个月对 1.5 个月（P=0.032），显示西妥昔单抗联合顺铂治疗 TNBC 有一定疗效。

六、化疗方案

（一）早期乳腺癌辅助化疗方案

1. AC 方案　如下所述。

多柔比星 60mg/m² 静脉滴注，第 1 天。

环磷酰胺 600mg/m² 静脉冲入，第 1 天。

21 天为 1 周期，用 4 周期。

2. DC 方案　如下所述。

多西他赛 75mg/m² 静脉滴注，第 1 天。

环磷酰胺 600mg/m² 静脉冲入，第 1 天。

21 天为 1 周期，用 4 周期。

3. CMF 方案　如下所述。

环磷酰胺 100mg/m² 口服，第 1~14 天。

甲氨蝶呤 40mg/m² 静脉滴注，第 1、8 天。

氟尿嘧啶 600mg/m² 静脉滴注，第 1、8 天。

28 天为 1 周期，用 6 周期。

4. FAC 方案　如下所述。

环磷酰胺 500mg/m² 静脉冲入，第 1 天。

多柔比星 50mg/m² 静脉冲入，第 1 天。

氟尿嘧啶 500mg/m² 静脉滴注，第 1、8 天。

21 天为 1 周期，用 6 周期。

5. AC→T 或 D 方案　如下所述。

多柔比星 60mg/m² 静脉冲入，第 1 天。

环磷酰胺 600mg/m² 静脉冲入，第 1 天。

21 天为 1 周期，共 4 周期；

序贯紫杉醇 175mg/m² 静脉滴注，第 1 天。

21 天为 1 周期，用 4 周期。

或多西他赛 75～100mg/m² 静脉滴注，第 1 天。

21 天为 1 周期，用 4 周期。

6. AC→T 密集方案（2 周方案）　如下所述。

多柔比星 60mg/m² 静脉冲入，第 1 天。

环磷酰胺 600mg/m² 静脉冲入，第 1 天。

14 天为 1 周期，用 4 周期。

序贯紫杉醇 175mg/m² 静脉滴注，第 1 天。

14 天为 1 周期，用 4 周期。

化疗期间预防用 G－CSF。

7. DAC 方案　如下所述。

多西他赛 75mg/m² 静脉滴注，第 1 天。

多柔比星 50mg/m² 静脉冲入，第 1 天。

环磷酰胺 500mg/m² 静脉冲入，第 1 天。

21 天为 1 周期，用 6 周期。

8. FEC→D 方案　如下所述。

环磷酰胺 500mg/m² 静脉冲入，第 1 天。

表柔比星 100mg/m² 静脉冲入，第 1 天。

氟尿嘧啶 500mg/m² 静脉滴注，第 1 天。

21 天为 1 周期，用 3 周期。

再用多西他赛 75～100mg/m² 静脉滴注，第 1 天。

21 天为 1 周期，用 3 周期。

以上方案中也可用表柔比星替代多柔比星，剂量为 90mg/m²（EC 方案中），75～80mg/m²（FEC 方案中）。含曲妥珠单抗辅助治疗方案：曲妥珠单抗可与化疗同时或序贯应用，但应避免与蒽环类药物同时应用，以免增加心脏毒性。

9. AC→TH 方案　如下所述。

多柔比星 60mg/m² 静脉冲入，第 1 天。

环磷酰胺 600mg/m² 静脉冲入，第 1 天。

21 天为 1 周期，用 4 周期。

再用紫杉醇（T）175mg/m² 静脉滴注，第 1 天，14 天为 1 周期，用 4 周期。

或紫杉醇 80mg/m² 静脉滴注，每周 1 次，共 12 周。

同时用曲妥珠单抗（H）4mg/kg 静脉滴注，首次，以后每次 2mg/kg，每周 1 次；化疗结束后改为 6mg/kg，每 3 周 1 次，共 1 年。

10. DCH 方案　如下所述。

卡铂 AUC6 静脉滴注，第 1 天。

多西他赛 75mg/m² 静脉滴注，第 1 天。

21 天为 1 周期，用 6 周期。

同时用曲妥珠单抗（H）：首次 4mg/kg 静脉滴注，以后 2mg/kg，每周 1 次；化疗结束后改为 6mg/kg 静脉滴注，每 3 周 1 次，共 1 年。

11. 单药曲妥珠单抗 化疗结束后开始，首次剂量 8mg/kg 静脉滴注；以后 6mg/kg，每 3 周 1 次，共 1 年。

（二）复发/转移性乳腺癌化疗方案

1. 单药治疗 如下所述。

（1）多西他赛：75mg/m² ，静脉滴注，21 天为 1 周期。

（2）紫杉醇：175mg/m² ，静脉滴注 3 小时，21 天为 1 周期。

或紫杉醇：80 ~ 90mg/m² ，静脉滴注，第 1、8、15 天，28 天为 1 周期。

（3）卡培他滨：1 000 ~ 1 250mg/m² ，口服，每日 2 次，第 1 ~ 14 天，21 天为 1 周期。

（4）长春瑞滨：25mg/m² ，静脉滴注，第 1、8、l5 天，21 天为 1 周期。

（5）白蛋白紫杉醇：125mg/m² ，静脉滴注 30 分钟，第 1、8 天，21 天为 1 周期。

（6）甲磺酸艾日布林：1.4mg/m² ，静脉注射，第 1，8 天，21 天 1 周期。

2. 联合化疗方案 如下所述。

（1）DX 方案。

多西他赛 75mg/m² ，静脉滴注，第 1 天。

卡培他滨 1 000mg/m² ，口服，每日 2 次，第 1 ~ 14 天。

21 天为 1 周期。

（2）NX 方案。

长春瑞滨 25mg/m² ，静脉滴注，第 1、8 天。

卡培他滨 1 000mg/m² ，口服，每日 2 次，第 1 ~ 14 天。

21 天为 1 周期。

（3）GT 方案。

吉西他滨 1 000mg/m² ，静脉滴注，第 1、8 天。

紫杉醇 175mg/m² ，静脉滴注，第 1 天；或多西他赛 75mg/m² ，静脉滴注，第 1 天。

21 天为 1 周期。

（4）NP 或 NG 方案。

长春瑞滨 25mg/m² 静脉滴注，第 1、8 天；

顺铂 30mg/m² ，静脉滴注，第 1、2、3 天（适当水化、利尿）；或吉西他滨 1 000mg/m² 静脉滴注，第 1、8 天，

21 天为 1 周期。

（5）AT 或 AD 方案。

多柔比星 50mg/m² （或表柔比星 75mg/m² ），静脉冲入，第 1 天。

紫杉醇 175mg/m² ，静脉滴注 3 小时，第 2 天；或多西他赛 75mg/m² ，静脉滴注，第 2 天。

21 天为 1 周期。

3. 靶向药物方案 如下所述。

（1）曲妥珠单抗

1）与化疗同时应用：曲妥珠单抗首次剂量为 4mg/kg，以后 2mg/kg 静脉滴注 30 ~ 90 分钟，每周 1 次。化疗前给药。

2）维持治疗：曲妥珠单抗 6mg/kg 静脉滴注 30 ~ 90 分钟，每 3 周 1 次，直至病情进展。

（2）拉怕替尼

1）单药：1 500mg，口服，每日 1 次，直至病情进展。

2）联合化疗：a. 拉帕替尼 1 250mg，口服，每日 1 次，直至病情进展；b. 卡培他滨 1 000mg/m² ，口服，每日 2 次，第 1 ~ 14 天，21 天为 1 周期。

（3）帕妥珠单抗：a. 帕妥珠单抗首次 840mg 静脉滴注，以后 420mg，每 3 周 1 次。b. 曲妥珠单抗

首次剂量8mg/kg，以后6mg/kg，静脉滴注30～60分钟，每3周1次。c. 多西他赛75mg/m²，静脉滴注，每3周1次为1周期。

（4）TDM1（Trastuzumab Emtansine，靶向药）：TDM1 3.6mg/kg，静脉滴注，每3周1次。

（5）贝伐珠单抗加紫杉醇方案：a. 贝伐珠单抗10mg/m²，静脉滴注90分钟，第1、15天。b. 紫杉醇90mg/m²，第1、8、15天，28天为1周期。

（黄华忠）

第九章

食管癌

食管癌（esophageal carcinoma）是指发生在食管上皮细胞和食管腺上皮细胞的恶性肿瘤。食管癌发病率占全部恶性肿瘤的 1%~2%，世界范围内因癌症死亡的病例中，食管癌位居第 6 位。我国是食管癌发病率和死亡率最高的国家，据估计全世界 50% 以上的食管癌发生在中国。我国食管癌高发区主要位于河南、河北、山西三省交界区。流行病学调查显示，食管癌是多病因作用的结果。在食管癌的病因中，化学因素有亚硝胺类，被认为是我国食管癌的主要致病因素。生物因素包括霉菌、乳头状瘤病毒。食物中缺乏维生素 A、B 族维生素、维生素 C，钼、锌、铁、氟等元素含量偏低，动物蛋白缺乏等营养状况不佳也可能引起食管癌。食管癌不是遗传性疾病，但具有较明显的家族聚集现象。

食管癌发病以中老年为主，30 岁以下的人较少见，30 岁以后随年龄增加而迅速升高。食管癌多为鳞状细胞癌，少数为腺癌。癌瘤开始于食管黏膜，在经过一段时间后，才突破基底膜形成侵犯癌。食管癌扩散时一般是向食管壁深层浸润，进而侵入外膜浸润周围器官。食管淋巴管网十分丰富，各淋巴管网相互吻合、双向引流，任何一段食管癌均可发生颈部、纵隔和腹部淋巴结转移。血行转移时可转移到肺、骨、肝、脑、肾和肾上腺等。

一、诊断

（一）症状

早期可有吞咽食物哽噎感，吞咽时食管内疼痛，胸骨后隐痛，胀闷不适，吞咽时食管内异物感。咽喉部干燥及紧缩感，少数患者有食物通过缓慢滞留感，随着病程进一步发展，出现进行性吞咽困难，胸背部胀痛等症状。

（二）体征

早期患者可无体征改变，中晚期患者双侧锁骨上窝及颈部可出现淋巴结肿大，当食管癌局限于食管内时，体格检查往往无阳性体征。晚期有恶病质表现，压迫气管引起气促及呼吸困难，侵犯喉返神经时引起声带麻痹，出现声嘶。锁骨上是最常见的淋巴结转移部位。

（三）X 线检查

食管吞钡 X 线双对比法有利于显示黏膜结构和发现隆起或凹陷的微小病变。食管癌早期可表现为黏膜皱襞增粗、皱襞断裂、管壁僵硬、充盈缺损或龛影，晚期可有管腔狭窄、钡剂通过受阻，可见软组织肿块影，食管气管或支气管瘘等。

（四）CT 检查

食管壁厚一般为 3mm，当超过 5mm 时应警惕食管癌的发生。当 CT 发现淋巴结大于 1cm 时，应考虑淋巴结转移。当食管与邻近组织器官的脂肪间隙消失时，应考虑食管癌外侵。Moss 将食管癌的 CT 检查分为 4 期。

（1）Ⅰ期：肿瘤局限于食管腔内，食管壁厚度 ≤5mm。

（2）Ⅱ期：肿瘤部位食管壁厚度 >5mm。

（3）Ⅲ期：肿瘤侵犯食管邻近结构。

（4）Ⅳ期：肿瘤已有远处转移。

（五）食管内镜检查

食管镜检查是诊断食管癌比较可靠的方法。镜检时用甲苯胺蓝体内染色可以提高早期癌的发现率。早期食管癌在内镜下可见 4 种基本形态。

1. 充血型　癌变区黏膜平坦，呈局限性潮红斑片状充血，易接触出血，与正常黏膜界限不甚清楚。

2. 糜烂型　黏膜呈点片状浅表糜烂，轻微凹陷，大小不一，边界不规则，呈地图状改变，表面可附有白色或浅灰色的薄膜。

3. 斑块型　病变处黏膜苍白，轻微隆起，表面不平呈颗粒状或散在小斑块，呈橘皮样，有的可伴有浅表糜烂。

4. 乳头型　肿瘤呈乳头样或结节息肉样隆起，直径通常 <3cm，有的表面伴有糜烂或出血。

（六）食管脱落细胞学检查

食管黏膜上皮基底细胞癌变称为原位癌，在生长过程中癌细胞逐渐取代表层上皮细胞，癌灶表面即暴露在食管腔内，因此容易从食管腔内得到脱落的癌细胞，其阳性率可达 80% ~90%。方法是将细胞采取器吞入食管内，网囊充气再拉出，用网上的分泌物做涂片，然后做染色，进行显微镜检查。一般所见为在大量增生的鳞状上皮细胞中有少数散在鳞癌细胞。为避免误差，要求有两次以上阳性结果。

（七）淋巴结活体组织检查

有锁骨上淋巴结转移者，可进行锁骨上淋巴结活体组织检查以确诊。

（八）食管癌应与下列疾病进行鉴别诊断

1. 食管功能失常　神经官能症，功能性食管痉挛，神经性吞咽无力，贲门失弛缓症等均可产生吞咽困难和进食梗阻症状。通过病史和影像学检查大多可鉴别，必要时进行食管内镜检查。

2. 食管憩室或憩室炎　可因进入憩室内的食物潴留或刺激而继发炎症、溃疡，甚至出血。食管吞钡 X 线检查和内镜检查有助于诊断。

3. 食管受压病变　纵隔肿瘤、先天性血管畸形、主动脉瘤、纵隔肿大淋巴结有时引起食管受压，出现吞咽困难，食管吞钡 X 线检查和内镜检查见食管为外压性改变，边缘光滑，黏膜完整。

4. 食管良性肿瘤　以平滑肌瘤多见，一般病程较长，吞咽困难多为间歇性，食管吞钡 X 线检查显示圆形、卵圆形或规则的充盈缺损，边缘整齐，周围黏膜正常。内镜检查食管腔内有隆起肿物，黏膜完整无溃疡。

二、病理学分类与临床分期

（一）病理学分类

1. 早期食管癌病理类型　如下所述。

（1）隐伏型：癌变处食管黏膜局限性充血，色泽潮红，黏膜内小血管模糊不清，触之易出血。组织学表现为原位癌，是食管癌的最早期。

（2）糜烂型：癌变处食管黏膜局限性糜烂，形状不规则，糜烂处色泽较深，呈微细颗粒状。组织学表现为原位癌或早期浸润癌，两者大约各占 1/2。

（3）斑块型：癌变处食管黏膜稍微隆起，表面粗糙，呈颗粒状或大小不等的斑块，色泽潮红，较大斑块的表面有糜烂。组织学表现大约 1/3 为原位癌，2/3 为早期浸润癌。

（4）乳头型：癌肿呈明显结节状隆起，呈乳头状或蕈伞状。组织学表现绝大多数为早期浸润癌。

2. 中晚期食管癌的病理类型　如下所述。

（1）髓质型：患者有明显的吞咽困难。癌已侵犯食管各层，并向腔内扩展，食管造影常见明显的对称性狭窄或偏心性狭窄和钡剂充盈缺损，或有中度黏膜破坏或龛影。肿瘤在食管壁内生长，累及食管周经的大部或全部，使管腔变窄。

这一类型常有明显外侵，手术切除率较低，外科治疗预后较差，放射治疗、化学药物治疗效果中等，复发率也高。

（2）蕈伞型：造影显示病变上下缘呈弧形，边缘清楚锐利，病变中部有浅而宽的龛影。瘤体呈卵圆形偏平肿块，状如蘑菇突向食管腔内。

蕈伞型患者外侵通常不明显，有较高的手术切除率。对放射线较敏感，放射治疗、化学药物治疗效果较好。

（3）溃疡型：食管造影的主要特点是边缘不规则、较大较深的溃疡，其周围通常只有少量食管壁受损，钡剂通过顺利。黏膜面可见深达肌层的凹陷性溃疡。

本类型易穿孔，化学药物治疗效果较好，手术切除率中等。

（4）缩窄型：患者的进行性吞咽困难症状比较突出，食管造影可见短但显著的向心性狭窄，钡剂通过困难，其上方食管明显扩张。大体标本瘤体形成高度的环行狭窄，肿瘤向心性收缩使上下端食管黏膜呈辐射状皱缩。

该型手术切除可能性一般，非手术治疗有一定疗效。

3. 病理组织学分类　分为鳞状细胞癌、腺癌、腺鳞癌、小细胞癌、未分化癌等。

（二）临床分期

1. TNM 分期（NCC 2002）　如下所述。

T：原发肿瘤

T_x：原发肿瘤不能确定

T_0：无原发肿瘤证据

T_{is}：原位癌

T_1：肿瘤侵及黏膜固有层或黏膜下层

T_2：肿瘤侵及固有肌层

T_3：肿瘤侵及纤维膜

T_4：肿瘤侵及邻近器官

N：区域淋巴结

N_x：区域淋巴结无法确定

N_0：无区域淋巴结转移

N_1：有区域淋巴结转移

M：远处转移

M_x：远处转移无法确定

M_0：无远处转移

M_{1a}：上段转移到锁骨上淋巴结，下段转移到腹腔淋巴结

M_{1b}：其他远处转移

H：细胞类型

H_1：未规定

H_2：未规定

G：分化程度

G_x：未规定

G_1：未规定

G_2：未规定

G_3：未规定

G_4：未规定

2. TNM 临床分期（AJCC 2002）　如下所述。

0 期：$T_{is} N_0 M_0$

Ⅰ期：$T_1 N_0 M_0$

Ⅱa 期：$T_2 N_0 M_0$ $T_3 N_0 M_0$

Ⅱb 期：$T_1 N_1 M_0$ $T_2 N_1 M_0$

Ⅲ期：$T_3 N_1 M_0$ T_4 任何 NM_0

Ⅳ期：任何 T 任何 NM_1

Ⅳa 期：任何 T 任何 NM_{1a}

Ⅳb 期：任何 T 任何 NM_{1b}

3. 我国食管癌的临床病理分期　见表 9-1。

表 9-1　我国食管癌的临床分期

临床分期		病变长度	病变范围	转移情况
早期	0	不定	限于黏膜层	无淋巴结转移
	Ⅰ	<3cm	侵犯黏膜下层	无淋巴结转移
中期	Ⅱ	3~5cm	侵犯部分肌层	无淋巴结转移
	Ⅲ	>5cm	侵犯全肌层及外膜	有局部淋巴结转移
晚期	Ⅳ	>5cm	有明显外侵	远处淋巴结或其他转移

三、治疗原则、程序与方法选择

（一）可内镜和手术切除食管癌的治疗

食管癌 0 期及部分Ⅰ期患者，病变浅小局限可行内镜下切除，定期随访。如病变广泛，多点起源或内镜下切除不全者，应行手术治疗。大多数Ⅰ期及Ⅱ期，Ⅲ期或 $T_{1~3} N_{0~1} M_x$ 的食管癌可采取以手术为主的综合治疗。Ⅱb 期以上的患者可选择术前同期放化疗，术前推荐的放疗剂量为在 4~5 周内照射 40~50Gy，照射结束后 4~6 周后手术。推荐的化疗方案为 FP（氟尿嘧啶、顺铂）方案。

（二）不可手术切除的食管癌的治疗

对Ⅳ期不能手术，T_4 或不愿意行手术治疗者，可采取以放疗为主的综合治疗。如果能忍受化疗，推荐同期放化疗。化疗方案以氟尿嘧啶+顺铂为主。当不能手术又不能耐受化疗时，推荐行最佳支持治疗。最佳支持治疗包括：①梗阻时支架植入治疗。②营养治疗。③止痛治疗。④食管扩张治疗。

（三）复发和远处转移食管癌的治疗

对局部复发者，先期行过手术治疗而未行放化疗者推荐行放化疗和（或）内镜下治疗，也可行手术治疗；而先期行过放化疗而未行手术者，如果能手术切除则应行手术治疗，不能手术者，给予姑息性放疗、化疗或支持治疗。远处转移者一般给予支持治疗。食管癌治疗程序见图 9-1。

四、外科治疗

食管癌手术治疗已有一百多年历史，至今为止食管癌外科手术仍是治疗食管癌的有效手段。近年来我国许多医院发表的资料显示，早期食管癌手术切除后的 5 年生存率可达 50%。由于放射治疗和化学药物治疗的发展，使食管癌的治疗形成了以外科治疗为主要手段，辅以放、化疗等辅助治疗的综合治疗模式，使食管癌的治疗效果有了很大提高。

（一）适应证

（1）早期食管癌患者无临床症状或临床症状较轻微者，X 线食管造影，食管拉网或食管镜检查能明确诊断者，应尽早手术彻底切除。

（2）中下段食管癌病变长度在5cm以下，上段在3cm以下者适宜手术切除。

（3）食管癌病变位于中上段，病变长度超过5cm者可采取新辅助放化疗和手术切除的综合治疗。

（4）食管癌放射治疗后复发，病变范围不大，无远处转移，全身情况良好者，可采取手术切除。

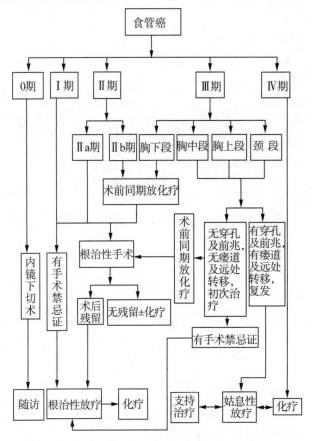

图9-1 食管癌治疗程序图

①（±）即为根据病情和患者的要求选择。②0期患者行局部内镜下切除即可，术后随访。③Ⅰ～Ⅱa期为外科治疗最佳适应证，尽量行根治术。④Ⅱb期及Ⅲ期胸下段患者手术切除率较高，力争行根治术，但术前要行同期放化疗，术后也应行放化疗以提高远期生存率。⑤大多数Ⅲ期患者应行综合治疗，术前同期放化疗可提高手术切除率和远期生存率。⑥Ⅳ期患者不适于手术，采用以化疗为主的综合治疗及支持对症处理

（5）食管癌病变侵犯较广，CT显示未侵犯邻近器官，无远处转移，估计切除有一定可能性，患者一般情况允许者，可采取手术切除。

（6）食管癌高度梗阻，但无明显远处转移者，可采取手术探查，行姑息切除或减症手术。

在确定手术治疗时，要根据患者的性别、年龄、病期、症状、一般情况及器官功能检查情况、病变部位及肿瘤病理情况，进行综合考虑。

（二）禁忌证

（1）影像学检查病变侵犯邻近重要器官，如累及气管、肺、纵隔、心脏及大血管者。

（2）有远处转移，如锁骨上淋巴结、肺、骨、肝转移及癌性腹水者。

（3）恶病质及有内科禁忌证者。

（三）术前准备

食管癌切除手术是较大的手术，做好术前准备是降低手术死亡率及降低术后并发症的关键。除常规心、肝、肾功能和血液等检查外，更应注意以下事项。

1. 呼吸道准备　术前禁烟2周以上。梗阻严重的患者常因反流而引起吸入性肺炎，必要时术前给

予抗生素治疗。

2. 营养及水、电解质的补充和纠正　食管癌患者进食困难，可造成营养不良、低蛋白血症，术前适当纠正有利于手术与术后康复。近年来在静脉高营养的基础上发展起来的营养支持疗法，尤其是全肠道外营养及全肠道内营养，可提高免疫力。

3. 食管冲洗　可使食管局部炎症和水肿减轻或消退，减少术中胸腔污染，利于吻合口的愈合。

4. 术前肠道准备　食管癌手术虽为上消化道手术，但仍需按常规做适当的肠道准备，术前进食流质和给予抗生素。如采用结肠代食管手术，则需严格按结肠手术进行肠道准备，给予口服流质，口服卡那霉素和甲硝唑灵，以及全肠道灌洗。

5. 手术前准备　术前晚灌肠，并给予适当的镇静药。对患者进行心理护理，减轻紧张心理。手术晨置胃肠减压者，亦可同时置十二指肠营养管，以便在术后早期给予肠道内营养。

（四）常用手术方式

1. 经左胸食管癌切除术　是目前较常用的手术方法，适用位于气管分叉水平以下的食管胸中下段癌。采取左后外侧剖胸切口，经第6肋床或第5肋间进胸，游离食管及清除胸内各组淋巴结，打开膈肌，游离胃及清除周围淋巴结，用胃代食管，根据肿瘤的位置，完成胸内食管胃主动脉弓下或弓上吻合术，部分病例行左颈部食管胃吻合术。

2. 经右胸食管癌切除术　采用右胸后外侧（或前外侧）、上腹正中及颈部三切口，适用位于气管分叉水平以上的食管胸中上段癌。

3. 非开胸食管拔（剥）脱术　适用于估计食管癌可以切除而因各种原因不适合开胸手术的患者。

4. 结肠代食管术　适用于胃有病变或胃部分切除术后不能利用其重建消化道，或食管、胃重复癌患者。

5. 减状手术　对于不适宜手术和晚期食管梗阻严重者行减状手术，目的是解决进食问题，维持营养，辅以综合治疗，提高生活质量和延长生命。

（1）食管胃转流手术。

（2）胃或空肠造瘘术。

（3）食管置管术。

6. 电视胸腔镜手术（VATS）　经胸腔镜食管癌切除包括3个步骤：主要步骤是经胸腔镜游离食管；第二步是经腹游离胃（或结肠），同一般开腹手术；第三步为颈部吻合，同一般手术。

（五）手术后处理

1. 呼吸运动及排痰　患者清醒后应取半卧位以利呼吸、气体交换及胸腔引流。每2～4小时宜做深呼吸运动，吹气球，协助咳嗽排痰以利肺膨胀。术后常规吸氧，术后第1天开始给予超声雾化吸入。

2. 胸腔闭式引流　术后保持胸腔闭式引流，注意胸腔引流瓶水柱高度、波动幅度及引流液颜色、引流量。注意胸腔内有无出血征象，如果术后出现大量非血性液体可能是胸导管破裂所致乳糜胸。一般术后2～3d行胸部X线检查，若肺膨胀良好，引流管水柱波动消失，引流液减少，可以拔除引流管。

3. 胃肠减压　患者回病房后即可行胃肠减压，保持胃管通畅，若无大量液体吸出，2～3d后可拔管。

4. 十二指肠营养管　术中安置十二指肠营养管，早期给予鼻饲，保证患者营养及术后恢复。

（六）手术并发症及处理

1. 肺部并发症　以肺炎、肺不张和肺功能不全最常见。患者术前常有不同程度的肺部疾病和（或）吸烟史，术后支气管分泌物潴留和排痰障碍是肺部并发症的重要原因。术前呼吸道准备，术中手术医师和麻醉师良好配合，术毕呼吸道的清理和肺的复张，术后鼓励和协助患者咳嗽排痰，保持胃肠减压管的通畅以排空胸胃，避免胸胃扩张和适量应用抗生素是预防肺部并发症的重要措施。预防比治疗更为重要。

2. 吻合口瘘　术后5～7d，患者出现体温上升，中毒症状，X线胸片示液气胸，胸管引流液混浊或见有食物残渣，口服染料从胸管内流出或碘油造影见吻合口有碘油流入胸腔，则可确诊。一旦发生吻合口瘘，应及时安置好引流管并保持引流通畅，进行充分引流，使不张的肺复张，并以足量抗生素控制感染。禁食期间良好的营养支持是治疗的重要原则。颈部吻合口瘘只要及时引流，治愈率最高；胸内吻合口瘘最为凶险，死亡率也较高。少数早期瘘，中毒症状轻，估计食管和胃有足够长度者可以切除原吻合口，在其高位重新吻合；晚期吻合口瘘炎症局限，中毒症状轻者，有时也可采用保守治疗。

3. 脓胸　多因术后胸腔引流不通畅，胸腔积液感染所致。表现为胸腔积液、发热、呼吸和脉搏增快、白细胞数增高，胸部 X 线检查见胸腔积液。处理上及早行胸腔闭式引流，全身抗生素治疗。

4. 乳糜胸　多发生在术后 4~6d，患者未进食时引流液每天 500~600mL，一旦进食，胸腔内大量积液，每天的引流液可达 2 000mL 以上。患者表现为胸闷、脉搏及呼吸增快、血压下降，严重者发生休克。X 线检查显示胸内大量积液，纵隔移位。处理上一旦确诊宜立即行胸腔闭式引流，使肺复张，以利胸导管愈合。能进食者则进低脂、高蛋白、高糖饮食。观察 2~3d 后乳糜漏出量未减少者应开胸结扎胸导管。

5. 吻合口狭窄　多因过分担心吻合口瘘，造成缝合时过紧，食管和胃吻合时对合不良或局部感染，产生过多瘢痕引起。处理上多采取吻合口扩张术，或在食管镜下作腔内激光治疗，或采用镍钛记忆合金食管腔内支架术。必要时考虑手术切除重新吻合。

五、放射治疗

放疗是治疗食道癌的主要手段之一。以颈段、胸中上段的疗效较好，胸下段常伴有腹腔淋巴结转移及胃的放射耐受量低而疗效较差。

（一）适应证

凡全身状况中等，无远处转移，无气管侵犯，无食管穿孔及出血征象，病变长度 <7cm，无明显胸背疼痛者均可作根治性放疗。

凡旨在缓解食管梗阻，减轻疼痛，提高生存质量者可考虑做姑息性放疗。

对术后证实有亚临床癌残留，如残端受浸润、胸腹腔淋巴结残留、大血管壁残留、邻近器官残留者应行术后放疗，对浸润深肌层以上的癌而无明显亚临床病灶残留者可考虑加用术后放疗。

（二）禁忌证

恶病质，食管穿孔，食管镜证实已侵犯气管，狭窄型或明显狭窄，有远处转移，纵隔炎，食管大出血，严重胸背痛及严重的心律失常，心功能低下。

（三）准备工作及注意事项

放疗前应纠正水、电解质平衡，消除食管炎症，治疗糖尿病、结核、冠心病等，给予营养支持治疗，洁齿保持口腔卫生，细渣饮食。

姑息放疗效果满意可调整治疗计划为高姑息，甚至为根治性放疗，相反根治性放疗期间出现全身状况恶化或剂量 40Gy 后肿瘤退缩不大、临床症状改善不明显时，应降低预定放射量。

定期行 X 线钡餐检查，出现食管穿孔前 X 线征象时应立即停止放疗，并加用高维生素、足量抗生素、护胃抑酸及补充蛋白质、热量等营养支持治疗。

（四）体外放射方法

1. 放射源　以 4~8meVX 线或 ^{60}Coγ 线为首选，胸中下段可适当提高 X 线能量，颈段食管前正中野可用高能电子束。

2. 照射范围和射野数　设野需包括原发灶及区域淋巴结，长度依实际吞钡片的病灶长度上下各延长 3~5cm，野宽为 4~7cm，一般前正中野为 6~8cm，背斜野为 5~6cm。射野数一般为前正中野加 2 个背斜野等中心照射，颈段可用两个前斜野 4cm×15cm 左右的 45°楔形成角照射。

3. 照射剂量与时间　通常采用常规照射（2Gy/次，5 次/周），肿瘤根治量为 60~70Gy/6~7 周。

因目前国内学术界推断食管鳞癌存活的肿瘤干细胞在常规分割放疗中也可能发生加速再增殖，时间在开始放疗后 4 周左右，故可设置后程加速分割，即常规分割 DT 达 40Gy 左右时，缩野至 10cm 长，宽度不变，每周 5 天，每次 1.5Gy，每天 2 次，间隔 4 小时以上，将总量推至根治量，有望提高局部控制率及生存率。

4. 术前放疗　目的是使瘤体缩小，降低癌细胞的生命力以及使肿瘤周围小血管和淋巴管闭塞，从而提高局部切除率及降低转移，以提高生存率。中山医大报道术前放疗加手术的 5 年生存率为 37%，单纯手术组为 19.1%，单纯放疗组为 7.7%，但亦有报道对术前放疗的价值有争议，一般不作常规进行，术前放疗剂量 40Gy/4 周，间隔 2~3 周后手术。

5. 术后放疗　对术后证实有亚临床癌残留，如残端浸润、胸腹腔淋巴结残留、大血管壁残留、邻近器官残留者均应行术后放疗，以消灭残留癌。消灭亚临床病灶，剂量为 50~55Gy，消灭肿瘤残留或食管残端剂量为 60~70Gy。

6. 根治性放射治疗　如下所述。

（1）目的：期望局部肿瘤得到控制，获得较好的效果。放射治疗后不能因放射所致的并发症而影响生存质量。因此，要求放疗部位精确，肿瘤内剂量分布均匀，正常组织受量少，照射技术重复性好。

（2）适应证：一般情况好，病变比较短，食管病变处狭窄不明显（能进半流食），无明显的外侵（症状：无明显的胸背疼痛，CT 示未侵及主动脉或气管支气管树等邻近的组织和器官），无锁骨上和腹腔淋巴结转移（包括 CT 无明显肿大的淋巴结），无严重的并发症。

（3）禁忌证：食管穿孔（食管气管瘘或可能发生食管主动脉瘘），恶病质，已有明显症状且多处远处转移者。

7. 姑息性放射治疗　如下所述。

（1）目的：减轻痛苦（如骨转移的止痛放疗，转移淋巴结压迫症状等），缓解进食困难，延长寿命。

（2）禁忌证：已有食管穿孔，恶病质。

8. 腔内放射治疗　临床正是利用近距离治疗剂量的特点（即随肿瘤深度的增加，剂量迅速下降），以提高食管局部剂量，降低局部复发率为 7/16（44%），而单一外照射为 93%~100%。

肖泽芬报道：①采用气囊施源器由普通施源器半径 0.3~0.4 cm 增加到平均 0.6cm，食管膜处的受量由 2031cGy 下降为 903cGy（设参考点为 1.0cm，剂量为 500cGy），急性放射性食管炎不明显，18 例中仅 3 例有轻微的下咽疼痛但无须处理。②做腔内放疗时行 MRI 或 CT 扫描检查，以明确肿瘤最大浸润深度、施源器在气囊内的位置，可以精确地知道肿瘤最大外缘的受量，食管黏膜的受量。③腔内放射治疗仅适合肿瘤最大外缘浸润深度 ≤1.5cm 的患者。否则肿瘤最大外缘（如在 2~2.5cm）的剂量仅为 224~166cGy，达不到有效剂量。目前医科院肿瘤医院行腔内放疗，在外照射 DT 50~60Gy 时加两次腔内，参考点剂量为 500~600cGy。

腔内放疗时机的选择：目前已有明确的报道，食管癌的近距离治疗，仅作为辅助治疗手段之一，仅有少部分患者在外照射开始时适合做腔内放疗。腔内放疗应在外照射之后。参考点剂量为 500~600cGy 较好，以减少食管黏膜的受量，降低吞咽疼痛的发生率。必须了解肿瘤的最大浸润深度，如肿瘤较大，就不适合腔内治疗。否则出现较严重的并发症，而肿瘤达不到有效控制剂量。

9. 三维适形放射治疗　几十年来，食管癌常规技术放射治疗后生存率没有明显提高，5 年生存率约 10%，其失败的原因主要是局部复发。针对此问题，目前必须搞清楚，常规放射治疗技术能否保证肿瘤靶体积达到理想的处方剂量。已有多位学者在 1993—2001 年间提出常规放射治疗技术使肿瘤内存在低剂量区。为此，肖泽芬 2004 年报道用三维治疗计划系统评估食管癌常规放射治疗中肿瘤剂量的分布。其结果显示，常规照射野（即经典的三野等中心照射）的处方剂量为 60Gy 所覆盖的 GTV 体积仅为 36.6%，而假如患者因摆位和呼吸等的误差在 0.5cm（即设定的 CTV 范围）时，60Gy 所覆盖的 CTV 体积仅为 27%。即使采用扩大照射野，60Gy 所覆盖的 CTV 和 GTV 的体积也只有 38%、33%。如果采用三维适形放射治疗，其处方剂量为 95%、CTV 体积为 60Gy 时（在常规放射治疗的时代仅考虑 GTV 并没有考虑到摆位和呼吸等的误差，因此在作方法学研究与目前的三维适形放射治疗以 95%PTV 为处方剂量不同），60Gy 所覆盖的 GTV 体积为 100%，CTV 为 95%。因此，常规照射野、扩大照射野和适形放射治疗 100%GTV 体积受照射的剂量 ［处方剂量设定为 60Gy/（30 次·6 周）］ 分别为 44Gy、57Gy 和 62Gy，说明常规照射野不能使肿瘤靶体积达到所给的处方剂量。如果采用扩大照射野的方法来保全肿瘤的剂量，就不能保证肺（常规野、扩大照射野、适形放射治疗肺受照射的剂量，双肺 V_{20} 体积分别为 22.9%、31.2% 和 20.1%）和脊髓在安全剂量范围内。从上述方法学研究结果显示，假设食管癌局部高复发的主要原因之一是由于常规放射技术不能使靶体积较大的肿瘤患者达到理想的剂量。那么三维适形放射治疗理应降低局部复发率，但该技术是否能实现，有待临床资料进一步证实。

（五）放化疗同步综合治疗

国内外许多报道证实了放疗联合化疗所带来的益处。AlSarraf 等进行的随机试验结果显示，接受放化疗患者的 5 年生存率为 27%，明显高于单纯放射治疗。日本于 20 世纪 90 年代也开展了食管癌同期放化疗全国范围的协作研究，在无法手术切除的进展期病例中取得了 CR 33%、3 年生存率 23% 的斐绩。国内李斌等亦报道化疗加放射治疗食管癌 5 年、10 年生存率明显高于单纯放射治疗。

关于毒副反应，Rotman 等认为与单纯放射治疗相比，化疗加放射治疗肯定会增加毒副反应，但不能因为毒副反应增加就放弃化疗，关键看治疗增益比。笔者认为放疗与以顺铂、氟尿嘧啶为主的化疗同期进行能提高局控率，降低远处转移率，有提高远期生存率的可能性，其毒副反应虽有增加，但所有患者均能耐受，有进一步进行深入研究的价值。另，其他化疗方案有 PVB（DDP、VCR、PrM）、TP（TAP、DDP）、DF + 羟喜树碱。

（六）放射反应和并发症

最常见的反应和并发症为放射性食管炎、放射性气管炎、放射性肺炎，遇有食管穿孔、食管气管瘘、大出血时应及时终止放疗并对症处理。

（七）放疗效果与影响预后的因素

食管癌放疗后效果的好坏主要受以下因素的影响。

1. 病期的早晚（原发肿瘤的浸润深度和淋巴结转移状况）　由于非手术科室的医师很难明确掌握肿瘤浸润情况，目前常规判断方法仍是：①病变的长度。②X 线钡餐显示为病变的早、晚。③有一定的扩张度，表明肿瘤浸润不深或非全周性浸润。④食管腔内超声检查。

2. 食管癌的放射敏感性　目前判断的方法是：①疗前 X 线分型，腔内型、蕈伞型较其他类型敏感。②疗后 X 线改善情况的判断为基本正常、明显改善、改善、不变或恶化。或者采用万钧 1989 年提出食管癌放射治疗后近期疗效评价标准：a. 完全缓解（CR），肿瘤完全消失，食管片边缘光滑，钡剂通过顺利，但管壁可稍显强直，管腔无狭窄或稍显狭窄，黏膜基本恢复正常或增粗。b. 部分缓解（PR），病变大部分消失，无明显的扭曲或成角，无向腔外的溃疡，钡剂通过尚顺利，但边缘欠光滑，有小的充盈损及（或）小龛影，或边缘虽光滑，但管腔有明显狭窄。c. 无缓解（NR），放疗结束时，病变有残留或看不出病变有明显好转，仍有明显的充盈缺损及龛影或狭窄加重。

3. 淋巴结转移情况　治疗前是否有淋巴结转移和转移部位不同、和淋巴结转移多少与生存率有一定相关性。

六、化学药物治疗

虽然手术为食管癌治疗的首选方法，但由于大部分食管癌在诊断时已有微小转移或已为晚期，因而内科治疗在食管癌的治疗中有重要的地位。化疗和最佳支持治疗是内科治疗食管癌最常用的手段。食管癌以磷癌多见，但下段食管癌腺癌较多。对于腺癌及淋巴结阳性的患者术后应加用化疗，而对于高危因素的患者，术后也应给予辅助化疗。化疗方案主张选用以顺铂为主的方案，且以二联为宜。二线化疗时可选用含紫杉醇、伊立替康、长春瑞滨、多西紫杉醇等的方案。二线化疗有时是用于晚期或复发的食管癌的姑息化疗。关于术前新辅助化疗与单手术相比，显示出生存优势，并且 2 个周期新辅助化疗，改善生存期而不增加严重的不良反应。术前联合化疗方案多为 FP 方案，近来也出现了一些新的化疗方案，如以紫杉醇、多西紫杉醇、伊立替康为主的治疗方案，对食管有效的常用化疗方案见表 9 - 2。

表 9 - 2　对食管癌有效的常用化疗方案

方案	药物	剂量	给药途径	实施计划
FP	顺铂	$100mg/m^2$	静脉给药	第 1 ~ 3 天
每 3 周重复	氟尿嘧啶	$750mg/m^2$	静脉给药	第 1 ~ 5 天
EP	依托泊苷	$100mg/d$	静脉给药	第 1 ~ 3 天
每 4 周重复	顺铂	$80mg/m^2$	静脉给药	第 1 ~ 3 天
NP	长春瑞滨	$25mg/m^2$	静脉给药	第 1、第 8 天
每 3 周重复	顺铂	$80mg/d$	静脉给药	第 1 ~ 3 天
	紫杉醇	$175mg/m^2$	静脉给药	第 1 天
TCF	氟尿嘧啶	$750mg/m^2$	静脉给药	第 1 ~ 5 天
每 4 周重复	顺铂	$15mg/d$	静脉给药	第 1 ~ 5 天
CP	伊立替康	$65mg/m^2$	静脉给药	第 1、第 8、第 15、第 22 天
每 6 周重复	顺铂	$30mg/m^2$	静脉给药	第 1、第 8、第 15、第 22 天
CD	伊立替康	$55mg/d$	静脉给药	第 1、第 8、第 15 天
每 4 周重复	多西紫杉醇	$25mg/m^2$	静脉给药	第 1、第 8、第 15 天
EOX	表柔比星	$50mg/m^2$	静脉给药	第 1 天
每 3 周重复	奥沙利铂	$130mg/d$	静脉给药	第 1 天
	卡培他滨	$1\,000 ~ 1\,500mg/m^2$	口服	第 1 ~ 21 天

七、内镜治疗

（一）早期食管癌的内镜治疗

1. 适应证　黏膜内癌及原位癌，深度不超过黏膜下层，病灶范围小于食管周径的 1/3。

2. 操作方法　在应用止痛、镇静、麻醉和心电监护下进行。将一透明帽装在胃镜前端，托入胃镜（最好是叹通道），在病灶周围注入含一定比例的肾上腺素的生理盐水，使病变隆起便于切除。将圈套器托至病灶处，使透明帽张开，把病灶吸入帽内，收紧圈套器通过高频电切除。对切除病灶边缘及切后暴露的食管黏膜下层进行活检，如未发现癌细胞说明手术成功，否则需追加手术治疗。内镜下切除的主要并发症是出血及穿孔，如操作技巧熟练，则很少出血，比较安全。

（二）进展期食管癌的内镜治疗

1. 内镜下激光治疗　如下所述。

（1）适应证：食管乳头状癌，较大的无蒂息肉，腔内生长的其他良性肿瘤有癌变者，食管癌、贲门癌以及癌性狭窄者。

（2）激光凝固操作方法：插入内镜后，镜端置病灶上方，以活检孔中插入石英光导纤维，顶端距病灶 0.5 ~ 1.0cm，先用 He - He 激光瞄准，启动激光发生器，调节动率到 70W 左右，脉冲时间 0.5 ~ 1.0s，间歇照射、烧灼，使表面组织汽化，深层组织凝固。也可将光导纤维直接接触肿瘤表面，功率调至 10 ~ 25W，适当延长脉冲时间，使照射部位更精确，平均能量密度更大。治疗过程中同时 CO_2 吹入，清除气雾及光导纤维头端的焦痂。操作结束后，禁食 2 ~ 3d，给予静脉营养，再逐步改为流质、半流质饮食。

（3）光化学疗法：光化学疗法仅用于中、晚期食管癌。用血卟啉光敏剂时，激光照射的目的是激发摄血卟啉的肿瘤组织产生单态氧而破坏肿瘤细胞。器械除上消化道内镜外，还有氩激光发生器，整个治疗需在避光室中进行，患者术前静滴血卟啉 2.5 ~ 5mg/kg（溶于 250mL 生理盐水中），48 ~ 72h 进行激光照射。常规插入内镜，从活检孔中伸出石英光导纤维置病灶上方 1 ~ 2cm 处，照射时间 15 ~ 20min，病灶较大时可分电照射，照射后肿瘤表面凝固。

（4）激光、内照射联合治疗：激光、内照射联合治疗主要是为增强激光治疗效果，用于食管癌性狭窄。内照射源为^{192}Ir，导入系统为一直径4mm的聚四氯乙烯后装治疗管。操作方法为先用塑料探条或气束导管将狭窄部扩张至12~13mm，按激光光激疗法在内镜下用激光从远端到近端烧灼食管癌。一般在治疗3~4次后行^{192}Ir内照射。照射剂量7Gy/cm，间歇1~2周可重复一次。对髓质型食管癌内照射2周后再做一次外照射疗效更好。

激光治疗后并发症主要有穿孔、食管支气瘘、出血等，多数与食管癌本身的病变有关。Fleischer于1981年首先用Nd-YAG激光治疗食管癌，较多资料表明激光对缓解食管癌患者的吞咽困难具有很好的近期效果，但由于短期复发率较高，并发症较多，使其广泛应用受到限制。

2. 内镜下微波组织凝固治疗　常规插入内镜，从活检孔中插入辐射器，轻压于病灶上，启动微波发生器，调节功率50W，辐射时间15s，若病灶大，可分片辐射，如为癌性狭窄，可从狭窄的远端开始，每次移动1cm，狭窄部位全部辐射。凝固后可重复一次，治疗结束后，禁食3d，静脉营养，再逐渐改为流质、半流质饮食。2~3周后内镜复查，酌情再行微波辐射。对于无梗阻的隆起型食管癌，可用针形电极插入肿瘤，功率30W×（5~10）s，瘤体较大时从边缘后中央逐步插入辐射，凝固肿瘤组织。

由于微波治疗是通过组织中带离子的胶粒在微波运动中产生热量，故较高频电、激光更为安全，对深层组织无损伤，穿孔、出血等并发症发生率甚低。

3. 电凝治疗　电凝治疗是一种安全、简便和有效的缓解吞咽困难的办法，可分为单极和双极电凝。常用者为双极电凝BICAP，其探头外形似Eder-Puestow扩张管，头端有弹性可以弯曲。在橄榄形的增大部分上有环绕的电极条，直径可为6~15mm，治疗面积大，效率高。环360°电凝，使电能转变为热能作用于被接触组织上，造成凝固性坏死，损伤深度为1~2mm，对于手术不能切除的食管癌（除外瘘管形成者）均可选用该法治疗。

4. 氩离子凝固术　在消化道恶性肿瘤后期，临床情况较差或不能进行外科手术切除，或肿瘤范围较大及广泛转移时，APC术可望缩小肿瘤，缓解梗阻，恢复正常的消化道通道，从而减轻患者痛苦，提高生活质量，因此APC为癌肿姑息治疗的一种方法。Wahab等人报道15例食管癌行APC治疗后，3例解除了梗阻，5例患者生存期延长至术后14月，3例支架移位梗阻患者经APC治疗后恢复了正常通道。

5. 食管扩张有内支架置入术　食管扩张用Savary探条扩张器或球束扩张器。一般扩张到食管内径在1.3cm以下即可（有些患者食管内径已达1.3cm，不需扩张，可直接置入内支架，防止支架移位）。内支架置入分为X线引导下置入法、内镜引导下置入法及非X线、非内镜引导下置入法，主要根据医院条件及医师操作技艺选一种即可。至于所用支架可根据患者情况采用各种类型（如带膜支架、无膜支架、防反流支架等）和不同长短型号（如6cm、8cm、10cm、12cm）的记忆合金不锈钢支架。对已有食管气管瘘患者必须采用带膜（最好是双层膜）支架，对食管下段癌近贲门患者必须采用防反流支架。选择支架长度标准是：上下各超出病变长度2~3cm。主要作用机制：扩张食管，压迫肿瘤，保证进食通畅，对已有食管气管瘘的患者封闭瘘口防止食物进入气管，防止胃内容物反流。

6. 电化学治疗　常用电脑控制的双路输出电化学治癌仪及铂铱合金食管环形电极。其主要作用机制：一是治疗开始后，电极间质子、离子移动，阳极区呈强酸性，阴极区呈强碱性，改变了瘤组织内的pH值，破坏了瘤细胞生存的外环境；二是在质子、离子迅速移动的过程中产生大量氯、氢等气体，后者可直接杀灭癌细胞；三是直流电改变癌细胞赖以生存的内环境，使癌细胞核固缩、线粒体消失、核蛋白凝固、细胞崩解坏死；四是在直流电作用下，阴极区水肿，阴极区脱水，结果使瘤组织内正常血供被破坏，瘤细胞坏死。具体操作方法是先在X线下经鼻腔/口腔将一环形电极置于肿瘤近侧，再在内镜引导下将另一电极准确置入癌瘤中心部，待电极与瘤组织充分接触并固定好后退出内镜，将电极导线与治癌仪相连，开机通电，使治疗电压缓慢达4.0~5.0V、电量150~250c后，即可缓慢将电压降至0，关机，缓慢退出电极结束治疗。一般每10d治疗一次，3次为1个疗程。

7. 局部药物注射 目前，多数学者采用氟尿嘧啶及 MMC 进行局部化疗注射。具体方法是将氟尿嘧啶 500mg + MMC 8mg 溶于 20mL 注射用水，稀释混匀后用内镜注射针经内镜活检孔向瘤体内注射，根据瘤体大小做分点注射，一般每次可注射 10 个点左右，每点注射 1～2mL，7～10 日注射 1 次，连续 3 次即可。

（黄华忠）

第十章

胃癌

胃癌是全世界及我国最常见的恶性肿瘤。近年来，胃癌发病率在世界范围内有明显下降的趋势，多数国家胃癌发病率下降40%以上。尽管近年来胃癌发病率有所下降，但在各种恶性肿瘤中仍居首位。我国是胃癌的高发区，由于广大医务工作者的不懈努力，在胃癌的理论基础、临床诊断和治疗研究等方面均取得了长足的进步，其5年和10年生存率逐渐提高。胃癌生存率的提高主要依赖于各种诊断技术的进步和治疗方法的改进，综观国内各大医院胃癌切除术后5年生存率，差距甚大，一般综合性医院约为30%，而某些专科医院多达50%。因此，如何提高胃癌手术的根治性，开展合理的综合治疗，推广较成熟的治疗方案，有待临床工作者共同努力。

一、诊断要点

胃癌起病隐匿，早期诊断困难，待出现明显的临床症状再做出诊断时，大多已为进展期，胃癌的早期诊断是提高治疗效果的关键。因为早期胃癌无特异性临床症状，所以临床医师应高度重视患者的非特异性症状，对于以下症状应及早进行相关检查：慢性胃炎患者的症状近期内加重，体重下降，40岁以上无胃病史，近期内出现上腹疼痛不适、呕血、黑便、消瘦等症状，患有慢性萎缩性胃炎伴肠上皮化生、胃息肉、胃溃疡、糜烂性胃炎以及手术后残胃，尤其有胃癌家族史。

（一）临床症状表现

早期胃癌多无症状，或者仅有一些非特异性的消化道症状，因此仅凭临床症状，诊断早期胃癌十分困难。

进展期胃癌最早出现的症状是上腹痛，常同时伴有食欲缺乏、厌食、体重减轻。腹痛可急可缓，开始仅为上腹饱胀不适，餐后更甚，继之有隐痛不适，偶呈节律性溃疡样疼痛，但这种疼痛不能被进食或服用抑酸药缓解。患者常有早饱感及软弱无力。早饱感或呕吐是胃壁受累的表现，皮革胃或部分梗阻时这种症状尤为突出。

胃癌发生并发症或转移时可出现一些特殊症状。根据转移部位不同临床症状也不同，贲门癌累及食管下段时可出现吞咽困难，并发幽门梗阻时可有恶心呕吐，溃疡型胃癌出血时可引起呕血或黑便，继之出现贫血。胃癌转移至肝可引起右上腹痛、黄疸和（或）发热，转移至肺可引起咳嗽、呃逆、咯血，累及胸膜可产生胸腔积液而发生呼吸困难、胸痛、气喘，侵及胰腺时，可出现背部放射性疼痛。

（二）体征

早期胃癌无明显体征，进展期在上腹部可扪及肿块，有压痛。肿块多位于上腹偏右相当于胃窦处。如肿瘤转移至肝可使肝大及出现黄疸，甚至出现腹腔积液。腹膜有转移时也可发生腹腹腔积液，出现移动性浊音。侵犯门静脉或脾静脉时有脾大。有远处淋巴结转移时可扪及Virchow淋巴结，质硬不活动，肛门指检在直肠膀胱凹陷可扪及一板样肿块。一些胃癌患者可以出现伴癌综合征，包括反复发作的表浅性血栓静脉炎及过度色素沉着、黑棘皮病、皮肌炎、膜性肾病，累及感觉和运动通路的神经肌肉病变等。

（三）胃癌的 X 线诊断

1. 胃钡餐造影　X 线征象主要有龛影、充盈缺损、黏膜皱襞的改变、蠕动异常及梗阻性改变。

2. 胃双重造影法　早期胃癌可见表面不光滑、边缘清晰，小的充盈缺损。龛影底部呈结节状，周边黏膜集中或仅表现为胃小区融合。

（四）胃癌的内镜诊断

1962 年日本内镜学会提示早期胃癌的概念，后被国际公认，其定义指癌组织浸润深度仅限于黏膜层或黏膜下层，而不论有无淋巴结转移，也不论癌灶面积大小。如符合上述条件伴癌灶直径 5.1 ~ 10mm 称为小胃癌（SGC），直径小于 5mm 者为微小胃癌（MGC）。原位癌系指癌灶仅限于腺管内，未突破腺管基底膜，如内镜活检证实为胃癌无误，但手术切除标本病理连续切片未发现癌为"一点癌"。内镜下胃癌最后诊断的确定均有赖于病理诊断，因此内镜下取活检更为重要。

（五）胃癌的超声波诊断

Yasudak 于 1995 年报道 641 例胃癌用超声内镜作术前检查的经验。经术后手术标本的病理检查复核，对浸润深度诊断的正确率为 79.6%。其中早期胃癌的诊断准确率达 84.9%，而对转移的区域淋巴结的检出率为 55%，认为应用超声内镜检查有助于决定对早期胃癌是否施行内镜下切除术，并可协助临床分期。

（六）胃癌的 CT 诊断

胃癌在 CT 的表现与胃癌各型的大体病理形态改变基本上是一致的。与钡餐和胃镜相比较，CT 既能显示肿瘤腔内生长情况，又能显示肿瘤向腔外生长侵犯周围器官和远处转移的情况。胃癌的 CT 分期见表 10 - 1。

表 10 - 1　MOSS 参照临床分期提出如下 CT 分期

分期	CT 表现
Ⅰ期	腔内肿块，胃壁增厚小于1cm，无转移
Ⅱ期	胃壁增厚超过1cm，无周围脏器侵犯和转移
Ⅲ期	胃壁增厚超过1cm，伴有邻近器官直接侵犯，但无远处转移
Ⅳ期	胃壁增厚伴远处转移，有或无邻近脏器侵犯

上述 CT 分期对胃癌术前手术切除性评估有重要的指导作用，凡 CT 发现有远处淋巴结转移和脏器转移或多脏器侵犯等，即 CT 认为不可切除的，其可靠性大，可避免不必要的外科剖腹探查。

（七）胃癌生化免疫检查

常用的肿瘤标志物有 CEA、CA19 - 9、CA125、CA724，但经过多年的临床实践，证实上述标志物检查阳性常见于肿瘤较大或有远处转移的进展期胃癌，为提高检测的临床价值，尤其强调联合检测，动态检测，对早期胃癌的诊断阳性率 <5%，在可切除的病例中其阳性率也不超过 23%。

二、病理学分型及临床分期

（一）大体类型

根据胃癌大体形态，临床上可分为早期胃癌和进展期胃癌。

1. 早期胃癌（early gastric carcinoma，EGC）　凡是病变仅侵及黏膜或黏膜下层，不论病灶大小和有无淋巴结转移均称为早期胃癌。癌灶直径 5.1 ~ 10mm 的早期胃癌称为小胃癌，约占早期胃癌的 15%，癌灶直径在 5mm 以下的早期胃癌称为微小胃癌，约占早期胃癌的 10%，一点癌（或称为超微小胃癌）是指镜检查黏膜活检证实为癌，而在手术后切除的胃标本上未能找到癌的病例。直径大于 40mm 的早期胃癌称为浅表广泛型早期胃癌，此型胃癌的定性诊断与病变范围的确定同等重要，因为容易造成手术切缘的癌残留。早期胃癌的肉眼形态可分为 3 型（表 10 - 2）。

表 10 - 2　早期胃癌肉眼分型

Ⅰ型　隆起型		
Ⅱ型　浅表型	Ⅱa	病变平坦
	Ⅱb	病变稍凹陷
	Ⅱc	病变稍隆起
Ⅲ型　凹陷型		
混合型	Ⅱa + Ⅱc	
	Ⅱc + Ⅱa	
	Ⅱc + Ⅲ	
	Ⅱc ＋ Ⅱa + Ⅲ	
	Ⅲ + Ⅱa	
	Ⅲ + Ⅱc	

2. 进展期胃癌（advanced gastric caranoma，AGC）　又称中晚期胃癌，是指病变超过黏膜下层，侵犯肌层甚至更远。进展期胃癌常有淋巴结转移、邻近组织器官的浸润或远隔脏器的转移，分期较晚。Borrmann 分型法将 AGC 分为 4 型。

（1）Borrmann Ⅰ 型（结节型或巨块型）：较为少见，约为进展期胃癌的 6% ~ 8%。突入胃腔的癌肿外形呈结节状、巨块状、蕈伞状或菜花状，亦为隆起型进展期胃癌。癌肿边界清楚，癌周胃壁浸润范围亦较小，具有明显的局限性。镜检观察，一般多在 10mm 以内。

（2）Borrmann Ⅱ 型（溃疡局限型）：本型约占进展期胃癌的 30% ~ 40%。癌肿呈略隆起的溃疡型，癌周为环堤，呈局限型。癌肿基底与健胃界限亦很清楚。镜检观察，癌周胃癌浸润范围不超过 20mm。

（3）Borrmann Ⅲ 型（溃疡浸润型）：此型最常见，占进展期胃癌的 45% ~ 48%。癌中心为溃疡，癌周环堤有明显的癌组织向周围浸润，环堤为边缘不清楚的斜坡状。环堤基底与健胃界限不清楚。

（4）Borrmann Ⅳ 型（弥漫浸润型）：约占进展期胃癌的 15%。癌细胞与胃壁各层弥漫型浸润生长，胃壁增厚，不向胃腔内隆起亦不形成溃疡。肿瘤组织与健胃界限不清楚。临床上很难确定，当肿瘤组织浸润累及全胃时，整个胃壁肥厚，胃腔缩小而僵硬，呈皮革状，称为皮革状胃癌（皮革胃）。本型胃癌恶性程度高，较早发生淋巴转移。

（5）Borrmann Ⅴ 型：为不能分型的胃癌，少见。主要包括两种类型的肿瘤：其一为不能列入 Borrmann Ⅰ ~ Ⅳ型中的任何一型的胃癌，形态特征为癌腔向胃腔内突出，呈结节型，但其基底部有浸润，顶部可有浅表溃疡。另一种为类似早期胃癌的进展期胃癌，即在术前胃镜、术后大体标本观察时，均诊断为早期胃癌。但病理组织学检查确诊为进展期胃癌，另外极其罕见的向胃外生长的胃癌亦应列入此型。

（二）组织学类型

在组织学上，有若干不同的分类方法，主要有以下几种。

1. 世界卫生组织分类（WHO）分类法　如下所述。

（1）乳头状腺癌。

（2）管状腺癌。

（3）低分化腺癌。

（4）黏液腺癌。

（5）印戒细胞癌。

（6）未分化癌。

（7）特殊型癌，包括类癌、腺鳞癌、鳞状细胞癌、小细胞癌等。目前我国胃癌的组织学分型也多采用上述分类方法。

2. 芬兰 Lauren 分类法　如下所述。

（1）肠型胃癌。

（2）弥漫性胃癌。

（3）混合型胃癌。

表 10 - 3　肠型胃癌和弥漫性胃癌的比较

项目	肠型胃癌	弥漫性胃癌
组织发生学	肠上皮化生上皮	正常胃黏膜上皮
流行病学	胃癌高发区多见，与环境因素有关	胃癌低发区多见，与遗传因素有关
性别	男性多见	女性多见
年龄	多发于老年	多发于中、青年
好发部位	胃窦、贲门	胃体
大体类型	结节型多见，其次为溃疡限局型和溃疡浸润型	溃疡浸润型多见，其次为结节型和溃疡限局型
浸润范围	局限	广泛
癌旁黏膜	广泛萎缩性胃炎伴肠上皮化生	无或小片萎缩性胃炎伴肠上皮化生
预后	较好	较差

（三）临床分期

TNM 分期

我国现在胃癌的分期标准参照 1986 年初在夏威夷 UICC、AJCC 及 JRS 共同召开的部分国家代表参加的联席会议通过的胃癌分期标准。这一分期主要特点是：强调肿瘤的浸润深度，转移淋巴结至原发癌边缘的距离，以及将 12、13、14、16 组等淋巴结转移（N_3、N_4）作为远处转移（M）

T：肿瘤浸润深度

T_x：原发肿瘤无法评估

T_0：未发现原发肿瘤

T_{is}：原位癌，未侵及固有层，上皮内肿瘤

T_1：固有层、浸润至黏膜或黏膜下

T_2：浸润至肌层或浆膜下

T_3：穿透浆膜层

T_4：侵及邻近结构

N：淋巴结转移状况

N_x：区域淋巴结无法评估

N_0：无淋巴结转移

N_1：淋巴结转移

N_2：有 3~6 个区域淋巴结转移

N_3：7 个及以上淋巴结转移

M：远处转移的状况

M_0：无远处转移

M_1：有远处转移

如原发肿瘤局限于黏膜层而未累及黏膜固有层者为原位癌，以 Tis 表示，当肿瘤为 $TisN_0M_0$ 时即为原位癌，也可称为 0 期。

根据上述定义，各期划分如下

Ⅰ期：

Ⅰa：$T_1N_1M_0$

Ⅰb：$T_2N_0M_0$、$T_1N_0M_0$

Ⅱ期：$T_3N_0M_0$、$T_2N_1M_0$、$T_2N_0M_0$

Ⅲ期：

Ⅲa：$T_4N_0M_0$、$T_3N_1M_0$、$T_2N_2M_0$

Ⅲb：$T_4N_1M_0$、$T_3N_2M_0$

Ⅳ期：$T_4N_{1\sim3}M_0$、TNM_1、$T_{1\sim3}N_3M_0$

三、治疗原则、程序与方法选择

（一）可手术切除的胃癌

目前治疗胃癌的手术方法有：内镜黏膜切除术（EMR），腹腔镜胃切除术，胃癌改良根治术 A 和 B（MG－A、MG－B）、标准胃癌根治术（D_2）、扩大胃癌根治术（D_3 或 D_4），对于各期的胃癌治疗应利用个体化治疗原则，遵循一定的程序，选择正确的手术方式方法。

表 10 - 4　胃切除类型

术式	切除范围	淋巴结清扫范围
MG－A	小于2/3	D_1 + NO.7
MG－B	小于2/3	D_1 + NO.7, 8a, 9
标准根治术	大于或等于2/3	D_2
扩大根治术	大于或等于2/3 联合切除	D_2 或 D_3

表 10 - 5　Ⅰa 期胃癌的术式选择

浸润深度	组织学分型	大小	推荐术式
黏膜层（M）	分化好	小于2cm	EMR
黏膜层（M）	其他		
黏膜下层（SM）	分化好	小于1.5cm	MG－A
黏膜下层（SM）	其他		MG－B

表 10 - 6　Ⅰb 期（T_1N_1、T_2N_0）治疗方案

浸润深度	大小	淋巴结	推荐术式
T_1（M、SM）	小于2cm	N_1	MG－B
T_1（M、SM）	大于或等于2.1cm	N_1	标准根治术
T_2（MP、SS＊）		N_0	标准根治术

注：＊MP 为肌层，SS 为浆膜下层。

表 10 - 7　Ⅱ期（T_1N_2、T_2N_1、T_3N_0）治疗方案

浸润深度	淋巴结	推荐术式
T_1	N_2	标准根治术
T_2	N_1	标准根治术
T_3	N_0	标准根治术

表 10 - 8　Ⅲa 期（T_2N_2、T_3N_1、T_4N_0）治疗方案

浸润深度	淋巴结	推荐术式
T_2	N_2	标准根治术
T_3	N_3	标准根治术
T_4	N_0	扩大根治术

表10-9 Ⅲb 期治疗方案

浸润深度	淋巴结	推荐术式
T_3	N_2	标准胃癌根治术
T_4	N_1	扩大胃癌根治术

（二）Ⅳ期胃癌的治疗

大多数Ⅳ期胃癌（除 N3 或 T4N2）病例不能只依靠手术获得根治性治疗。对于Ⅳ期患者没有证据表明除手术以外的方法能够延长患者的生存时间，但是一些方法能延长生命，减轻症状，对肿瘤缩小有益。一些一般情况较好、但不能手术切除的患者可实施化疗、放疗、免疫治疗、心理治疗，尽量减少手术。而对有严重症状，如出血、狭窄、营养不良的患者可行姑息手术，包括部分切除、旁路手术、胃造口术、肠造口术。

四、外科手术治疗

外科手术治疗是治疗胃癌的主要手段，也是目前能治愈胃癌的唯一方法。因此，胃癌一经诊断，即应按照胃癌分期及个体化原则治疗方案，争取及早手术治疗。进展期胃癌复发率、转移率高，仍以手术为主，辅以化疗、放疗及免疫、中医中药、营养支持、靶向治疗等综合治疗。

（一）适应证

（1）经内镜、钡餐检查后确诊为胃癌。

（2）临床检查无锁骨上淋巴结肿大，无腹腔积液，直肠指诊直肠膀胱（子宫）窝未触及肿物。

（3）无严重的心、肺、肝、肾功能不全，血清蛋白 35g/L 以上。

（4）术前 BUS 及 CT 检查无肝脏或肺部等远处转移。

（5）剖腹手术探查未发现肝转移，无腹膜淋巴结弥散性种植转移，肿瘤未侵犯胰腺、肠系膜上动脉，无腹主动脉旁淋巴结转移。

（二）禁忌证

（1）临床证实有远处转移，如锁骨上淋巴结转移，直肠指诊直肠膀胱（子宫）窝有肿物，BUS、CT 或胸片证实有肝或肺转移。

（2）剖腹手术探查发现腹壁已有弥散性种植转移，肝脏有转移灶，肿瘤已侵犯胰腺实质或已累及肠系膜上动脉，盆腔有肿物种植，腹主动脉旁已有淋巴结转移。

出现以上情况的已系不可能行根治性切除范围，对于有梗阻或出血倾向的患者，可酌情行姑息性手术，包括姑息性胃部切除术或姑息性胃空肠吻合术。

（三）术前准备

（1）纠正贫血、腹水和低蛋白血症，可酌情给予输血、血浆或人血蛋白，以及短期的静脉营养，改善营养状况。

（2）对伴有不全幽门梗阻者应禁食或仅进流质饮食，同时给予 3~5 天的洗胃。

（3）术前常规进行肠道清洁准备。

（4）术前 1 天常规进行上腹部及周围皮肤清洁准备。

（5）手术日晨放置鼻胃管。

（6）手术日晨静脉给予甲硝唑 0.5g 和抗生素。

（四）常用的手术方式

1. 与胃癌手术治疗有关的概念 如下所述。

（1）胃周淋巴结清除的范围以 D（dissection）表示，如胃切除、第一站淋巴结（N_1）未完全被清除者为 D_0 胃切除术。第一站淋巴结（N_1）已被清除者为 D_1 胃切除术，第二站淋巴结（N_2）完全被清除者为 D_2 胃切除术，依次为 D_3 胃切除术和 D_4 胃切除术。我国多行 D_2 手术，与日本等国家不同。

（2）胃癌手术的根治程度分为 A、B、C 3 级，A 级手术是指被清除的淋巴结站别需超越已有转移的淋巴结的站别，即 D＞N，胃切除标本的手术切缘 1cm 内无癌组织浸润。B 级手术是指被清除的淋巴结站别与已转移的淋巴结站别相同，即 D＝N，手术切除 1cm 内有癌细胞的浸润。C 级手术是指切除除了部分原发灶和部分转移病灶，尚有肿瘤残留。提示 A 级可获根治，C 级未根治。

2. 早期胃癌的外科治疗　如下所述。

（1）胃镜下胃黏膜切除术（EMR）：施行该手术的前提条件是胃周淋巴结无转移。适用于分化较好的黏膜内癌，直径在 2cm 以下，而且病灶表面无溃疡形成。尤其适合于年老体弱不能耐受开腹手术或拒绝开腹手术的患者。

（2）胃局部切除术：适应证与胃镜下胃黏膜切除术相同，对于 EMR 切除术有困难或切除不彻底者更为适合。手术前需对病灶部位注射染料定位。

（3）胃大部分切除术，D_1（或 D_{1+}）淋巴结清除术：对诊断为分化型胃黏膜内癌（隆起型癌直径 ＜4cm，凹陷型或隆起＋凹陷型癌直径 ＜2cm），并且不伴有溃疡者，可行胃大部分切除，D_1 淋巴结清除术或 $D_1＋N_0$。已侵犯黏膜下层的早期胃癌，其淋巴结转移率较高，合并有溃疡或瘢痕形成的黏膜内癌多为低分化型癌，如直径 ＞2.0cm，则不宜缩小手术切除范围。

3. 进展期胃癌的外科治疗　目前没有统一的治疗模式，根据患者要求及病情可以选择根治性手术，但目前提倡诱导或转化治疗后，选择是否手术。

（1）根治性切除手术：彻底切除胃癌原发病灶，转移淋巴结及受侵犯的组织、脏器，包括根治性的胃次全切除术和根治性的全胃切除术。近年来对胃的切除范围界定基本趋向一致，即胃切线离肿瘤肉眼边缘不少于 5cm。远侧部胃癌应切除十二指肠第一部 3～4cm，近侧部胃癌应切除食管下段 3～4cm。淋巴结清扫方面，多数学者推荐 D_2。

近年来，多数学者主张，对脾门和脾动脉干淋巴结有明显转移或者肿瘤已侵及胰体尾和脾脏者，可行尾侧半胰和脾切除术，或保留胰腺的脾动脉和脾切除术。

对胃癌直接蔓延及肝脏或肝脏转移病灶局限在肝的一叶内的少数病灶或孤立病灶，胃周淋巴结尚可彻底清除，而且患者全身情况良好，可行胃癌根治性切除合并肝切除术。

对于 Borrmann Ⅱ、Ⅲ型胃癌，溃疡基底部侵入胰腺组织中，仅发生第Ⅰ、第Ⅱ站淋巴结转移或癌累及十二指肠第一段或出现转移淋巴结累及胰头，全身情况良好，可行胰头、十二指肠切除术。

左上腹脏器切除术主要应用于胃上、中部癌，其手术适应证为：胃浆膜受侵犯，肿瘤和胃周组织和脏器以及大小网膜、横结肠系膜等处有少量播散者。其手术切除范围包括：全胃及周围淋巴结、横结肠及其系膜、胰体尾、脾脏以及部分食管、肝左叶、膈肌、左肾及左肾上腺。

（2）胃癌的姑息性手术：胃癌的姑息性切除术可有效解除疼痛、出血和梗阻等症状，减轻癌中毒与免疫负荷，可使患者的精神状态好转，有望改善预后。姑息性手术包括两类：一类是切除原发病灶的各种短路手术，另一类是切除原发病灶的姑息性切除术。对于不能行根治性切除，但原发肿瘤切除不很困难，已发生胰脏播散或肝脏转移，全身状况尚可者，可行姑息性切除术。

（五）手术后的处理

（1）保持胃管通畅，持续引流，一般在术后 48～72 小时，肛门排气后可拔除。

（2）适量的应用抗生素，防止伤口感染，术后 3～5 天，复查血常规示白细胞不高，无腹痛，无发热，伤口无红肿、渗液等感染征象者，即可停用。

（3）腹腔引流管应根据引流液的多少，定时更换敷料保持局部清洁，引流管视引流量多少酌情拔除，一般在术后 1 周内拔除，若认定存在淋巴瘘则应持续放置。

（4）术后早期需用静脉输液维持营养，拔除胃管后可开始口服清淡的流质饮食，后改为流质至半流质饮食，一般在术后 5～7 天即可进半流质饮食。

（六）手术并发症及处理

1. 术后胃出血　根治性胃大部分切除术后 24 小时内，胃管内抽出少许黯红色或咖啡色胃液，一般不超过 300mL，以后逐渐减少至自行停止，属正常现象。若术后不断自胃管吸出新鲜血液，尤其在 24 小时后仍继续出血，考虑有活动性出血，均可定为术后胃出血，引起出血的原因绝大多数为吻合口出血或十二指肠残端出血。

处理：多采用非手术治疗止血，出血多数可以控制，非手术治疗若不能止血或出血量大于 500mL/h 时，应手术止血或行选择性血管造影，注入血管收缩剂或栓塞相关动脉止血。

2. 十二指肠残端破裂　十二指肠残端破裂原因：①胃癌患者贫血、体质差等原因致十二指肠残端愈合难。②胃空肠吻合口输入袢梗阻，使十二指肠内压力升高可致残端破裂，十二指肠残端破裂一般发生在 24 ~ 48 小时，应立即手术。若局部情况允许则进行残端再缝合，并在十二指肠腔内置 "T" 管引流加腹腔引流。若不允许再缝合则应经十二指肠残端放 "T" 管引流，并行空肠造瘘术。

3. 吻合口漏　原因：患者贫血、低蛋白血症、营养差、手术时吻合口张力较大等，术后可能出现吻合口漏，一般在术后 5 ~ 7 天出现。如腹腔引流管尚未拔除，可由引流管引流出胃内容物，有局限性腹膜炎现象，吞咽亚甲蓝可进一步证实。

处理：禁食，用全肠外营养支持治疗，将腹腔引流管改为双套管冲洗吸引，绝大多数病例经上述治疗后可在 3 ~ 4 周内愈合。

4. 术后呕吐　原因有：①术后残胃蠕动无力或胃排空延迟。②术后输入段梗阻，输出段梗阻和吻合口梗阻。

处理：术后胃蠕动无力或胃排空延迟属功能性呕吐予禁食、胃肠减压、洗胃、维持水盐平衡、营养支持、使用促进胃动力药物，连用 1 ~ 2 周，耐心非手术治疗，一般均可治愈。术后梗阻所致的呕吐，一般都须再次手术治疗。

5. 倾倒综合征　如下所述。

（1）早期倾倒综合征发生在餐后 30 分钟以内，原因与胃的快速排空有关，食物快速进入十二指肠、空肠，刺激嗜铬细胞分泌血管活性膜物质，血管活性物质致全身无力、头晕、昏厥、面色苍白、大汗淋漓、心动过速、呼吸深大。

（2）晚期倾倒综合征发生在餐后 2 ~ 4 小时，原因是糖过快进入空肠，刺激胰岛素大量分泌致低血糖。

处理：早期倾倒综合征主要以饮食治疗为主，主要采用低糖饮食，少量多餐，吃脂肪、蛋白质含量较高的膳食，选用较干的饮食，极少数患者需手术治疗。手术可将毕Ⅱ式改为毕Ⅰ式或 RoNxeny 术式，晚期倾倒综合征治疗主要靠饮食控制，症状明显者可用 "生长抑素" 等改善症状。

6. 腹腔内残留感染　原因是术后放置引流不畅，引流拔除过早使部分渗液积存于局部，可能导致腹腔局部感染，表现为腹痛、腹部压痛、体温升高、白细胞升高。

处理：多次用 B 超扫描腹部，可能发现局部有积液的暗区，一旦确诊，可通过 B 超引导穿刺，证实后加以引流，全身抗感染。

7. 术后营养并发症　如体重减轻、贫血、腹泻与脂肪泻、骨病等。

处理：通过饮食调节及药物治疗均可改善上述并发症。

五、放射治疗

以往一直认为胃癌不适合放射治疗，理由是胃癌大多数为腺癌，而腺癌具有对放射不敏感及容易远处转移的特点，胃蠕动靶区不易固定，同时正常胃黏膜及周围重要器官难以耐受杀灭癌细胞的根治剂量，故对胃癌很少采用放射治疗。虽然随着放射生物学的进展和放射治疗设备技术的改进，人们对放射治疗胃癌的效果进行了重新评价，并逐步开展了术前、术中和术后放射治疗的探索，收到了积极的效果，但迄今为止尚无研究证明放射治疗在胃癌治疗中的好处。胃癌放射治疗的目的仍只是姑息性的和辅助性的。

1. 放射治疗在胃癌治疗中的应用　胃癌对放射治疗不敏感，在综合治疗中主要作为一种补救措施。尤其是对于中晚期胃癌的放射治疗具有一定的价值。提高手术切除率可行术前放射治疗，术中放射治疗有助于控制不能切除的癌灶或残留亚临床灶，术后放射治疗是姑息切除术及术后残存癌灶的重要辅助肿瘤。

2. 放射治疗技术　如下所述。

（1）晚期胃癌：手术探查或姑息手术，胃未切除者，设前、后2野加左侧野照射。

1）野界

上界：平 T_{10} 椎体（约相当于贲门上2cm）。

右侧界：过中线右侧 3～4cm。

左侧界：胃大弯外2cm（包括脾门淋巴结）。

下界：L_2～L_3 之界。

侧野：

后界：椎体前缘。

前界：胃充盈影前2cm。

缩野追加的靶区：主要针对GTV0。

2）剂量：45Gy/5周，每次1.8Gy，每周5次；缩野追加10～15Gy。

（2）术前放射治疗

1）适应证：适用于估计手术切除困难，而且病理组织学相对敏感的Ⅱ期、Ⅲ期患者。

2）设野：原则同上。

3）剂量：35～40Gy/4周，放射治疗后2～3周手术为宜。

放疗后可否获得手术机会。一般放疗后2～4周立即手术。

（3）术中放射治疗

1）适应证：术中放射治疗是一种有效清除腹腔内手术野亚临床转移灶的方法，适用于Ⅰ期以外的胃癌患者，其原发灶已被切除且无远处转移。术中放疗具有容易设放射野，方便保护周围正常组织的优点，但因为术中放疗只能给予一次剂量、对医务人员辐射，剂量过大担心伤口愈合问题等原因，临床很少用。

2）设野：胃癌已被切除，尚未吻合前，在保护腹内重要脏器的情况下，对手术野进行一次大剂量照射。

3）剂量：一次性用电子线照射15～20Gy。

（4）术后放射治疗

1）适应证：术后病变残留或残端有癌的患者。

2）设野：原则上应该参考术前情况（如X线钡餐、CT及超声检查等），充分包括瘤床及相应淋巴引流区。应当在术中对残留病变区域留置银夹标志。

3）剂量：50～60Gy/（5～6）周，术后3周开始放射治疗。

3. 放射治疗不良反应及处理　放射性肾损伤，常规分次照射发生放射性肾病的TD5/5为20Gy，表现为高血压肾病。放射性肾损伤目前尚无特效办法，主要是对症处理。临床上肾被放射治疗时至少要保护一侧全肾。其他较常见的并发症还有疼痛、出血和放射性肠炎等。采用高能X射线，各野每天照射，以及增加分割次数可进一步降低并发症发生率。

六、化学药物治疗

由于受诊断水平的局限，目前临床收治的大部分是进展期胃癌，单纯手术疗效甚微。作为肿瘤综合治疗的重要组成部分，化疗是除手术以外治疗胃癌重要的手段。20世纪50年代初，国内已开始用氟尿嘧啶、亚硝胺等药物治疗晚期胃癌，取得了一定的成效。70年代初，随着对细胞动力学理论研究的深入，进一步了解了各类抗癌药物对细胞增生周期的不同作用，而且同一增生群细胞并非处于相同的增生周期，同时应用不同作用时相的抗癌药物可发生协同作用，增强了疗效，同时减少了癌细胞耐药性的产生，联合化疗逐渐替代了单药化疗。

（一）单药化疗

氟尿嘧啶是单一药物治疗胃癌研究最多的一种药物，有效率在20%左右，主要不良反应有黏膜炎、腹泻、骨髓抑制，手足综合征（见于持续滴注）。丝裂霉素C是一种抗肿瘤抗生素，特别是在日本被广泛地应用于胃癌的治疗中，有效率30%，主要毒性反应是延迟性、累积性骨髓抑制。阿霉素是一种蒽环类抗生素，是治疗胃癌的主要药物之一，该药单药有效率17%，剂量限制性毒性是心肌损害。顺铂是近几年对胃癌治疗评价较高的药物之一，单药有效率19%。奥沙利铂是第三代铂类抗癌药，细胞毒作用比顺铂更强，且与顺铂及卡铂无交叉耐药，于20世纪90年代末开始广泛应用于胃癌的治疗中，主要不良反应为末梢神经炎。紫杉类药物作用靶点是微管，通过抑制微管的聚集与拆散的平衡，抑制癌细胞分裂，单药有效率在20%以上。近几年已较多地应用于晚期胃癌的治疗。对于胃癌一般公认的结果是，联合化疗优于单药化疗；单一化疗毒性较轻，因此单一药物化疗主要适用于病症较轻或不适宜联合化疗者。目前常用单一药物有效率一般在为15%~20%，低于10%的药物不能参与联合方案。

表10-10　常用单一药物有效率

药物	例数	有效率（%）	药物	例数	有效率（%）
氟尿嘧啶	46	21	表阿霉素	80	19
卡莫氟（口服）	31	19	顺铂	139	19
喃氟啶（口服）	19	27	卡铂	41	5
甲氨蝶呤	28	11	紫杉醇	98	17
优富啶	188	23	多西紫杉醇	123	21
三甲曲沙	26	19	依立替康	66	23
Gemcitabini	25	24	拓扑替康	33	6
S-1	51	49	足叶乙甙	25	12
丝裂霉素C	211	30	阿霉素	41	17

（二）联合化疗

1. 辅助化疗　临床表明，即使是治愈性手术且无淋巴结转移的胃癌患者（T3、N0、M0），至少50%的患者可能在1年内复发转移并死于本病。一旦有淋巴结转移，则疗效更差。因此，对于有潜在转移倾向的患者术后辅助化疗是必要的。辅助化疗是对已接受手术治疗可能治愈（如已将病灶整块切除，无肿瘤远处转移，手术切缘未见癌细胞）的患者的附加治疗，具有杀灭微小转移灶，部分术后残留有大量癌细胞或切缘有癌细胞患者的术后治疗不应称为辅助性的。

胃癌辅助化疗的目的，主要是消除手术后存在的亚临床病灶。以巩固手术的目的，减少术后复发。早期胃癌根治术后原则上不需要化疗，有以下高危因素时要求辅助化疗：①病理类型恶性程度高、分化差、分级低的患者。②病灶面积大于5cm。③有淋巴结转移。④有脉管癌栓。⑤多发癌灶。⑥年轻患者（40岁以下）。对以上高危因素仅存在其中一项可考虑术后单药辅助化疗，有两项以上者，应行联合化疗，对癌灶侵犯肌层以下的进展期胃癌，术后应行联合化疗。

对于手术后何时开始化疗，各国在执行起来差异很大。在一些肿瘤中心，尤其在日本，胃癌的化疗是在术后立即开始，而在美国一般在术后4~6周开始。从理论上讲，手术后应尽快开始辅助化疗，大量的临床研究表明，原发灶切除后，肿瘤转移标记指数增加了（意味着增加了细胞杀伤潜能）。因此，一些研究者强调，辅助性治疗应在术后立即开始，拖延至4~8周开始全身治疗，则可能使转移病变长成病灶，消除起来更加困难。目前我国专家建议一般手术后3周开始术后辅助化疗，最迟6周内一定给予术后辅助化疗，连续4~6个周期。

2. 新辅助化疗　指对高危的胃癌患者在手术前进行联合化疗，其目的是降低临床分期，提高手术切除率、保护器官功能。一般在手术前行2~3个周期的联合化疗，评估疗效，降级降期的患者，然后再行手术治疗。新辅助化疗对胃癌的治疗目前还未广泛开展，到目前为止的临床资料显示，新辅助化疗并未增加手术的并发症和死亡率。由于术前对一些肿瘤的分期判定较困难，化疗效果只能估计分期降低。最新的研究结果表明，只要将化疗药物剂量仔细调整，其毒性是可以耐受的，且并未增加术后并发症的发生率和死亡率。

（三）特殊形式化疗

1. 腹腔内化疗　胃癌腹膜和肝脏的转移十分常见，Kelsen 等报道，进展期胃癌根治术后有 50% 的患者 5 年内出现局部复发和（或）远处转移。常见的复发转移部位是切除部位、肝脏和腹膜表面、淋巴结转移。如果以上部位的复发减少或得到控制，胃癌患者的生存期和生存质量将会得到改善。有动物模型试验研究表明，剖腹术后，腹膜肿瘤种植或腹腔内立即扩散的危险性增加了，因此，手术后发生腹膜种植和腹腔内播散的危险性很高，术后早期进行腹腔内化疗（intrapnitoneal chemotherapy，IPCT）是合理的。

腹腔内化疗直接作用于上述复发和转移部位，使腹膜表面与腹腔内药物充分接触，药物对腹膜表面微小转移灶的缓解率达到 100%。从肿瘤细胞增生动力学方面看，此时肿瘤负荷最小，瘤细胞增殖迅速，对化疗药物治疗敏感性高。因此，腹腔内化疗对预防胃癌术后的腹腔内复发和转移有一定的疗效，且能增加局部疗效而不影响全身治疗，观察显示，腹腔化疗最大的不良反应为腹腔粘连，导致梗阻。

胃癌腹腔内化疗常用药物有氟尿嘧啶、MMC、DDP 和 ADM 等。Yu 等对 248 例患者术后进行前瞻性随机对照研究，试验组患者术后早期给予 MMC 和氟尿嘧啶腹腔灌注，对照组单做手术。结果显示，Ⅰ、Ⅱ期患者的 5 年生存率无显著差异，而Ⅲ期患者的 5 年生存率分别是 49.1% 和 18.4%，差异有显著性（P = 0.011）。因此认为，Ⅲ期胃癌术后行腹腔内化疗可明显改善生存期。

2. 持续性腹腔温热灌注化疗　在胃癌术后转移的诸多部位中，腹膜种植性转移约占 50%，而且是患者致死的直接因素。近 10 年来，许多国家开展了持续性腹腔内温热灌注化疗（contituvus hyperthermic penitunedl perfusion，CHPP），以期能降低胃癌的腹腔内转移率。常用药物为氟尿嘧啶、DDP、MMC 等。CHPP 是一种毒性小而又有效的治疗方法，凡是胃癌患者无重要脏器转移，且原发灶已切除，有下列情况之一者，均需作 CHPP 治疗。①肿瘤已侵犯至浆膜或浆膜外。②发现肉眼可见的腹膜种植较小或已被切除者。③术后腹膜转移伴有中少量腹腔积液者。然而需要说明的是，CHPP 仅对小的腹膜癌灶有效。目前 CHPP 还有许多未解决的问题，如治疗方案的优化、疗程的确定、疗效的评价、给药装置和载体的改进等均需进一步探索。

表 10 – 11　胃癌常用化疗方案

名称	药物名称	剂量	给药方式	实施计划
FAM 方案	MMC	$10mg/m^2$	静脉推注	第 1 天
每 4 周重复	ADM	$20mg/m^2$	静脉推注	第 1 天
	氟尿嘧啶	$300mg/（m^2·d）$	静脉滴注（6～8h）	第 2～6 天
EAP 方案	VP – 16	$120mg/（m^2·d）$	静脉滴注	第 4～6 天
每 4 周重复	ADM	$20mg/（m^2·d）$	静脉推注	第 1、第 7 天
	DDP	$40mg/（m^2·d）$	静脉滴注	第 2、第 8 天
ELF 方案	VP – 16	$120mg/（m^2·d）$	静脉滴注	第 1～3 天
每 4 周重复	氟尿嘧啶	$500mg/（m^2·d）$	静脉滴注（6～8h）	第 1～4 天
	DDP	$30mg/（m^2·d）$	静脉滴注	第 5～7 天
MELF 方案	MMC	$10mg/m^2$	静脉推注	第 1 天
每 4 周重复	VP – 16	$120mg/（m^2·d）$	静脉滴注	第 1～3 天
	CF	$200mg/（m^2·d）$	静脉滴注	第 4～8 天
	氟尿嘧啶	$300mg/（m^2·d）$	静脉滴注（6～8h）	第 4～8 天
LFP 方案	CF	$200mg/（m^2·d）$	静脉滴注	第 1～5 天
每 4 周重复	氟尿嘧啶	$1\,000mg/（m^2·d）$	静脉滴注（持续）	第 1～5 天

续 表

名称	药物名称	剂量	给药方式	实施计划
	DDP	20mg/（m²·d）	静脉滴注	第 1~5 天
UFTM 方案	UFT	3~4 粒/次	口服每日 3 次	第 1~42 天
每 6 周重复	MMC	10mg/（m²·d）	静脉推注	第 1、第 22 天
LFEP 方案	CF	200mg/（m²·d）	静脉滴注	第 1~3 天
	氟尿嘧啶	600mg/（m²·d）	静脉滴注（持续6~8h）	第 1~3 天
	EPI	50mg/m²	静脉滴注	第 1 天
	DDP	20mg/（m²·d）	静脉滴注	第 1~3 天
FAMTX 方案	HD-MTX	1 500mg/m²	静脉滴注	第 1 天
每 4 周重复	氟尿嘧啶	1 500mg/m²	静脉滴注	第 1 天（MTX 后 1h）
	CF	15mg/m²	口服	Q6h×48h
	ADM	30mg/m²	静脉推注	第 14 天
L-OHP（Oxaliplatin）+LVFU 方案	L-OHP	100mg/m²	静脉滴注（2h）	第 1 天
每 2 周重复	CF	200mg/（m²·d）	静脉滴注（2h）	第 1~2 天
	氯尿嘧啶	400mg/（m²·d）	静脉滴注（2h）	第 1~2 天
	氯尿嘧啶	600mg/（m²·d）	静脉滴注（22h）	第 1~2 天
LFH 方案	CF	200mg/（m²·d）	静脉滴注（2h）	第 1~5 天
每 3 周重复	氟尿嘧啶	500mg/（m²·d）	静脉滴注（6~8h）	第 1~5 天
	HCPT	10mg/（m²·d）	静脉滴注（4h）	第 1~5 天
PTX（Paclitaxel）+FP 方案	PTX	150mg/m²	静脉滴注（3h）	第 1 天（常规预处理）
每 3 周重复	氟尿嘧啶	700mg/（m²·d）	静脉滴注（6~8h）	第 1~5 天
	DDP	20mg/（m²·d）	静脉滴注（2h）	第 1~5 天
Docetaxel+DDP 方案	Docetaxel	85mg/m²	静脉滴注	第 1 天（常规预处理）
每 3 周重复	DDP	75mg/m²	静脉滴注	第 1 天（注意水化处理）

七、胃癌的免疫治疗

常用于胃癌的免疫治疗药物有 PSK（Polysaccharide）、OK432 香菇多糖等。PSK 是一种从草益菌属杂色菌中提取的多糖，其作用机制尚不完全清楚。PSK 单独应用效果不明显，但与化疗合用时可提高疗效。OK432 是 Su 株链球菌加热并经青霉素处理后菌体的冻干粉末，可增加 NK 细胞、自身肿瘤杀伤细胞（ATK）和粒细胞的活性，促进淋巴因子分泌。香菇多糖是由香菇子实体中分离并纯化的一种抗肿瘤多糖，能促进免疫活性细胞、淋巴因子分泌，与化疗合用可提高疗效，可明显延长晚期无法切除或复发的胃癌患者的生存期，且生活质量也明显改善。随着近几年免疫治疗在恶性黑色素瘤应用的成功，不断地探索胃癌的免疫治疗的试验也开展得如火如荼，目前均处于研究探索阶段，是否有使用价值，需要更多的试验结果来证实。

（李向荣）

第十一章

胆囊癌

　　胆囊癌是原发在胆囊中的恶性肿瘤。胆囊癌发病率占消化道恶性肿瘤第5位，是胆管系统恶性肿瘤中最常见的。

　　胆囊癌的发病有明显的地区差别。有报道胆囊癌的发病率在所有癌中占2.9%，占消化道恶性肿瘤的31.8%；而在美国其位于消化道肿瘤直肠、结肠、胰腺和胃后，占消化道肿瘤的3%。女性比男性高3～4倍。因胆囊癌患者临床上缺乏特异性，多数就诊时往往已不是早期，据大宗病例分析，能获得根治性切除的胆囊癌只占27%左右。

一、病因

　　胆囊癌的病因不明。临床上观察到大部分胆囊癌合并有胆囊结石。国外文献报道，胆囊癌与胆囊结石并存为54.3%～96.6%和70%～98%，国内综合报道，手术切除胆囊标本中，胆囊癌合并结石者占56.5%。结石与胆囊癌的病因学之间的关系尚不很清楚，可能由于结石的长期刺激及胆囊黏膜的慢性炎症改变，或胆汁中致癌物质作用的结果。近年来，有关石胆酸代谢的研究提示，胆囊癌变可能与胆汁中有较高浓度的具有致癌毒性的石胆酸长期刺激有关。淤胆和感染会使胆汁中的致癌物质更具活性。另外胆囊息肉的癌变，当息肉>1cm时，其恶变的可能性很大。其他原因如胰胆管连接异常，这种先天性畸形可能使胰液逆流入胆囊内，故使胆囊发生炎症与间变，最终可引起胆囊癌变。此外，胆囊癌的发病有家族性倾向。

二、病理

　　胆囊癌多发生于胆囊体部，偶见于底部，仅10%可发生在颈部。大体可分为两型，即隆起型和浸润型。其表现：隆起型，囊壁局限性增厚呈乳头状、绒毛状、菜花状肿块向腔内突出；浸润型，呈浸润状胆囊壁增厚表现为胆囊缩小、变硬，外表虽光滑但浆膜失去光泽。组织学上胆囊癌可分为硬癌、腺癌、鳞癌、黏液癌、未分化癌、色素癌，75%～90%为分化良好的腺癌，10%为未分化癌，5%为鳞形上皮细胞癌。恶性程度较高仅有生长快和转移早的特点。胆囊紧贴肝脏，有丰富的淋巴血管网，肿瘤极易扩散，可直接浸润肝、胆总管、十二指肠、肾、胰腺和前腹壁，血行转移可见于直肠、卵巢、乳腺、肺、椎骨和皮肤；经淋巴道可扩散至胆囊淋巴结，腹主动脉周围淋巴结，晚期患者还可出现远处转移。约有一半患者肿瘤侵犯胆总管而引起阻塞性黄疸，有时阻塞胆总管后可继发感染，产生急性胆囊炎。病理上以腺癌较为多见，其次为鳞状上皮细胞癌。而腺癌又分为以下几种：①乳头状腺癌。可能由乳头状或息肉恶变而来，肿瘤向胆囊腔内生长，影响胆囊排空，肿瘤表面有溃疡，易引起感染。肿瘤如果阻塞胆囊颈，可使胆囊肿大，胆囊壁变薄，类似胆囊脓肿或积液。②浸润型腺癌。较多见，约占腺癌的70%，可导致胆囊缩小，胆囊壁变硬且增厚。③硬化型腺癌。可同时伴有胆管硬化，导致胆管任何部位发生梗阻。④黏液型腺癌。肿瘤松软，容易破溃导致胆囊穿孔。

三、临床表现

　　1. 症状　胆囊癌的临床症状主要有中上腹疼痛不适，消化不良，嗳气，胃纳减退，黄疸和体重减轻。因胆囊癌的这些症状均缺乏特异性，因而早期诊断常不及时，有的只有在因胆囊结石施行胆囊切除术时偶然发现。合并有胆囊结石的胆囊癌患者，常表现为长时间的胆石症病史，病程往往在 5 年以上，说明胆石发生在癌变之前，不合并胆囊结石的胆囊癌患者，病程多较短，常在半年左右。晚期胆囊癌主要表现为右上腹的持续性钝痛，黄疸。

2. 体征　如下所述。

（1）右上腹部硬块，体重下降。

（2）黄疸主要发生于有肝十二指肠韧带处淋巴结转移及肝外胆管受阻塞的患者，说明肿瘤已无法手术切除。但是，有时因胆总管内结石阻塞，而此时肿瘤因在早期，也可出现黄疸，应注意鉴别。胆囊癌如侵犯十二指肠或胃幽门部，可出现胃幽门梗阻。胆囊癌早期实验室检查一般无特殊性，晚期有 26.2% 的患者 Bil 升高，19.7% 的患者 AKP 升高，血白细胞 $> 10 \times 10^9$/L 者占 27.9%，贫血者占 73.8%。在肿瘤标本的 CEA 免疫组化研究的报道中，胆囊癌的 CEA 阳性率为 100%，进展期胆囊癌患者血清 CEA 值可达 9.6ng/L，但在早期无诊断价值，CA19 - 9、CA125、CAl5 - 3 等肿瘤糖链抗原在胆囊癌诊断中的意义虽有报道，但早期假阴性率高，亦无特异性，仅能作为胆囊癌的辅助检查。在发生胆囊急性炎症时，可出现与急性结石性胆囊炎相类似的症状和体征。

3. 检查　如下所述。

（1）实验室检查：肝功能检查可了解肝脏功能情况及鉴别黄疸性质，呈阻塞性黄疸。肿瘤标志物：在肿瘤标本的 CEA 免疫组化研究的报告中，胆囊癌的 CEA 阳性率为 100%。进展期胆囊癌患者血清 CEA 值可达 9.6ng/mL，但在早期诊断无价值。CA19 - 9、CA125、CA15 - 3 等肿瘤糖链抗原仅能作为胆囊癌的辅助检查。

（2）X 射线检查：胆囊造影可见胆囊黏膜不光整，腔内充盈缺损。ERCP 发现胆管突然中断，出现充盈缺损呈偏心性，边缘不规则或胆管狭窄范围较长。CT、腹腔镜均有较高诊断价值。胆囊癌患者临床上缺乏特异性表现。多数被误诊为胆囊炎、胆石症。这类患者在出现右上腹痛、右上腹包块或贫血等症状时病情常常已属晚期。近年来诊断水平提高主要依靠现代影像学的进展和对本病认识的加深。

（3）腹部彩超检查：彩超检查简便无损伤，可反复使用，其诊断准确率达 75% ~ 82.1%，应为首选检查方法。但彩超易受腹壁肥厚、肠管积气的影响，并且不易判定结石充满型及萎缩型胆囊壁情况。近年来，人们采用 EUS（内镜超声）的方法，较好地解决了 US 的上述问题。EUS 用高频率探头仅隔胃或十二指肠壁对胆囊进行扫描，极大提高了胆囊癌的检出率，并且能进一步判定胆囊壁各层结构受肿瘤浸润的程度。因而人们将 EUS 作为 US 检查后的进一步精确判定方法。不论 US 或 EUS，其早期胆囊癌的超声图像主要表现为隆起型病变与局限性囊壁肥厚，亦有两者混合型。

（4）腹部 CT 检查：腹部 CT 检查对胆囊癌的敏感性为 50%，尤其对早期胆囊癌的诊断不如彩超及内镜超声。CT 影像改变可分 3 种类型：①壁厚型：胆囊壁局限或弥散不规则增厚。②结节型：乳头状结节从胆囊壁突入腔内，胆囊腔存在。③实变型：因胆囊壁被肿瘤广泛浸润增厚加之腔内癌块充填形成实质性肿块。如果肿瘤侵犯肝脏或肝门、胰头淋巴结转移，多能在 CT 影像下显示。

（5）彩色多普勒血流显像：国内文献报告，在胆囊肿块和壁内测到异常的高速动脉血流信号是胆囊原发性恶性肿瘤区别于胆囊转移癌或胆囊良性肿块的重要特征。

（6）ERCP：有人报告 ERCP 对于能够显示出胆囊的胆囊癌诊断率可达 70% ~ 90%，但 ERCP 检查有半数以上不能显示胆囊。其影像表现可分三种情况：①胆囊胆管显影良好：多为早期病变，典型病例可见胆囊充盈缺损或与囊壁相连、基底较宽的隆起病变。胆囊壁浸润者可见囊壁僵硬或变形。②胆囊不显影：多属中晚期病例。③胆囊不显影并有肝或肝外胆管狭窄：充盈缺损及梗阻上方肝胆管扩张已是晚期征象。

（7）细胞学检查：细胞学检查法有直接取活检或抽取胆汁查找癌细胞 2 种。直接活检的方法有：彩超引导下胆囊病变穿刺、PTCCS（经皮胆囊镜检查）、经腹腔镜等方法。采取胆汁的方法更多，如 ERCP 下抽取胆汁、B 超引导下胆囊穿刺、PTCD、胆管子母镜等。文献报告的细胞学检查的阳性率虽不高，但结合影像学检查方法，仍可对半数以上胆囊癌患者做出诊断。

四、诊断与鉴别诊断

1. 诊断　胆囊癌由于症状不典型或仅有类似胆囊结石的症状，很容易被忽视，能在手术前确诊者较少。当出现上述典型的临床表现时，一般诊断并不困难，但此时病情已至晚期。B超检查简便无损伤，可反复使用，其诊断准确率达75%～82%，应作为首选检查方法。B超检查时发现胆囊内有肿块后，即应考虑有胆囊癌存在的可能；肿块越大，胆囊癌的可能性就越大；如肿块影直径>1cm，胆囊癌的可能性更大。CT亦能显示胆囊的形态学改变以及病变浸润。对<1cm的病变易漏诊。如B超和CT结合可使诊断率明显提高。内镜超声（FU）用于早期胆囊癌的诊断阳性率可达90%。可显示胆囊的全层结构，对早期胆囊癌的诊断和分期有较高的价值。但对胆囊底部的扫查较困难。彩色多普勒检查可呈现异常的高速动脉血流信号是区别胆囊良性病变的特征，可用于良、恶性疾病的鉴别。口服胆囊造影（OCG）和静脉胆囊造影在86.4%的患者不显影，少数显影时表现为胆囊壁局限性增厚，如伴有胆囊结石，使诊断难度增大。而ERCP和PTC仅在肿瘤已有转移和侵及周围邻近结构时才有所表现。但对术前估计病变范围和选择术式似有一定帮助。同时它可显示胰胆管合流异常在有此畸形时有发生胆囊癌可能，可提示做进一步细致的胆囊检查。

有资料报道在其他影像学诊断方法的基础上配合使用经皮胆囊镜检查及经皮胆囊双重造影可提高早期浅表型微小胆囊癌的确诊率。采用选择性腹腔动脉造影可获得72%的确诊率，但多已属晚期。腹腔镜和腹腔镜胆管造影可对70%～90%的胆囊癌做出诊断。但多属已侵犯浆膜外者，且腹腔内粘连影响视野使其检查受限。B超引导下细针细胞学穿刺近来越来越引起人们的兴趣。此外还可以用十二指肠引流、ERCP、经皮肝胆囊穿刺及经皮胆镜、腹腔镜穿刺所得胆汁标本进行细胞学检查，其敏感率可达50%。然而一般认为最主要的诊断方法为手术探查诊断。手术中发现胆囊为肿瘤浸润性改变，或在胆囊腔内有瘤样组织，最终必须经冰冻切片检查方能证实是否为胆囊癌。近年来腹腔镜穿刺活检已较多应用于胆囊癌的诊断，有一定的诊断正确率。

2. 鉴别诊断　早期胆囊癌与良性疾病鉴别对其预后至关重要。一般认为胆囊癌伴有胆囊结石者达50%～95%，胆囊结石患者中有1%发生胆囊癌。有研究在因结石切除的833例胆囊标本中发现浸润癌占2.80%。胆囊结石所致炎症，增生，不典型增生到原位癌的移行演进过程已被病理学研究所证实。因此在临床上不应满足于胆结石的诊断。出现下列情况之一者应予以高度重视：①老年女性胆石症患者（63%胆囊癌患者在70岁以上）。②慢性胆囊炎胆石症定期彩超检查有新变化者。③胆囊形态不规则或不规则增厚者。④彩超团块回声不随体位变化而移动，不伴声影者。⑤配合腹部CT检查，内镜超声，彩色多普勒及肿瘤标记物检测有阳性征象者。

胆囊息肉样变（PLG）中有10%是早期癌。有报道在85例早期胆囊癌中98%为息肉恶变。在PLG的检查中彩超、CT、OCG的检出率分别为89%，66.1%，75%。以下几点应高度可疑癌变：①单发PLG。②PLG直径>10mm。③广基或蒂粗大。④病变渐增长。⑤年龄>50岁。⑥合并结石。以上诸项可作为PLG的手术指征并行常规术中、术后病理检查。在病理检查中，核仁组成区相关嗜银蛋白染色方法对胆囊癌有鉴别诊断的意义。有许多胆囊癌在术中仍不能做出诊断，大部分原位癌或早期癌只是在胆石症等术后的标本中被发现。因此应强调术中认真检查和常规术中、术后病理检查。

五、治　疗

胆囊癌的治疗以手术为主，但早期诊断困难而切除率低，仅为33.7%，其中根治性手术为15%。化疗和放疗及其他治疗为辅助手段效果未被肯定。

1. 手术治疗　胆囊癌手术治疗方式的选择主要根据其病理及临床分期，主要手术方法如下。

（1）单纯胆囊切除术：在为胆囊结石或急性胆囊炎做胆囊切除手术后，意外地从病理切片中发现有胆囊癌，病变局限于胆囊壁的浆膜层以下，此时病理分期多为Nevin Ⅰ期的胆囊癌。绝大多数学者认为这类患者做胆囊切除已足够，不必要再进行扩大根治术，并认为即便再做手术扩大根治范围，不一定能改变生存率和预后。肿瘤浅表未浸及浆膜层者，无论采用何种切除手术，均可收到良好的效果。

（2）根治性切除术：胆囊癌属于 Nevin 分期 Ⅱ 期，Ⅲ 期、Ⅳ 期者应进行胆囊癌根治性切除术，即进行局部淋巴结清扫手术及部分肝切除。如果肿瘤范围已超过胆总管淋巴结或胆囊床无须进行根治手术。淋巴结清扫范围是：Colot 三角区，胆总管右和后侧，十二指肠及胰头后方。肝切除主要是指楔形切除，包括距胆囊床 2cm 以内的无瘤肝组织，这种胆囊癌根治方法，在临床上应用最广。有作者强调，若在第 1 次手术后发现的胆囊癌，即便是肿瘤仅局限于胆囊浆膜层内，仍有局部淋巴结及肝脏转移之可能，故主张再行第 2 次根治手术。

（3）扩大根治术：胆囊癌早期和可以切除阶段，因缺乏病理学依据和症状而难以发现，尤其是在广大的基层医院更是如此。尽管广大外科医生常对广泛侵及周围器官的晚期癌致力于积极的外科处理，但 5 年生存率极低。Nakamura 报道 13 例胆囊癌施行扩大根治术，包括右肝叶切除，胰十二指肠切除，门静脉重建等联合手术，其中 2 例患者经广泛切除后已分别存活 7 年 8 个月和 8 年 5 个月。因此，近年来胆囊癌的扩大根治术又受到关注。Matsumoto 等报道认为应扩大切除范围以获得根治性切除率的提高。他们认为：①扩大胆囊切除术加肝十二指肠韧带内胆道切除是 Ⅰ 、Ⅱ 期患者的最佳术式，根治性切除率达 100%。②对 Ⅲ 期患者更彻底的切除包括胰十二指肠和/（或）广泛的肝切除可获得根治性切除，根治性切除率可达 75%。③对于 Ⅳ 期患者，如十二指肠侵犯者或直接肝浸润者胰十二指肠切除或扩大的肝叶切除可获得 33.3% 的根治性切除率。但值得注意的是手术范围的扩大，可明显增加手术的死亡率，且能否提高治疗效果还是可疑的。一般认为胆囊癌已侵犯浆膜层，即便做扩大根治术，效果也不会理想。

（4）姑息性手术：胆囊癌晚期，肿瘤已扩散至胆管，患者周身状态很差而又伴有阻塞性黄疸，有的肝脏已有多处转移灶，此时已不可能做根治性手术，姑息性手术主要是指各种减黄手术，以减轻症状，提高生活质量。如肝总管未受侵犯的可做肝总管空肠 Roux - Y 吻合术或 T 形管引流术；如无法做胆管近端引流，可行经肿瘤置 T 形管或 U 形管支撑引流，或行左肝管空肠吻合术（longmive 手术）；无法手术引流的，可行经肝穿刺胆管引流；侵及十二指肠引起梗阻的行胃空肠吻合术；侵及结肠肝曲引起结肠梗阻的，可行捷径手术以恢复胃肠道的通畅。

2. 放射治疗 胆囊癌单纯手术效果不佳，而胆囊癌对放疗有一定的敏感性，为防止和减少局部复发，一些欧美学者积极主张辅加放疗。

（1）术前放疗：高桥对 14 例胆囊癌进行术前放疗，剂量为 30Gy，手术切除 9 例，其中治愈性切除 4 例。术前放疗者手术切除率为 64.2%，对照组为 61.5%，术前放疗可略高于手术切除率，且不会增加组织脆性和术中出血。

（2）术中放疗：术中放疗具有定位准确，减少或避免正常组织器官放射损伤的优点。有日本学者报道 42 例非治愈切除的 TNM Ⅳ 期胆囊癌中的 23 例进行术中放疗，一次剂量为 70Gy，术后 2 年生存率为 17.4%，5 年生存率为 11.6%；术中未进行放疗的 15 例 2 年生存率为 0。

（3）术后放疗：包括体外照射和腔内照射。体外照射是根据术后病理所见确定照射范围，原则上应包括原发灶和区域淋巴结。病灶局限又无远隔转移的非治愈性切除是术后体外照射的最好适应证。选择的剂量既为肿瘤的治疗量又应在正常组织耐受范围内。一般每周照射 5d，每日 1 次，每次 1.8 ~ 2.0Gy。治愈性切除的预防性照射进行 5 周，总量为 50Gy，非治愈切除的根治性放射总量为 60 ~ 65Gy。腔内照射是指通过 PTCD 导管将镭、钴、^{192}Ir 等密封的小放射源置入胆管腔内的放疗。腔内照射具有局部病灶照射剂量大、周围脏器放射损伤小的优点，尤其适用于胆管狭窄。但对远离放射源的胆管断端及手术剥离面照射剂量不够，所以一般将腔内照射与体外照射联合应用，剂量分别为 10 ~ 20Gy 和 40 ~ 50Gy。

3. 化学治疗 胆囊癌的化疗效果不佳，应用尚不广泛，迄今仍缺少系统的研究和行之有效的化疗方案。常用的化疗药物与其他消化道癌相似，主要有 5 - 氟尿嘧啶（5 - FU）、阿霉素（ADM），丝裂霉素（MMC）及亚硝基尿素（nitrosouyea）等。

4. 介入治疗 胆囊癌已广泛侵入肝实质或一侧肝脏发生多发转移时，可采用介入治疗。一般经肝动脉插管进行栓塞治疗。有报道 13 例伴有肝转移的胆囊癌患者采用动脉插管注入 5 - FU 及丝裂霉素治疗，9 例获得较好疗效。介入治疗因例数不多，其真正疗效尚待进一步总结。

5. 免疫治疗　有报道 64 例非治愈性切除的胆囊癌患者采用化学免疫治疗，平均生存 6.1 个月，对照组为 3.6 个月。其中 5 - FU + MMC + 环磷酰胺（CTX）＋溶血链球菌 SU（OK - 432）和 5 - FU + MMC + OK - 432 或云芝多糖 K（PSK）等多制剂联合应用效果较好。

6. 其他治疗　胆囊癌其他治疗上尚有温热疗法，温热疗法应用不多，有深部加温和腔内加温 2 种方法，一般采用微波或激光加温，多与放疗、化疗联合应用。至今温热疗法在加热方法，温度测定及疗效判定方面尚有许多问题待解决。其他还有基因治疗，应用各种生物反应调节剂，如干扰素、白介素等，尚处于探索阶段，有待进一步研究。

六、预后

总体上胆囊癌患者中位生存期为 3 个月，1 年和 5 年生存率分别为 14% 和 5%，多数在发病后 1 年死亡。故有些外科医生对胆囊癌的治疗持悲观态度。近年来，由于对胆囊癌根治性手术的开展，术后 5 年生存率已有明显提高。有报道经根治性手术，伴有淋巴结转移的胆囊癌患者，术后 5 年生存率为 45%，总体 5 年生存率为 65%。故对于胆囊癌患者，外科医生应持积极的态度，以求进一步提高其术后生存率。

（李向荣）

第十二章

胰腺癌

胰腺癌（pancreatic cancer）主要是指胰外分泌腺腺癌，是胰恶性肿瘤中最常见的一种，占消化道肿瘤的 8% ~ 10%，占全身肿瘤的 1% ~ 4%。近年来世界各地胰腺癌的发病有明显增高趋势。在我国上海地区，胰腺癌的发病率 1963 年为 1.16/10 万，居全身恶性肿瘤第 20 位；1977 年为 3.8/10 万，居第 12 位；1982 年为 6.9/10 万，居第 8 位；1995 年男、女患病率分别为 9.6/10 万和 9.2/10 万，居第 7 位；2002 年统计胰腺癌死亡率居我国恶性肿瘤的第 6 位，美国占第 4 位。胰腺癌早期诊断困难，确诊后中位生存期约 6 个月，5 年生存率为 0.4% ~ 4%。

一、病因和发病机制

胰腺癌的病因与发病机制迄今尚未阐明，下列因素可能与胰腺癌的发生有一定关系。

（一）吸烟因素

许多研究显示吸烟是胰腺癌的一个重要病因，吸烟者发生胰腺癌的危险性为非吸烟者的 2 ~ 6 倍。在 40 岁及以上人群中，与非吸烟者比较，男、女性吸烟者胰腺癌死亡的相对危险度分别为 1.70 和 1.53。吸烟者发生胰腺癌的危险性随每日吸烟量、吸烟年限和累积年包数而显著升高，而随戒烟年限增长而降低，戒烟 10 年以上者发生胰腺癌危险性和非吸烟者相似。吸烟导致胰腺癌的机制可能为：①烟草中致癌物由胆汁反流至胰管。②致癌物经血流至胰腺。但也有研究认为吸烟与胰腺癌无关。

（二）糖尿病

糖尿病与胰腺癌发病的确切关系尚无定论，糖尿病和胰腺癌之间的关系有 2 种学说：①认为糖尿病是胰腺癌的病因之一。Mossa 等前瞻性研究可疑有胰腺癌患者 99 例，定期测定血糖、血浆胰岛素，后来确诊为胰腺癌 32 例，其中 34% 的病例在先前就诊时确诊糖尿病，47% 的病例葡萄糖糖耐量降低。研究同时发现发生胰腺癌者的血浆胰岛素分泌也较未发生胰腺癌者低，且分泌反应出现较迟，提示糖尿病可能发生于胰腺癌之前，是后者的病因而非结果。在美国，从 1982 年开始对无肿瘤病史 467 922 名男性及 588 321 名女性进行 16 年随访，显示糖尿病与胰腺癌密切相关。②认为糖尿病是胰腺癌的一个早期症状，而非致病因素。动物实验显示胰腺癌的高血糖仅见于胰腺癌发生之后。Gullo 等研究发现胰腺癌患者中 22.8% 伴发糖尿病，其中 6.1% 患者糖尿病与肿瘤同时发病或诊断胰腺癌前 2 年内发病。

（三）慢性胰腺炎

慢性胰腺炎与胰腺癌的关系密切，据统计约 10% 胰腺癌患者在临床上曾被误诊为慢性胰腺炎，胰腺癌尸检病理伴慢性胰腺炎约占 50%，伴胰腺间质纤维化约占 84%，病理学也观察到从正常胰腺组织逐渐发展至不典型增生，最后发展为胰腺癌的组织学证据。利用基因微矩阵方法分析 5 600 个基因，发现 34 个基因在胰腺癌和慢性胰腺炎患者中表达均减少，157 个基因在慢性胰腺炎中表达增强，其中 152 个基因在胰腺癌中也有表达增强，从分子水平证明了慢性胰腺炎和胰腺癌之间有着一定的联系。

（四）饮酒因素

饮酒与胰腺癌的因果关系尚无定论，有研究报道长期大量或中量饮酒者发生胰腺癌的机会要比不饮酒为高，可能是由于酒精摄入后可持续刺激胰腺细胞分泌活性，引起胰腺慢性炎症，导致胰腺损害，或由于酒精中含有其他致癌物如亚硝胺等的作用。

（五）遗传、基因因素

胰腺癌与多种高度特征性遗传性综合征相关，如研究发现遗传性慢性胰腺炎、家族性多发性非典型丘状黑色素瘤综合征、黑色素斑—胃肠多发性息肉综合征（Peutz - Jeghers 综合征）、Von Hippel - lindau 综合征及遗传性非息肉性结肠癌等患者更易患胰腺癌。研究已证实遗传性慢性胰腺炎是常染色体显性遗传综合征，外显率约 80%，其遗传缺陷位于 7 号染色体上的阳离子胰蛋白酶原基因（PRSSI），编码产物为功能不完全的阳离子胰蛋白酶原，发展成胰腺癌的比例是正常人群中慢性胰腺炎的 20 倍。Peutz - Jeghers 综合征也是一种常染色体显性遗传病，受累者表现为胃肠道多发性错构瘤性息肉和口腔黏膜的色素沉着，肠外恶性肿瘤发病率高达 10% ~30%，包括胆道和胰腺的恶性肿瘤。

（六）咖啡因素

美国科学家研究发现咖啡与胰腺癌的发病有关，常饮咖啡者比不饮咖啡者患胰腺癌的可能性大 2 ~ 3 倍。美国每年大约有 2 万人死于胰腺癌，其中半数以上可能与饮用咖啡有关。在对 33 976 名美国妇女（不限年龄和是否吸烟）分析发现，每周摄入 181 杯咖啡以上者胰腺癌的发病率是每周摄入 7 杯左右者的 2 倍，而适量地饮用咖啡不会对身体造成不良影响。研究证明咖啡可以抑制细胞 DNA 的修复，并在 DNA 复制完成前诱导有丝分裂过程，为其致癌的主要原因。

（七）其他

胰腺癌的发生也可能和内分泌有关，其根据是男性发病率较绝经期前的女性为高，女性在绝经期后则发病率增高。有报道暴露于化合物环境的职业人群患胰腺癌的风险性增加，这些职业包括橡胶和塑料制品工业、化学加工业、医药加工业、重金属工业等。感染也可能与胰腺癌发病相关，如有研究发现幽门螺旋杆菌可增加胰腺癌发病的危险性，血清幽门螺旋杆菌 CagA 抗体阳性者胰腺癌危险性为血清幽门螺旋杆菌 CagA 抗体阴性者的 2 倍。

二、病理

（一）病变部位

胰腺癌按肿瘤发生部位可分为胰头癌和胰体尾癌。261 例胰腺癌资料统计分析，发生于胰头者较胰腺体尾部约多 1 倍，即胰头癌占 59.4%，胰体尾癌占 29.1%。

（二）病理分类

胰腺癌 80% 来源于胰腺导管上皮，只有少数发生于腺泡及不能肯定其来源，根据 Baylon 和 Bery 对 5 075 例胰腺癌的组织学分类，96.1% 为腺癌，0.2% 为囊腺癌。

胰腺恶性上皮类肿瘤分类（2000 年 WHO 肿瘤国际组织学新分类）。

（1）导管腺癌：包括：①黏液性非囊性癌。②印戒细胞癌。③腺鳞癌。④未分化癌（分化不良癌）。⑤未分化癌伴破骨细胞样巨细胞。⑥混合性导管—内分泌癌。

（2）浆液性囊腺癌。

（3）黏液性囊腺癌：包括：①非浸润型。②浸润型。

（4）导管内乳头状黏液癌：包括：①非浸润型。②浸润型（乳头状—黏液癌）。

（5）腺泡细胞癌：包括：①腺泡细胞囊腺癌。②混合性腺泡内分泌癌。

（6）胰母细胞瘤。

（7）实性假乳头状癌。

（8）其他类型。

（三）分期

理想的肿瘤分期不仅可判断是否转移、评估肿瘤的可切除性，还可以用于制订治疗策略、比较治疗结果、设计和评估临床研究的长期趋势及判断患者的预后。

UICC 胰腺癌的分期（2002 年版）：T，原发肿瘤。Tx，原发肿瘤不能确定；T_0，无原发肿瘤证据；Tis，原位癌；T_1，肿瘤局限于胰腺，直径≤2cm；T_2，肿瘤局限于胰腺，直径 >2cm；T_3，肿瘤侵犯胰腺周围组织，但未累及腹腔干或肠系膜上动脉；T_4，肿瘤侵犯腹腔干或肠系膜上动脉（不能切除原发灶）。N，区域淋巴结。Nx，局部（胰腺周围）区域淋巴结转移不能确定；N_0，无局部淋巴结转移；N_1，有局部淋巴结转移。M，远处转移。Mx，远处转移不能确定；M_0，无远处转移；M_1，有远处转移。

TNM 临床分期：0 期 $TisN_0M_0$；ⅠA 期：$T_1N_0M_0$；ⅠB 期：$T_2N_0M_0$；ⅡA 期，$T_3N_0M_0$；ⅡB 期，$T_1N_1M_0$，$T_2N_1M_0$，$T_3N_1M_0$；Ⅲ期，T_4、任何 N、M_0；Ⅳ期：任何 T、任何 N、M_1。

（四）转移方式

4 种转移方式：①直接蔓延。②淋巴转移，可较早出现，淋巴结转移主要在胰头前后、肠系膜上动脉周围、横结肠系膜根部、肝总动脉周围及肝十二指肠韧带内淋巴结。③血行转移，经门静脉转移至肝最为常见。④沿神经鞘转移。

三、临床表现

胰腺癌临床表现因病变部位、大小、有无转移或邻近器官受累情况不同而不同。早期症状通常为非特异性的，出现明显临床症状时常已至晚期。

（一）症状

1. **腹痛** 最常见的症状。早期腹痛常位于上腹部，呈弥漫性，以后逐渐局限。胰头癌的腹痛部位偏右上腹，而胰体尾癌则偏左上腹，少数患者甚至可在右下腹或左下腹等处。后期患者可有腰背部束带状痛，常与体位有关，仰卧时加剧，而弯腰或前倾坐位或侧卧位时稍缓解，患者夜间往往不敢平卧而取前倾坐位，此种强迫体位是胰腺癌特别是胰体尾癌的特点，常提示病变已进入晚期。胰腺癌腹痛发生机制可能为：①胰腺癌引起胰管梗阻，导致胰管内压力增高，尤其在餐后，胰液分泌增多时更高，一旦胰管破裂，可致胰腺组织内发生局限性炎症。②胰头癌压迫胆总管或对胆总管作围管性浸润，导致胆总管梗阻，引起胆管内压力增高和管径扩大，刺激内脏神经感受器，引起早期所见的各种上腹饱满、闷胀不适，或钝痛、胀痛、隐痛等不易明确定位的症状。当胆管发生收缩时，则可发生绞痛等严重的上腹部疼痛。③胰腺癌可循神经纤维鞘向外转移浸润腹膜后神经丛。

2. **体重下降** 在消化道肿瘤中，胰腺癌所造成的体重减轻最为突出，以胰体尾癌较多。胰腺癌相关的体重下降可能是多因素造成的：①基础耗能增加。②血清 TNF、IL-6 等致炎细胞因子浓度的增高。③胆总管下端和胰管梗阻，胆汁和胰液不能进入十二指肠。上述因素影响消化及吸收功能，导致食欲不振、食物摄入减少和脂肪吸收障碍，进食后上腹不适或诱发腹痛而不愿进食等原因都与体重下降有关。

3. **黄疸** 为胰头癌的突出表现，肿瘤部位若靠近壶腹周围，黄疸可较早出现，常呈持续且进行性加深。胰体或胰尾部的肿瘤出现黄疸，常由于肝转移或肝门淋巴结转移而不能手术。无痛性黄疸作为首发症状发生率为 10%～30%。黄疸时可同时伴有尿液深黄、白陶土样粪便和皮肤瘙痒。

4. **其他** 如下所述。

（1）糖尿病：有些胰腺癌患者可在上述症状之前出现糖尿病症状，或原来控制较好的糖尿病无特殊原因突然加重。

（2）血管栓塞性疾患：据尸检资料，胰腺癌血栓性静脉炎的发生率可达 25%，多见于细胞分化较好的胰尾癌晚期患者，并导致脾大、脐周结节、腹水、周围性水肿等相关表现。

（3）少数胰腺癌患者可因病变侵及十二指肠或胃壁而发生胃肠道出血，偶然也可以因脾静脉发生血栓性或癌性静脉汇流障碍而致食管静脉曲张破裂出血。

（4）部分患者以急性胆囊炎、急性胰腺炎、神经精神障碍、多发性关节炎、原因不明的发热等症状为表现。

（二）体征

胰腺癌在早期一般无明显体征；晚期胰腺癌者可出现上腹固定的肿块、腹水征阳性，进一步可有恶病质及肝、肺或骨骼转移等表现。出现黄疸时，常因胆汁淤积而有肝大、质硬，晚期患者肝大常是肝转移癌所致。胆囊肿大主要见于胰头癌并发肝外胆道梗阻者，阻塞性黄疸伴胆囊肿大而无压痛称 Cour-voisier 征。腹部肿块多在上腹部，呈结节状或硬块，肿块可以是肿瘤本身，也可以是腹腔内转移的淋巴结。胰腺癌的肿块一般不活动，而肠系膜或大网膜的转移癌则有一定的活动性。晚期患者可有腹水，多由于腹膜转移所致。少数患者可出现锁骨上淋巴结转移，或直肠指诊可摸到盆腔有转移癌。

四、辅助检查

（一）实验室检查

1. 血、尿和粪便检查　可出现贫血、尿糖增高、尿胆红素阳性及粪便潜血或粪便中含有脂肪滴和不消化的肌肉纤维。血清胆红素常有进行性升高，以结合胆红素升高为主。约 30% 患者血清淀粉酶和脂肪酶升高。50% 以上患者葡萄糖耐量试验异常及空腹或餐后血糖增高。胰实质严重破坏或伴有胰管梗阻患者，胰腺外分泌功能降低。

2. 血清中肿瘤相关抗原的检测　如下所述。

（1）糖抗原决定簇 CA19 - 9：正常胰、胆管细胞和胃结肠、唾液腺上皮均可表达。CA19 - 9 是在胰腺癌诊断中应用最广的一种肿瘤标志物，当以 37IU/mL 为临界值时，其敏感性为 68% ~93%，特异性为 76%。在一些其他肿瘤甚至良性疾病中 CA19 - 9 也会升高，如胆管癌、肝癌、胃癌、结肠癌、急性胆管炎等。CA19 - 9 对于早期胰腺癌敏感性较低，直径 <2cm 的 T_1 期肿瘤的阳性率仅有 37.5%，因此血清 CA19 - 9 虽可作为监测胰腺癌病情、反映预后的指标，但不能用于早期胰腺癌的筛查，限制了它在检测早期可切除肿瘤中的作用。胰液中 CA19 - 9 水平在胰腺癌诊断中的价值，各学者报道不一，正常人及慢性胰腺炎患者胰液中 CA19 - 9 含量显著低于胰腺癌患者，如果以 7 500IU/mL 为临界值，胰液中CA19 - 9 诊断早期胰腺癌的敏感性、特异性、诊断准确率分别为 42.9%、46.7%、44.8%。

（2）胰腺癌胚抗原（POA）：从人胚胎胰腺中提取出来的糖蛋白，分子量为 800 ~900kDa。在胰腺癌患者中的敏感性、特异性分别为 73%、65%，而胃癌、结肠癌及慢性胰腺炎的阳性率则分别为 49%、39% 及 22.6%。

（3）胰腺癌相关抗原（PCAA）和胰腺特异性抗原（PaA）：PCAA 是胰腺癌患者腹水中提取出来的糖蛋白，分子量为 1 000 ~1 500kDa；PaA 则为正常人胰腺提取出来的单肽链蛋白质，分子量为 44kDa。胰腺癌患者血清 PCAA 阳性率为 53%，其中 I 期患者阳性率为 50%，但慢性胰腺炎和胆石症患者阳性率分别为 50% 和 38%；血清 PaA 阳性率为 66%，其中 I 期患者阳性率达 60%，良性胰腺疾病和胆石症患者的阳性率分别为 25% 和 38%。该两种抗原的敏感性和特异性都不够满意，但如将两者联合应用，则敏感性及特异性可提高至 90%、85%。

（4）CA50：血清 CA50 诊断胰腺癌的敏感性、特异性分别为 65%、73.2%，并不优于 CA19 - 9。CA50 对早期胰腺癌的诊断价值也不大，有研究表明 T_1、T_2、T_3 期胰腺癌 CA50 的阳性率分别为 20%、80%、89%。

（5）CA242：其诊断胰腺癌的敏感性、特异性、准确性分别为 74%、91%、84%，对于 I 期可切除的胰腺癌的阳性率为 50%，因此对术前判断肿瘤可切除性有一定价值。

（6）CA494：CA494 多克隆抗体是 De - Ta 结肠癌细胞系免疫 Balb/C 小鼠产生的，它对分化较高的胰腺导管腺癌有高度亲和力，目前虽然知道它是一种糖蛋白，但其具体结构尚不清楚。CA494 诊断胰腺癌的敏感性、特异性分别达 90%、96%，高于 CA19 - 9，各期胰腺癌之间 CA494 阳性率无显著差异。CA494 对胰腺癌特别是早期胰腺癌的诊断价值还需大规模临床实验来验证。

（7）CAM17.7/WGA：为最近研制出的一种 IgM 抗体。CAM17.7 在胰腺癌组织中过度表达，其血清临界值为 39IU/L。其诊断胰腺癌的敏感性、特异性为 86%、91%，其中无黄疸患者敏感性、特异性分别高达 89% 和 94%，是一种颇有希望的肿瘤标志物，值得进一步临床研究。

（8）组织蛋白酶 E（CTSE）：系人胃黏膜内 4 种免疫学不同组型的门冬氨酸蛋白酶之一，分子量为 42kDa，由 2 个亚单位组成。研究发现胰腺癌瘤细胞胞质内 CTSE 呈弥漫性染色阳性率为 72.7%，而正常胰腺导管细胞染色阴性，慢性胰腺炎的阳性率为 9.3%。胰液中 CTSE 诊断胰腺癌的敏感性、特异性、准确性分别为 66.7%、92% 和 82.5%，在没有主胰管梗阻的患者中其敏感性可达 85.7%。胰液内 CTSE 可能是诊断胰腺癌的一种有用的标志物。

（9）DU－PAN－2：由人胰腺癌细胞所制备的单克隆抗体，其抗原决定簇也是一种糖蛋白。胰腺癌阳性率为 71.8%，胆管癌、胃癌、结肠癌、肝癌各为 40%、19.2%、6.7%、44.4%，而胰腺炎为 3.6%，胰腺良性疾病的总阳性率为 5.1%。

（10）癌胚抗原（CEA）：胰腺癌血清 CEA 阳性率为 56%~85%，在结肠癌和其他消化系肿瘤的阳性率也颇高，因而缺乏特异性。但有人报道 CEA 对病程随访有一定帮助，在 Ⅰ 期、Ⅱ 期、Ⅲ 期胰腺癌患者，血清 CEA 平均值分别为 19ng/mL、26ng/mL 和 97ng/mL；在肿瘤切除后 CEA 降低，病情恶化时增高；分化不良的胰腺癌患者血清 CEA 高于分化良好者；血清 CEA 增高的患者，其生存期短于 CEA 正常者，前者生存期约为后者的一半。

一种肿瘤可以表达不同的标志物，而不同肿瘤也可表达相同的标志物，因此联合检测可以弥补单一指标的局限性，从而提高诊断的敏感性和特异性。

3. 胰腺癌相关基因检测　如下所述。

（1）p[53]：多项研究显示 p[53] 基因突变对胰腺癌总的诊断敏感性为 40%~60%，且有研究显示 p[53] 基因突变在慢性胰腺炎中的阳性率也可达 60%，与胰腺癌之间无统计学差异，因此单独检测 p[53] 基因突变对早期诊断意义不大。p[53] 检测对判断预后有一定意义，胰腺癌病理标本 p[53] 突变检测阳性者生存期仅为 10 个月，阴性者可达 20 个月。

（2）K－ras：胰腺癌 K－ras 基因突变的发生率可达 90%~100%，突变位点一般在 12，13，61 位密码子，而 12 位密码子突变最为多见，约占总突变发生率的 76% 以上。胰腺癌、慢性胰腺炎患者纯胰液中 K－ras 基因 12 位密码子突变阳性率分别为 66%、32%。单独检测 K－ras 基因突变尚不能满足胰腺癌诊断的需要，但胰液中 K－ras 基因检测具有一定的组织和器官特异性，对临床上胰腺癌筛选诊断有一定的意义。

（3）胰腺癌缺失基因 4（deleted in pancreatic cancer 4，DPC4）：综合研究发现 DPC4 基因缺失发生率在胰腺癌约为 50%，以纯合缺失为主，在肝癌、肺癌、肾癌等其他恶性肿瘤的发生率不超过 10%。但是，基因纯合缺失的检测方法比较复杂，技术难度较高，因此 Smad/4DPC4 基因缺失分析亦不适合胰腺癌早期诊断需要。

（4）p16/INK4a：p16/INK4a 位于人类 9 号染色体 p21 区，其编码的 p16 蛋白是细胞周期蛋白依赖性激酶 4 的抑制剂，在细胞周期调节中发挥重要作用。胰腺导管内乳头状瘤 p16 基因失活达 50%，其失活机制主要是 p16 基因启动区发生甲基化。胰腺导管内乳头状瘤是胰腺癌的癌前病变，故 p16 基因甲基化是胰腺癌发生的早期事件之一，检测 p16 基因甲基化可为胰腺癌早期诊断提供依据。

（5）血管内皮生长因子（VEGF）：VEGF 等促血管生长因子可促进肿瘤微血管内皮细胞增殖和迁移，胰腺癌组织中 VEGF 呈高表达，而慢性胰腺炎低或无表达，提示 VEGF 可能与胰腺癌的发生、发展有关。但是肿瘤血管生成相关基因检测目前仅用于肿瘤预后的判断，对肿瘤的诊断尤其早期诊断还需进一步研究。

（6）端粒酶：胰腺癌组织标本端粒酶活性阳性率约为 95.3%，而胰腺良性肿瘤均为阴性。近年来通过检测胰液中端粒酶活性诊断胰腺癌的研究有了很大进展，胰液脱落细胞端粒酶活性检测可望成为一种有价值的手段，用于胰腺癌的早期诊断及鉴别诊断。

（7）多基因联合检测：基因芯片技术是基因突变分析、基因测序和基因表达研究的高效手段，在感染性疾病、遗传病和恶性肿瘤等的诊断方面有独特优势。最近一项研究采用含 18 000 个 cDNA 克隆的芯片对胰腺癌标本进行表达谱分析，发现上调基因 102 条，下调基因 353 条，其中已知基因 274 条，未知基因 181 条，但是由于无大样本研究资料，所以还需进一步深入研究。

（二）影像学检查

1. X 线检查　如下所述。

（1）胃肠道造影：低张十二指肠造影对胰腺癌有意义。胃肠造影仅见间接征象：胃窦部因胰头癌可呈局限性外压性充盈缺损和前上移位，轮廓僵直；梗阻性扩张的胆总管和胆囊可导致十二指肠球后带状压迹（笔杆征）和球部上方弧形压迹；十二指肠可见反"3"字征；部分胰尾癌可发生脾静脉阻塞而出现胃底静脉曲张。

（2）内镜逆行胰胆管造影（ERCP）：大部分胰腺癌发生于导管上皮，因此肿瘤较小时即可导致胰管病理性改变。ERCP 检查时胰管、胆总管显示率分别为 83.2%、70.6%。表现为主胰管或胆总管的截断，局限性不规则狭窄，尾侧胰管广泛性扩张或串珠状扩张。同时有胰管的狭窄和梗阻，则呈"双管征"。ERCP 还可排除胃、十二指肠疾病，诊断壶腹旁肿瘤，进行胰胆管成像，而且通过刷检和活检还可获得细胞学和组织学证据。

（3）DSA：肿瘤区域动脉不规则狭窄或平滑状狭窄，实质期见无血管区，少数腺泡细胞癌表现为肿瘤血管及染色。除检出肿瘤外，还可明确脾静脉、肠系膜上静脉及门静脉有无受累，胰头癌浸润可引起门静脉主干、肠系膜上静脉狭窄或阻塞，脾静脉受累常导致胃冠状静脉、胃网膜静脉曲张。

2. CT　CT 诊断胰腺癌可切除性总的敏感性、特异性分别为 91%、90%，阳性预测值、阴性预测值分别为 96%、79%，准确性达到 91%。CT 判断胰腺癌肝转移的敏感性为 75%～79%，准确性为 87%。胰腺癌主要表现为：①胰腺平扫多为等密度或低密度肿块，增强后肿块轻度强化。②扩张的胆总管下端突然变窄或变形，肝内胆管亦可扩张；扩张胰管的边界光滑或呈串珠状扩张，不规则扩张发生率相对较低；胆管、胰管"双管征"。③胰腺肿瘤包膜外侵犯时胰周间隙密度增高或消失。④癌栓可阻塞脾静脉、肿块压迫门静脉或胆管梗阻等可继发胆汁性肝硬化或左侧门静脉高压。⑤邻近脏器受累及淋巴结转移征象。

3. MRI 及磁共振胰胆管造影（MRCP）　胰腺癌 MRI 表现为：①局部肿块。T_1 加权像多为低信号，T_2 加权像为稍高信号，T_1 加权静脉增强后因胰腺组织明显增强而肿瘤无明显强化，故显示更清楚。②胰胆管扩张。③胰腺癌侵及血管表现为肠系膜上动脉、肠系膜上静脉、门静脉、脾静脉及腹腔动脉狭窄和闭塞。④胰周浸润表现为中等信号的结节状或条索状结构伸向高信号的脂肪组织，边界可以清楚、锐利，亦可模糊不清，或表现为腹膜后脂肪网格状低信号。⑤MRCP 无侵及性、无创伤、不需注入造影剂、无放射线损害，主胰管、胆总管显示率及对胰腺癌的诊断率与 ERCP 相似。

4. 超声检查　如下所述。

（1）经腹 B 超：为黄疸患者首选的非侵袭性筛查方法，可了解原发肿瘤的大小、部位、性质、胆道和胰管的直径以及梗阻的部位，同时还可了解是否存在淋巴结转移、肝转移等。多普勒超声判断胰腺周围主要血管受累的准确率为 84%～87%，判断可切除性敏感性为 46%～88%，特异性为 90%～97%。强回声多普勒超声诊断胰腺癌敏感性和特异性分别达 87% 和 94%。但当患者肥胖、腹水或肠胀气时，很难对胰腺肿块的大小以及侵犯的范围进行精确评估。

（2）内镜超声（EUS）：EUS 是将超声探头置入胃肠腔内探测胰腺，避免了肠道气体的干扰，可以准确地测定肿瘤大小并定位，可提供较 CT 更为准确的关于胰腺周围局部受侵情况、淋巴结转移及主要血管受累的评估结果。对直径 ≤2cm 病灶的敏感性达到 93%～100%，特异性为 97%，EUS 特别适合于ERCP 发现胰管异常改变，而腹部 B 超、CT 又未见占位性病变者。胰管内超声（IDUS）是借助十二指肠镜，将高频微超声探头通过活检通道插入主胰管进行超声检查。由于 IDUS 的超声探头从胰管内探查实质，因此受到的干扰最少，可准确地探及胰腺癌的位置、大小及胰管内扩散的程度。诊断直径 >2cm的肿瘤，IDUS、US、CT、ERCP + EUS 的敏感性分别为 100%、80%、80%、93%。EUS 引导下细针穿刺活检术（EUS guided fine needle aspiration，EUS - FNA）对直径 <10mm 的病变进行穿刺活检可获得病理学诊断，对鉴别胰腺良、恶性占位尤为重要，特异性可达 100%。

（三）内镜检查

1. 腹腔镜　若影像检查不能得出结论，那么在术前需要行腹腔镜探查来分期。位于胰头部位的肿瘤，腹腔镜检查发现隐匿性转移的概率是22%，胰体尾癌隐匿性转移的发现率为18%。采用腹腔镜检查，至少4%~13% CT判断无远处转移的患者发现了远处转移，从而避免了单纯诊断性的剖腹探查术，从而提高根治性切除率。

2. 胰管镜检查　将胰管镜通过十二指肠镜的操作孔插入主胰管，可直接观察胰管内的病变。正常主胰管胰管镜下呈类圆形、黏膜光滑、淡红色，血管透明可见。胰腺癌则表现为胰管壁不规则隆起，管腔非对称性狭窄或完全阻塞，黏膜表面不规则、质脆、易出血、发红或糜烂，血管扭曲扩张。

（四）PET

PET是一种非侵袭性的影像检查方法，其主要原理是肿瘤细胞对葡萄糖的代谢利用远远高于正常胰腺组织。联合应用PET – CT扫描，可以同时获得结构和功能性影像，有助于诊断<2cm的肿瘤，并能发现淋巴结、腹膜或网膜等胰腺外组织的转移。

五、诊断

胰腺癌早期临床表现无特异性，又缺乏准确的直接检查方法，因此早期诊断十分困难。如出现明显的体重下降、黄疸、与体位有关的腹痛和腰痛或相关影像学提示胰腺占位时，诊断胰腺癌当无困难，但多数已属晚期，丧失了根治的机会。为了早期诊断，应重视本病的各种首发症状，因此对具有以下危险因素的高危人群应提高警惕：①年龄>40岁，有上腹部不适症状，其他诊断不能满意解释者。②有胰腺癌家族史。③突发糖尿病患者，特别是不典型糖尿病，年龄在60岁以上，缺乏家族史，无肥胖，很快形成胰岛素抵抗者。④慢性胰腺炎患者，特别是家族性慢性胰腺炎和慢性钙化性胰腺炎。⑤导管内乳头状黏液瘤。⑥家族性腺瘤息肉病。⑦良性病变进行远端胃大部切除者，特别是术后20年以上的人群。⑧胰腺囊肿患者。⑨有恶性肿瘤高危因素者，如大量饮酒，长期接触有毒、有害化学物质或放射线等。病史提示有罹患胰腺癌可能者，应进行CA19 – 9、CA242、CA50、CEA等检测，同时先行B超检查。如胰腺轮廓形态有改变，胰腺内有低密度区，应行胰腺薄层CT。当CT难以明确时，可行MRI、MRCP、ERCP、EUS等检查，必要时在B超或CT引导下做细针穿刺细胞学检查，或加做选择性动脉造影以明确病变部位、范围及预计手术切除的可能性。

六、治疗

手术切除是唯一可能治愈胰腺癌的治疗方法，因此胰腺癌的治疗仍以争取手术根治为主。手术切除率仅约为15%，对不能手术根治者需做姑息手术、化疗、放疗、内镜介入治疗或对症治疗等综合治疗，根据美国国立癌症数据库1985—1995年100 313例胰腺癌患者的数据调查得出的结论，近20年来胰腺癌的总体生存率没有改变，因此胰腺癌诊治仍然是一项复杂而艰巨的工作。

（一）外科治疗

早期手术治疗是治疗胰腺癌最有效的措施，但是极大部分胰腺癌患者就诊时已经属于Ⅲ、Ⅳ期，因此手术切除率只有10%~20%。胰腺癌的手术方式有下列几种。

1. 胰、十二指肠切除术　为治疗胰头癌的经典术式，切除范围包括远端胃、十二指肠及近端空肠、胆总管下段、胆囊、肠系膜血管前方的胰腺组织，并应廓清周围淋巴结，保留胰腺断端应行快速冰冻病理检查，以防病变残留。一般状态好、生理年龄<70岁、无肝转移及腹水、Ⅰ和Ⅱ期胰头癌、癌肿未浸润周围血管的胰头癌均适宜行此术。

2. 保留幽门的胰头十二指肠切除术　在胰、十二指肠切除基础上保留了幽门，在幽门下方3~4cm处切断十二指肠后将十二指肠断端与空肠吻合，选择该手术方式时需无十二指肠球部和胃幽门部浸润，无胃周围淋巴结转移。

3. 胰体尾切除术　切除范围包括脾脏、胰体尾部、肿瘤及周围淋巴结，手术并发症少，死亡率低。

由于胰体尾部癌多在发生腹部包块或腰背部疼痛时才被确诊，多属中、晚期，因此手术远期生存率低。

4. 全胰切除术　胰腺癌多中心灶或跳跃性转移性病灶发生率是 20% ~ 33%，有主张胰腺癌首选术式为全胰切除术。胰腺癌波及全胰、无肝转移及腹膜种植者为全胰切除术的绝对适应证。全胰切除后可发生以腹泻为主的营养不良、难以控制的糖尿病及终身需要胰岛素和消化酶治疗，而且全胰切除术远期生存率并未提高，目前多不主张全胰切除，故应严格掌握全胰切除的适应证。

5. 扩大根治术　显著地提高了胰腺癌的手术切除率，但有学者认为扩大根治术超越了手术界限，对于Ⅲ、Ⅳ期胰腺癌，尤其是门静脉、肝动脉、肝脏受累的患者行扩大根治术对生存率无改善，而且手术死亡率高，认为该手术的意义不大。

6. 姑息性手术　多数胰腺癌患者就诊较晚，肿瘤难以切除，姑息性切除从客观上解决了胆管、胰管梗阻和十二指肠梗阻的问题，方法简便，术后生存期为 6 ~ 7 个月，胆道感染的机会少。

（二）放射治疗

胰腺导管腺癌放射敏感性差及邻近脏器耐受量较低，限制了传统大野放疗的临床实施。20 世纪 80 年代开展的立体定向适形放射疗法使肿瘤受到高剂量照射的同时，最大限度地保护了周围正常组织，已成为胰腺癌现代治疗策略的重要组成部分。适形放疗可进行术中、术后放疗，常可使癌痛等症状明显改善、存活期延长。对无手术条件的患者可行高剂量照射或放射性核素局部植入照射治疗，可以有效地控制肿瘤、快速缓解症状，明显提高了患者的生存质量。

（三）化学治疗

胰腺癌在消化道肿瘤中对化疗反应欠佳，目前化疗方案仍主要以氟尿嘧啶（5 - FU）为基础，最常用的方案有 5 - FU + 多柔比星（ADM）＋丝裂霉素（MMC）；5 - FU + 顺铂（DDP）；5 - FU + 吉西他滨；吉西他滨单药。其他如紫杉类、喜树碱类、异环磷酰胺（IFO）、链脲霉素（STZ）等均已用于治疗胰腺癌。吉西他滨治疗局部晚期或转移胰腺癌患者中位生存期达 5 ~ 7 个月，1 年生存率为 18%，腹痛改善率为 87.5%。化疗给药途径主要有全身系统化疗和经腹腔干、门静脉或肝总动脉的局部灌注区域性化疗。

（四）内镜治疗

胰腺癌患者晚期可出现阻塞性黄疸、胰管梗阻性疼痛及十二指肠梗阻等严重并发症，内镜下介入治疗已成为晚期胰腺癌首选姑息治疗手段。

1. 黄疸的治疗　胰腺癌病程中 50% ~ 80% 患者可出现阻塞性黄疸，内镜下置入胆管支架在解除阻塞性黄疸、改善全身状况、延长生存期等方面已取得满意疗效。内镜下胆、胰管可置入塑料支架或金属支架。与 PTCD 及外科手术相比，具有并发症少、死亡率低、存活时间长、不损伤肝脏等优点。但现有证据表明，内镜下置入支架用于病变可切除患者可能会增加术后感染并发症的发生率。

2. 疼痛的治疗　胰腺癌的镇痛措施应遵循根据疼痛病因、程度、性质以及患者体质而采取个体化治疗的原则，具体包括：①药物三级阶梯镇痛疗法，简单、无创、方便和效佳，是控制胰腺癌疼痛的重要方法和基础措施。②在内镜下置入胰管支架，缓解胰管高压引起的疼痛。③如药物镇痛无效，腹膜后神经节受浸润导致的顽固性癌痛可采用 CT、EUS 引导下腹腔神经节阻滞疗法等侵袭性技术。④心理干预和抗抑郁治疗。

3. 十二指肠梗阻的内镜治疗　十二指肠梗阻是胰腺癌常见并发症之一，也是患者加速死亡的原因，外科分流并发症较多，发生率达 20% ~ 30%。内镜下放置十二指肠内支架解除梗阻安全有效，免除了手术创伤。

（五）物理治疗

主要有高能聚焦超声热疗、冷冻疗法、微波固化疗法及光动力学疗法等，目前在胰腺癌方面的研究主要集中于手术无法切除患者的姑息治疗和改善生活质量方面的应用。物理治疗在控制癌症患者疼痛、减少肿瘤体积、减少毒副反应及肿瘤标记物变化方面效果较满意，但对于胰腺癌患者生存期的延长并不明显。

（六）生物治疗

肿瘤的生物治疗是指运用生物反应调节剂（BRMs）来改变宿主的自身防御反应机制，从而抑制或消除肿瘤。BRMs 概念涉及的范围极广，包括疫苗、抗体、细胞因子、基因技术、抗血管生成疗法等。突变的基因、免疫低下、免疫逃逸以及肿瘤抗原、细胞因子、协同刺激分子等是胰腺癌生物治疗的靶点，但目前大部分生物治疗仍处于实验或初期临床试验研究阶段。

（彭　毅）

第十三章

宫颈癌

宫颈癌（carcinoma of the uterine cervix）在许多国家中是女性最常见的癌瘤，在我国也是最常见的恶性肿瘤之一，发病率占女性生殖器官恶性肿瘤的首位，病死率在所有女性恶性肿瘤中仅居胃癌之后，占第 2 位。患者以 40~60 岁者为多见。

一、临床诊断

根据不规则出血，尤其有接触性出血者，首先应想到有宫颈癌的可能，应做详细的全身检查及妇科检查，并采用以下辅助检查。

（一）子宫颈刮片细胞学检查

是发现宫颈癌前期病变和早期宫颈癌的主要方法。

（二）宫颈和宫颈管活体组织检查

在宫颈刮片细胞学检查有可疑病变时，应在宫颈鳞－柱交界部的 6 点、9 点、12 点和 3 点处取四点活检，或在碘试验不着色区或阴道镜下可疑癌变部位，取多处组织，并进行切片检查，或应用小刮匙搔刮宫颈管，将刮出物送病理检查。

（三）宫颈锥形切除术

在活体组织检查不能肯定有无浸润癌时，可进行宫颈锥形切除术。当宫颈癌确立后，根据具体情况，可进行肺摄片，淋巴造影，膀胱镜，直肠镜检查等，以确定宫颈癌临床分期。

二、细胞分类

鳞状细胞（表皮状的）癌和腺癌分别大约占宫颈癌的 90% 和 10%。腺鳞癌与小细胞癌相对较少。原发性宫颈肉瘤偶有描述，对于恶性宫颈淋巴瘤，原发的或继发的都有报道。

三、FIGO 分期

0 期：原位癌。

Ⅰ 期：Ⅰ期是严格限子宫颈内的癌，忽略扩散到子宫体的部分。

Ⅰ A 期：只在显微镜下确定的浸润性癌。所有的病变，就算是表浅侵犯也属于 Ⅰ B 期癌。入侵基质深度不大于 5mm * 且宽度不超过 7mm（注：* 入侵深度应 ≤5mm，由源自表面或腺体的上皮基底测得。若扩散到血管处，不论静脉或淋巴结，都不应改变其分期）。

Ⅰ A$_1$ 期：测得的基质入侵深度 ≤3mm 且直径 ≤7mm。

Ⅰ A$_2$ 期：测得的基质入侵深度 >3mm 且 ≤5mm，直径 ≤7mm。

Ⅰ B 期：临床病变限子宫颈或亚临床病变大于 Ⅰ A 期。

Ⅰ B$_1$ 期：临床病变 ≤4cm。

Ⅰ B$_2$ 期：临床病变尺寸 >4cm。

Ⅱ期：Ⅱ期是扩散到宫颈之外但未及骨盆壁，侵及到了阴道但未到阴道下 1/3。

ⅡA 期：未明显侵及到宫旁，侵及到阴道不低于 2/3。

ⅡB 期：明显侵及到宫旁但未及骨盆侧壁。

Ⅲ期：Ⅲ期是已扩散到骨盆侧壁且（或）达到阴道下 1/3 的癌。直肠检查中，肿瘤与骨盆侧壁间没有间隙。应包括所有的肾盂积水或肾无功能病例，除非已知有其他原因引起。

ⅢA 期：未扩散到骨盆侧壁但有扩散到阴道下 1/3。

ⅢB 期：扩散到骨盆侧壁或有肾盂积水或肾无功能。

Ⅳ期：Ⅳ期是癌已超出真骨盆外或临床上扩散到膀胱和（或）直肠的黏膜。

ⅣA 期：肿瘤扩散到骨盆邻近器官。

ⅣB 期：扩散到远处器官

宫颈癌以放射治疗和手术治疗为主，化学治疗为辅。

四、宫颈癌的治疗纵观

（一）宫颈癌的放射治疗

宫颈癌的放射治疗始于 20 世纪初，1903 年 Margaret Cleaves 首先将腔内镭疗用宫颈癌的治疗。随后，分别于 1914 年、1919 年和 1938 年在欧洲形成了斯德哥尔摩、巴黎和曼彻斯特三大腔内镭疗体系。20 世纪 20 年代开展了体外 X 线照射和腔内镭疗的配合治疗。腔内镭疗对象为宫颈及其周围的局部病灶，体外放射对盆腔淋巴结，成为宫颈癌放疗的标准疗法。20 世纪 60 年代后，我国中科院肿瘤医院吴恒兴、刘炽明等研制的北京镭模应用于临床并得到国际承认，形成宫颈癌腔内放疗北京体系。^{60}Co、电子加速器于 20 世纪 60 年代开始应用于临床，减少了盆腔淋巴结转移复发的可能性，提高了疗效。后装治机于 20 世纪 60 年代试制以来，经过 30 余年的不断发展和完善，使后装治疗基本趋于成熟。目前，我国后装治疗逐渐普及，后装治疗已基本取代了宫颈癌传统腔内放疗。据报道，后装治疗远期疗效略高于传统的腔内镭疗。

（二）宫颈癌手术治疗

宫颈癌手术治疗已有 100 多年的历史，时至今日，单纯采用手术或手术并放疗，仍然是早期宫颈癌的主要治疗手段之一。1878 年，Czerny 首先经阴道全宫切除术治疗宫颈癌，但预后不佳，而且手术病死率高达 32%（阴式）和 72%（腹式）。1893 年，Schuchardt 报道了大大有利于盆腔暴露的会阴切开术。1901 年，Schuata 施行了经阴道根治术，至 1920 年已做了 891 例这样的手术。1898 年，Wertheim 首创腹式根治性子宫切除，取得令人鼓舞的效果，至 1922 年达到 1 500 例。Reis 在 1895 年提出切除淋巴结。其后 1917—1919 年 Latzko、1922 年冈林各自完成系统的经腹宫颈癌根治术的术式。19 世纪 30 ~ 40 年代，Taussing 在放疗患者中行腹膜内淋巴切除和输卵管、卵巢切除。在这个时期，由于镭治疗病死率和并发症低而十分盛行。不过，Meigs 在 Ⅰ、Ⅱ 期患者中行镭疗，其结果令人失望。他综合 Wertheim 与 Taussig 的手术方法，于 1939 年开始常规的盆腔淋巴结彻底清除和根治性子宫切除，至 1946 年做了 100 例，没有手术死亡病例，从而重新引起了人们对手术的兴趣。以后有些学者对其术式进行了一些改良，使之日趋完善。国内杨学志、张其本、柯应夔分别于 1958 年、1961 年和 1962 年先后发表了他们所改进的宫颈癌根治性手术。

Wertheim 和 Meigs 对宫颈癌的手术治疗做出了杰出的贡献。Wertheim – Meigs 根治性子宫切除，一直是早期宫颈癌手术治疗的主要术式。Wertheim 手术与 Meigs 手术比较，技术上有些不同点。Wertheim 手术根治程度比 Meigs 手术小些，其手术范围包括全子宫及输尿管内侧的支持组织和可疑盆腔淋巴结的切除。目前这一术式称为改良性根治性子宫切除术，即 Ⅱ 类手术，选择性地应用于 Ⅰa 期宫颈癌患者。Meigs 手术包括输尿管侧方支持组织和盆腔淋巴结切除。本术式目前称为 Ⅲ 类或标准性根治性子宫切除术，应用于 Ⅰb 和 Ⅱa 期宫颈癌患者。许多学者常将两种术式统称为 Wertheim – Meigs 根治性子宫切除术。

宫颈癌根治性子宫切除的手术途径尚不统一，欧洲某些地区仍继续经阴道手术，但大多数国家已采用经腹手术，特别在美国，认为腹式方法优于根治性的阴道手术，因为前者能更好地暴露手术野，能切除足够的癌边缘，假如癌累及膀胱和直肠，可以同时切除。关于盆腔淋巴结清扫，有腹膜外和腹膜内两种。有学者认为前者能减少对肠管压迫和腹膜激惹的影响，减少手术并发症。但两者比较，仍缺少对照，尚难定论。国内还有人倡导腹膜外盆腔淋巴结清除术及腹膜外广泛子宫切除术，对此尚需积累更多的经验。

（三）腹腔镜在宫颈癌治疗中的应用

随着腹腔镜技术和设备的不断发展，使腹腔镜手术治疗宫颈癌已成为可能。腹腔镜盆腔和腹主动脉旁淋巴结切除术和根治性子宫切除术等微创手术的日趋成熟，为宫颈癌的手术病理分期和微创治疗奠定了技术基础。

切除盆腔和（或）腹主动脉旁的淋巴结是处理宫颈癌的重要步骤之一。1989 年，Dargent 首次报道了腹腔镜腹膜外盆腔淋巴结切除术，Querleu 于次年 5 月报道了腹腔镜下经腹盆腔淋巴结切除术。其后报道对 39 例宫颈癌患者行腹腔镜淋巴结清扫术，平均切除淋巴结 15.7（13 ~ 18）个，所需时间 96.45（70 ~ 120）分，出血量均 < 300mL。Malur 等 2001 年报道，一组腹腔镜与剖腹手术行盆腔淋巴结清除术的对比结果表明，腹腔镜手术组可以剔除更多的淋巴结。国内梁志清等 2001 年报道，21 例盆腔淋巴结清除，平均切除淋巴结 19（15 ~ 23）个，腹主动脉旁淋巴结 5.2（3 ~ 9）个。上述资料可看出，腹腔镜手术已达到了与开腹手术切除淋巴结数目同样的要求。扩大全子宫切除术是手术治疗宫颈癌的关键步骤之一。1992 年 Nazhat 等首次报道了腹腔镜广泛全子宫切除和主动脉旁及盆腔淋巴结切除成功。数年后国外通过一组Ⅰb 期的宫颈癌患者行腹腔镜广泛全子宫切除术与常规腹式广泛全子宫切除术进行对比，证实腹腔镜广泛全子宫切除术是治疗子宫恶性肿瘤的又一途径。1998 年 8 月，广东佛山利用腹腔镜对 1 例Ⅰb 期的宫颈癌患者成功施行了盆腔淋巴结切除及广泛全子宫切除术，在此后 4 年多共对 114 例子宫恶性肿瘤施行了（次）广泛全子宫切除术和（或）盆腔淋巴结清扫术。目前国内多家医院都开展了这项手术。

（四）宫颈癌的化学药物治疗

10 余年来化疗药物也用于治疗宫颈癌，特别是近年来，随着铂类化合物和异环磷酰胺的应用，有关化学治疗宫颈癌的报道逐渐增多，也出现了一些可喜的效果。化疗既可用于晚期病例或手术前，也可用于复发病例。当前，化疗仍然是宫颈癌的辅助治疗或姑息治疗。术前给予适宜的化疗，可抑制肿瘤生长，使癌细胞的活性降低或失去活力或变性坏死，呈凋亡，使瘤体缩小，减少宫旁浸润，提高手术成功率。术前化疗可以使许多在一般情况下不能手术的患者获得根治性手术的机会。对术前化疗有效者，可降低高危因素（淋巴结转移、脉管浸润、宫旁浸润等）发生概率，降低局部复发率，提高生存率。有预后不良因素者术后化疗，能消除微小转移灶，降低盆腔复发率以期改善疗效。

1. 新辅助化疗加手术 许多学者对此进行了研究，如 Serur 等报道新辅助化疗加手术治疗ⅠB_2 期宫颈鳞癌患者，总的有效率达 90%（CR 10%，PR 80%），与单纯手术组相比，术后发现淋巴结转移，宫旁受侵、脉管受累等情况明显低于后者，且总的 5 年生存率也有所改善。Eddy 等报道 DDP + VCR 治疗 34 例宫颈局部肿瘤的Ⅰb 期患者，化疗有效率达 80%，随后行根治术，淋巴结转移率 25%，比预计要低，随访 2 年，25 例无癌生存，1 例带瘤生存。王世阆等应用腹壁下动脉插管化疗（NH$_2$ 5mg 加 5 - FU 500mg，隔日 1 次，共 5 次）1 ~ 2 疗程后 3 周行根治术，治疗 32 例宫颈癌Ⅱb ~ Ⅱb 期，有效率为 88.2%。李玲等报告Ⅱb 期宫颈癌术前动脉插管化疗 38 例，5 年、10 年生存率分别为 73.7% 和 62.2%，而同期单纯手术组 36 例则为 38.9% 和 21.4%，说明新辅助化疗有一定作用。

新辅助化疗加放疗：这是一种连续治疗的方法，在放疗前先给一定的化疗，目的是在放疗前减少肿瘤负荷和消灭微小转移灶。但新辅助化疗加放疗与单独放疗相比较，能否提高生存率，尚无定论，仍须继续对照研究。该方法毒副反应较小，缺点是治疗周期长，容易导致肿瘤细胞加速增殖和对治疗产生交叉耐药性。化疗方案可用 DDP 50mg/m^2，第 1 天，静脉滴注；BLM 15mg，第 1 天，静脉注射；IFO 1g/m^2，第 1 ~

5 天，静滴；Mesna 1.2g/m²，在使用 IFO 后 0 小时、4 小时、8 小时静注，第 1~5 天。3 周重复 1 次，用 2 疗程后 1~2 周开始放疗。亦可参照全身用药的其他方案用 1~2 疗程后 1~2 周开始放疗。

2. 辅助化疗　包括两种方式，即同时给予化疗与放疗的化放疗以及术后或放疗后对高危患者进行的化疗。

（1）同时化、放疗：近几年对晚期宫颈癌主张同时化、放疗的人越来越多，一些报告已证明同时化、放疗比顺序化、放疗明显提高疗效，有效率分别为 100% 和 89.5%。普遍认为化疗辅助放疗有以下作用：①提高肿瘤的反应率及盆腔控制率，改善治疗效果；②有协同、增敏作用；③有效消除隐性转移灶。但能否提高长期生存率和减少远处转移，目前尚无定论。这种方法较单纯化疗的治疗周期短，最大限度地减少肿瘤细胞加速增殖和对治疗交叉耐药性的产生。该方法缺点是治疗毒性较大。同时化、放疗的药物可选用：①HU 50mg，放疗第 1 天开始，每日 2 次，口服 2 周，停药 2 周重复，共用 2 个疗程；②MMC 4mg，第 1~5 天，静注，5-FU 500mg，第 1~5 天，静滴，4 周重复，共 2 个疗程，亦可用其他联合化疗方案；③DDP 30~40mg，放疗第 1 天起，每周重复 1 次，静滴，连用 5 天，每 3 周重复。与放疗同时进行治疗ⅠB~Ⅳ期局部晚期的宫颈癌 55 例，有效率 96%，其中Ⅲ期的 5 年生存率明显改善，为 66.7%。

（2）术后或放疗后化疗：不少学者研究发现宫颈癌根治术后对高危患者根治术后化疗，亦可配合放疗，但疗效尚不能肯定。Cuytin 等报道 89 例Ⅰb~Ⅱa 的患者根治术后行化疗或化疗加全盆外照射，BLM 20mg/m²，第 1~3 天，DDP 75mg/m²，第 4 天，患者复发率明显改善。放疗后化疗开展较少。

术后或放疗后化疗，一般用全身化疗 4~6 个疗程。

3. 用药途径、方案及剂量　如下所述。

（1）全身用药：因单药的有效率低、缓解期短，全身化疗多采用联合化疗。联合化疗中含顺铂的化疗方案可达到 40%~75% 的反应率。常用的化疗方案有：

1）PVB 方案：DDP 60mg/m²，静滴，第 1 天；VLB 4mg/m²，静注，第 1 天、第 2 天；BLM 12mg/m²，肌注，第 1 天、第 8 天、第 15 天。3 周重复。

2）BIP 方案：BLM 15mg，静滴，第 1 天；IFO 1g/m²，静滴，第 1~5 天；DDP 50mg/m²，静滴，第 1 天。3 周重复。

3）FIP 方案：5-FU 500mg/m²，静滴，第 1~3 天；IFO 1g/m²，静滴，第 1~3 天；DDP 30mg/m²，静滴，第 1~3 天。4 周重复。

4）FACV 方案：5-FU 500mg/m²，静滴，第 1 天、第 8 天；ADM 45mg/m²，静注，第 1 天；CTX 100mg/d，口服，第 1~14 天，VCR 1.4mg/m²，静注，第 1 天、第 8 天。4 周重复。

5）BM 方案：BLM 5mg，静滴，第 1~7 天；MMC 10mg，静滴，第 8 天。15 天一周期。

6）BOMP 方案：BLM 30mg，静滴，第 1~4 天；VCT 0.5mg/m²，静注，第 1 天、第 4 天；MMC 10mg/m²，静注，第 2 天；DDP 50mg/m²，静滴，第 1 天、第 22 天。6 周重复。

7）P-M 方案：DDP 50mg/m²，静滴，第 1 天、第 22 天，MMC 10mg/m²，静注，第 1 天。6 周重复。

国际抗癌联盟推荐化疗方案：①BLM 10mg/m²，肌注，每周 1 次；MTX 10mg/m²，口服，每周 2 次；②ADM 20~30mg/m²，静注；DDP 50mg/m²，静滴，3 周重复。

（2）动脉灌注用药：这种给药途径具有局部药物浓度高，毒性反应轻的优点。该法有动脉插管灌注和介入治疗两种。

1）动脉插管灌注法：可经髂内动脉、髂外动脉、股动脉分支插入，或经股动脉直接插入。

动脉插管灌注常用药物及剂量是：①5-FU 250~500mg，每日 1 次，总量 4 000~5 000mg。同时用 VCR 1mg，每周 2 次，4 次为 1 疗程；②BLM 10~15mg，每日 1 次，10 天为 1 个疗程；③氮芥 10mg，每日 1 次，共 3 次。停药 3 天再用 5-FU 250~500mg，每日 1 次，连用 7 天为 1 疗程；④5-FU 500mg，CTX 200mg，每日 1 次，7~10 天为 1 疗程；⑤CTX 200mg/d，5-FU 500mg/d，BLM 30mg/d。三

药采用序贯疗法，每日用1种，3天为1周期，4~5周期为1疗程；⑥DDP 30mg，每日1次，同时水化利尿，5天为1疗程；⑦MMC 10mg/m²，VCR 1mg/m²及DDP 50mg/m²，每3周1次；⑧DDP 50mg/m²，BLM 30mg/m²，3周重复。

2）介入治疗：可直接插入一侧或双例髂内动脉甚至插至子宫动脉，使宫颈药物浓度更高。药物选择及剂量可参照动脉灌注之用药。用药方案可采用一次性大剂量灌注，亦可采用保留导管法。目前更多地采用前者，同时可经导管注入栓塞剂。

3）腹腔化疗：腹腔化疗可取得与全身用药相似的疗效，其机制有待进一步探讨。其方法同时卵巢癌腹腔化疗。常用药物为DDPI 60~180mg，3~4周重复，用2~3个疗程。

（五）宫颈癌的治疗方案

1. 宫颈癌0期：如果治疗得当，宫颈原位癌的控制应达到100%。治疗前，须使用阴道镜活检或锥切活检以排除浸润癌。治疗方法的选择还取决于患者的一些因素，包括年龄，是否想保留生育能力以及医疗条件。最重要的是我们必须了解疾病的范围。

在一些选择的病例中，相比冷刀锥切术，门诊电圈环切术可能更容易接受。这种快速的便捷的手术只需要局部麻醉，没有像冷刀锥切术那样全身麻醉的风险。可是仍然存在关于电圈环切术能否完全取代锥切术的争论。一个对比电圈环切术与冷刀锥切的试验表明，对于病变的全切除两者很可能没有区别。然而，两病例表明，当癌灶被切断时，对隐匿浸润性癌患者使用LEEP会导致不能准确测定其入侵深度。

标准治疗方案：

治疗宫颈外病变的方法有：

（1）LEEP（电圈环切术）。

（2）激光治疗。

（3）锥切术。

当扩散到宫颈管时，可对部分的患者使用激光或冷刀锥切术以保留子宫并且避免放疗和（或）更大范围的手术。

对于育龄后的妇女，腹式或阴式全子宫切除术是适当的治疗方法，特别是对肿瘤扩散到了内锥缘时。对于不适宜动手术的患者，可使用单个双孔卵形腔内插入5 000mg/小时（8 000cGy阴道表面剂量）。

2. ⅠA期宫颈癌治疗方案　如下所述。

（1）全子宫切除：如果锥切活检测得的入侵深度<3mm，切缘清晰，而且没有发现血管或淋巴道入侵，扩散到淋巴结的机会非常低，不需要淋巴结清扫。对年轻女性可选择保留卵巢。

（2）锥切术：如果入侵深度<3mm，而且没有发现血管或淋巴道入侵，锥切边界又为阴性，对希望保留生育能力的患者，单纯使用锥切术比较合适。

（3）根治性子宫切除术：对肿瘤入侵3~5mm的患者，建议使用根治性子宫切除术加盆腔淋巴结清扫，因为据报告淋巴结转移的风险可达到10%。然而，据研究表明，在此组患者中淋巴结感染的比率可能会低得多，并且质疑保守治疗是否恰当，因为患者锥切术后没有病灶残留。根治性子宫切除术加淋巴结清扫也可考虑用在由于肿瘤侵袭到了锥边界而无法确定肿瘤入侵深度的患者身上。

（4）单纯腔内放疗：如果入侵深度<3mm且未发现毛细淋巴处入侵，扩散到淋巴结的机会非常低，则不需要外束放疗。建议使用一个或两个双孔卵形插入6 500~8 000mg/小时（10 000~12 500cGy阴道表面剂量）。放疗一般只用于不宜手术的患者。

3. ⅠB期宫颈癌　放射治疗或根治性子宫切除术和双侧淋巴结清扫，对于小体积肿瘤患者的治愈率达到85%~90%。一个随机化的试验说明，当比较放疗与根治性子宫切除术时，其5年的总无病存活率是相同的。原发瘤的大小是很重要的预后因素，应谨慎评估以选择最佳疗法。对于病变>3cm的腺癌，应采取放疗。

手术分期后，主动脉旁阳性淋巴结和骨盆阳性淋巴结的患者可通过骨盆和主动脉旁放疗法治疗。有骨盆肉眼可见淋巴结的切除术可提高术后放疗的局部效果。

　　五个随机化的Ⅲ期试验表明，除了一试验表明试验无效外，铂类药物化疗同时并以放疗则有利于总体存活。宫颈癌的死亡风险随着这种放化疗法的应用降到30%～50%。基于这些结果，对于那些需要使用放射疗法来治疗宫颈癌的妇女们，应强烈考虑使用铂类药物化疗并以放疗的联合疗法。

　　标准治疗方案：

　　（1）放射治疗：外束骨盆放疗结合两次或多次腔内近距离治疗。尽管低剂量率（LDR）近距离治疗（典型的有137-Cs）一直为常用方法，不过高剂量率（HDR）治疗（典型的有192-Ir）的应用正迅速上升。HDR近距离治疗的优点有，消除了对医务人员的辐射暴露，更短的治疗时间，方便患者，以及适于门诊患者。

　　（2）根治性子宫切除术以及双侧淋巴结清扫术

　　1）根治性子宫切除术以及双侧淋巴结清扫术之后的全骨盆放疗加以化疗。对于阳性盆腔淋巴结，阳性手术切缘以及宫旁残留的患者，可考虑给予五星期的5 000cGy放疗加顺铂化疗，可用5-FU或不用5-FU。

　　2）对于大体积肿瘤患者使用放疗加顺铂化疗或顺铂/5-FU化疗。

　　4. ⅡA期宫颈癌　放射治疗或根治性子宫切除术，可使治愈率达到75%～80%。一个随机化的试验说明，当比较放疗与根治性子宫切除术时，其5年的总无病存活率是相同的。原发瘤的大小是很重要的预后因素，应谨慎评估以选择最佳疗法。对于大体积（>6cm）鳞癌或腺癌的患者，相比放疗加子宫切除治疗，高剂量放疗对局部控制及存活率效果较好。对于放疗后肿瘤局限子宫颈但对放疗反应不完全者，或阴道解剖不适于近距离治疗患者，可以在放疗后进行手术。对于那些需要使用放射疗法来治疗宫颈癌的妇女们，应强烈考虑使用铂类药物化疗并以放疗的联合疗法。

　　标准治疗方案：

　　（1）放射治疗：外束骨盆放疗结合两次或多次腔内近距离治疗。对于4cm或更大的原发瘤可对采用主动脉旁结节放疗。

　　（2）根治性子宫切除术以及淋巴结清扫术。

　　（3）根治性子宫切除术以及双侧淋巴结清扫术之后的术后全骨盆放疗加以化疗。对于阳性骨盆淋巴结和阳性手术切缘的患者，可考虑给予五星期的5 000cGy放疗加化疗辅以铂疗，可不用氟尿嘧啶或使用氟尿嘧啶（5-FU）。

　　（4）对于大体积肿瘤患者使用放疗加顺铂化疗或顺铂/5-FU化疗。

　　5. ⅡB期宫颈癌　原发瘤的大小是很重要的预后因素，应谨慎评估以选择最佳疗法。单侧宫旁浸润比双侧有利于存活和局部控制。如果计划术后进行外束放疗，腹膜外淋巴结取样的辐射并发症比经腹膜的少。切除肉眼可见的骨盆淋巴结可提高术后放疗的局部控制。一单个研究显示，对没有组织学上证据的患者使用主动脉旁放射疗法有利于其存活。对于那些需要使用放射疗法来治疗宫颈癌的患者，应强烈考虑使用铂类药物化疗并以放疗的联合疗法。

　　标准治疗方案：

　　放疗加化疗：腔内放疗和外束骨盆放疗结合铂类药物化疗或铂/氟尿嘧啶。

　　6. Ⅲ期宫颈癌　原发瘤的大小是很重要的预后因素，应谨慎评估以选择最佳疗法。对ⅢA/ⅢB期患者的治疗模式的研究表明，其预后取决于病灶的范围，单侧骨盆壁受累的患者预后比双侧受累的较理想，而双侧骨盆受累的患者又比肿瘤侵犯阴道壁下1/3处的要理想些。主动脉旁淋巴结和骨盆淋巴结阳性的患者可通过骨盆及主动脉旁放疗治愈。

　　标准治疗方案：

　　放疗加化疗：腔内放疗和外束骨盆放疗结合铂类药物化疗或铂/氟尿嘧啶。

　　7. ⅣA期宫颈癌　标准治疗方案：放疗加化疗：腔内放疗和外束骨盆放疗结合铂类药物化疗或铂/氟尿嘧啶。

8. ⅣB 期宫颈癌　还没有能够实质上减轻ⅣB 期宫颈癌患者的标准化学疗法。

治疗方案：

（1）可使用放疗缓解原发灶或远处转移。

（2）化疗。

9. 复发宫颈癌的治疗　对于局部复发，在经选择的患者中使用盆腔脏器切除术其 5 年存活率可达到 32% ~62%。对于已有远处扩散的复发宫颈癌患者，尚无标准治疗方法。这些患者联合化疗可以得到一定程度的缓解。

治疗方案：

（1）对于根治手术后的盆腔内复发，使用放疗联合化疗（氟尿嘧啶/丝裂霉素）可治愈 40% ~50% 的患者。

（2）联合化疗可用于缓解。

（六）宫颈癌合并妊娠的处理

国际上比较认同的宫颈癌合并妊娠定义包括妊娠期、产褥期和产后 6 个月内发现的宫颈癌，也有人提议将之定义为妊娠相关性宫颈癌。

宫颈癌合并妊娠虽然少见，但在恶性肿瘤合并妊娠中最为常见，其有关发生率报道差异较大，约占妊娠的 0.02% ~0.04%。

宫颈癌合并妊娠的处理比较复杂，临床处理时应考虑宫颈癌的临床期别、妊娠周数以及患者对胎儿的需求程度等因素。治疗手段与一般宫颈癌和癌前病变相同，具体原则如下：

早期宫颈浸润癌（Ⅰ ~Ⅱa 期）以手术治疗为首选。一般推荐妊娠 20 周以后诊断的早期宫颈浸润癌，如患者坚决要求生育的，可酌情考虑延缓到胎儿成熟后，行剖宫产术，同时行广泛子宫切除术和盆腔淋巴结清扫术，年轻者保留一侧卵巢。另外，在期待胎儿成熟的过程中应每隔 6 ~8 周重复进行阴道窥器、宫颈脱落细胞学和阴道镜检查等。如果为妊娠小于 20 周，多建议终止妊娠，行剖宫取胎术，同时行广泛子宫切除术和盆腔淋巴结清扫术，年轻患者可保留一侧卵巢。

晚期宫颈癌指Ⅱ B 期以上的宫颈癌。应首选放疗，放疗时机应根据孕周和胎儿能否存活而定。对于早期妊娠可直接放疗，包括体外照射和腔内放射，一般放疗 20 ~24 天，先行体外照射，当放疗剂量达 40 ~50Gy 时，可造成流产，如发生流产，即行刮宫术，并于流产后 3 天继续腔内放疗。对于中期妊娠可先行剖宫取胎，术后 2 周开始放疗，但也有学者主张直接放疗，以免延误宫颈癌治疗时机。放疗过程中，70% 的患者将发生流产。晚期妊娠处理比较复杂，观点不一。有人主张延迟至胎儿成熟后行剖宫产，术后 2 周开始放疗；也有学者认为晚期宫颈癌应及时治疗，不宜延迟治疗。产后宫颈癌的预后明显比孕期宫颈癌差，但也有报道显示孕期和产后发现的宫颈癌的预后差异无显著性。产后宫颈癌的治疗原则同非孕期宫颈癌。

（七）年轻宫颈癌患者卵巢自身移植和移位术

卵巢自身移植或移位术是用于妇女在盆腔放射治疗前将卵巢移植或移位于放射野以外部位以保存卵巢功能的手术方法。

从 20 世纪 50 年代开始，临床医师逐渐意识到年轻早期宫颈癌患者保存卵巢功能的价值。1958 年 McCall 等发表了年轻宫颈癌患者保留卵巢的文章，对保留卵巢者追踪 9 年证明卵巢功能良好，且这些患者骨质疏松、冠心病发病率明显低于切除卵巢者。Webb 等比较保留卵巢的患者与切除双侧卵巢的患者的 5 年生存率没有明显差异，而且卵巢转移非常罕见，他追踪 95 例手术治疗宫颈癌保留卵巢者未见 1 例卵巢转移。因此，在早期宫颈癌患者中行卵巢自身移植或移位术是安全的。

主要手术方式有：

1. 于乳房外侧作纵向切口 6 ~7cm，分离皮下脂肪至胸大肌，切断其部分肌束，在下方找到胸外动、静脉，并游离 3 ~4cm，以行与卵巢动、静脉吻合。于下腹部作正中切口，依次切断卵巢固有韧带、输卵管系膜游离卵巢动、静脉 5 ~6cm，切断血管，用 2% 普鲁卡因肝素灌洗卵巢动脉，随后与胸外侧动、静脉行端端吻合。将卵巢固定在乳房后。

2. 自体卵巢腹部移植术 卵巢与卵巢动、静脉的处理同乳房下移植，卵巢动、静脉游离 2cm 即可，然后在患者腹直肌下游离腹壁下动、静脉，与卵巢动、静脉行端端吻合，将卵巢固定于皮下脂肪层。

3. 卵巢侧腹上部移位术 卵巢与卵巢动、静脉处理同乳房下移植，游离卵巢动、静脉 10～12cm，将卵巢移位于侧腹上部，固定于皮下或腹壁上。

（彭　毅）

第十四章

结肠癌

结肠癌（Colorectal Cancer）又称大肠癌，包括结肠癌（Colon Cancer）和直肠癌（Rectal Cancer），在世界范围内以经济发达国家的发病率高，可高达到（30～50）/10万。大肠癌在我国的发病率和死亡率亦处于逐年上升的趋势。

一、病理分类

结肠和直肠肿瘤组织学分类（WHO，2008）：

分为①腺癌。②黏液腺癌。③印戒细胞癌。④小细胞癌。⑤鳞状细胞癌。⑥腺鳞癌。⑦髓样癌。⑧未分化癌。⑨类癌（高分化内分泌肿瘤）。⑩混合性类癌－腺癌。⑪血管肉瘤。⑫Kaposi肉瘤。⑬恶性黑色素瘤。⑭恶性淋巴瘤：a. 边缘区B细胞MALT淋巴瘤；b. 套细胞淋巴瘤；c. 弥漫性大B细胞淋巴瘤；d. Burkitt淋巴瘤；e. Burkitt样淋巴瘤。

二、临床分期

TNM分期（UICC，2002）：

T－原发肿瘤

T_x：原发肿瘤不能评价；

T_0：无原发肿瘤证据；

T_{is}：原位癌：肿瘤位于上皮内或侵及黏膜固有层；

T_1：肿瘤侵犯黏膜下层；

T_2：肿瘤侵犯肌层固有层；

T_3：肿瘤穿透肌层固有层到浆膜下层或进入非腹膜覆盖的结肠周围或直肠周围组织a；

T_4：肿瘤直接侵犯其他器官或结构，和（或）穿透脏腹膜b。

N－区域淋巴结c

N_x：区域淋巴结不能评价；

N_0：无区域淋巴结转移；

N_1：1～3个淋巴结转移；

N_2：4个及以上淋巴结转移。

M－远处转移

M_x：远处转移不能评价；

M_0：无远处转移；

M_1：有远处转移。

pTNM病理分期：pT、pN和pM范畴相应于T、N、M范畴。pN_0区域淋巴结切除标本的组织学检查一般要查12个或以上的淋巴结。

注：（1）a. 没有穿透黏膜肌层到黏膜下层。

b. 包括穿过浆膜侵犯到结直肠的其他段，肉眼可见肿瘤与其他器官或结构粘连则为 T_4。但如果显微镜下粘连组织未见肿瘤则为 pT_3。

c. 结直肠周围脂肪组织内的瘤结节，具有淋巴结样的光滑形态，即使不具有淋巴组织，也定为 pN 分期；如果结节具有不规则外形，可定为 T 分期，并且标注 V1（镜下血管浸润）或 V2（肉眼血管侵犯），因为有很大可能出现血管浸润。

（2）结直肠癌各段所属区域淋巴结分组

盲肠 – 结肠周、盲肠前、盲肠后、回结肠、右结肠。

升结肠 – 结肠周、回结肠、右结肠、中结肠。

肝曲 – 结肠周、中结肠、右结肠。

横结肠 – 结肠周、中结肠。

脾曲 – 结肠周、中结肠、左结肠、肠系膜下。

降结肠 – 结肠周、左结肠、肠系膜下、乙状结肠。

乙状结肠 – 结肠周、肠系膜下、直肠上、乙状结肠、乙状结肠系膜。

直乙交界处 – 结肠周、直肠周、左结肠、乙状结肠系膜、乙状结肠、肠系膜下、直肠上（痔的）、直肠中（痔的）。

直肠 – 直肠周、乙状结肠系膜、肠系膜下、骶外侧、骶前、髂内、骶岬、髂外、直肠上（痔的）、直肠中（痔的）、直肠下（痔的）。

（一）临床分期

分期	TNM			Dukes' 分期
0 期	T_{is}	N_0	M_0	–
Ⅰ 期	$T_{1\sim2}$	N_0	M_0	A
ⅡA 期	T_3	N_0	M_0	B
ⅡB 期	T_4	N_0	M_0	B
ⅢA 期	$T_{1\sim2}$	N_1	M_1	C
ⅢB 期	$T_{3\sim4}$	N_1	M_0	C
ⅢC 期	任何 T	N_2	M_0	C
Ⅳ期	任何 T	任何 N	M_1	D

（二）Dukes' 分期

Dukes'A 肿瘤局限于肠壁内，未穿出肌层，无淋巴结转移。

Dukes'B 肿瘤已穿出深肌层并侵入浆膜层、浆膜外或直肠周围组织，但无淋巴结转移。

Dukes'C 肿瘤伴有淋巴结转移。又分为：

①C1 期肿瘤邻近淋巴结转移（肠旁及系膜淋巴结）；②C2 期肿瘤伴有肠系膜动脉结扎处淋巴结转移。

Dukes'D 肿瘤伴有远处器官转移，或因局部广泛浸润或淋巴结广泛转移而切除术后无法治愈或无法切除者。

Dukes' 分期与 TNM 分期的对应关系：

Dukes'A = $T_1N_0M_0$，$T_2N_0M_0$

Dukes'B = $T_3N_0M_0$，$T_4N_0M_0$

Dukes'C = 任何 TN_1M_0，任何 TN_2M_0

Dukes'C2 = 任何 TN_3M_0

Dukes'D = 任何 T，任何 NM_1

三、治疗原则和综合治疗

（一）治疗原则

1. **手术治疗** 对大肠癌的治疗仍然是尽可能手术切除，术后总的 5 年生存率均在 50% 左右，如病变限于黏膜下层,根治术后5年生存率可达90%,反之如有淋巴结转移,则在30%以下。所以除争取早期诊断外,改进手术方法或加用化疗、放疗和免疫治疗等综合治疗,目的为了增加切除率,延长生存期。

(1) 结肠癌:根治性切除手术:①病变局限于黏膜、黏膜下层,淋巴结未发现转移,术后定期观察。②病变侵犯肌层以外,或有淋巴结转移者,术后需行辅助化疗。术后辅助化疗,一般于术后4周左右开始。

(2) 直肠癌:根治性切除手术,局部肿瘤较大,影响手术切除者可行术前放疗,或切除术后病变侵及深肌层或有淋巴结转移者,则术后行辅助放疗,放疗后化疗。直肠癌于放疗后开始,一般化疗6周期加口服左旋咪唑。手术方式有经肛切除和经腹切除手术:①经肛切除术:肿瘤占据肠腔小于30%;肿瘤直径小于2.5cm;肿瘤活动,不固定;肿瘤距肛缘8cm以内;切缘阴性(距离肿瘤大于3mm)。②经腹切除术:包括腹会阴联合切除术,低位前切除术,全直肠系膜切除术(TME)。切除原发肿瘤,保证足够切缘;采用TME手术清除肿瘤的淋巴引流区域;5周半足量的新辅助放化疗后,应在5~10周内进行手术。

(3) 晚期患者:晚期不能切除的结直肠癌患者,或切除术后有复发转移的患者应采用全身性化疗和生物治疗,局部放疗及中医中药治疗。有肝转移病例可行肝介入化疗。

2. 放射治疗 如下所述。

(1) 结肠癌的放射治疗

1) 放射野:应包括肿瘤床。

2) 放射剂量:总剂量45~50Gy,分25~28次照射。对距离切缘较近切缘阳性者给予追加剂量。小肠的受量应限制在45Gy之内。以5-FU为基础化疗与放疗同步给予。

3) 照射方法:当存在正常组织与放疗相关的高危因素时,应考虑采用调强放疗(IMRT)或断层治疗。但治疗时需小心,以确保覆盖足够的瘤床。

4) T_4 或复发肿瘤患者:如有可能应考虑将术中放疗(IORT)作为追加剂量手段。这些患者行术前放疗,有助于增加肿瘤的切除性。如不能进行术前放疗,可考虑在辅助化疗之前进行低剂量外照射。

(2) 直肠癌的放射治疗

1) 直肠癌放疗对象:推荐用于肿瘤距肛缘12cm以下的患者。

2) 照射野:包括肿瘤和距瘤床2~5cm的安全边缘,直肠、骶前和髂内淋巴结。T_4 肿瘤侵犯前方结构时需照射髂外淋巴结。肿瘤侵犯远端肛管时需照射腹股沟淋巴结。

3) 放疗剂量:盆腔45~50Gy/25~28次。对可切除肿瘤照射45Gy之后应给予瘤床和边缘2cm范围追加剂量。术前放疗剂量为5.4Gy/3次,术后放疗为5.4~9.0Gy/3~5次。小肠受量限于45Gy以内。

4) T_4 或复发肿瘤:如切缘距肿瘤太近或切缘阳性者,可术中放疗(IORT)作为追加剂量,如不能做IORT,应于术后和辅助化疗前考虑局部追加外照射10~20Gy。不可切除肿瘤者,放疗剂量应高于54Gy。

5) 放疗期间同时加化疗:给予以5-FU为主化疗。

(二) 综合治疗

因直肠癌手术时约30%有隐匿性转移,又因直肠位于盆腔内,因之选择性采取术前放疗、和(或)术后放、化疗等综合治疗,可在一定程度上减少复发、转移而提高生存率。大肠癌术后常发生肝转移,可高达50%,如果仅为孤立转移灶,其他部位未发现复发转移的,可选择手术切除,术后5年生存率可达42%。如果不适于手术,可行肝动脉灌注化疗。

1. 辅助化疗 结肠癌Ⅲ期患者,卡培他滨与5-FU推注/LV的疗效相当,但辅助治疗中不支持用卡培他滨的联合方案,FOLFOX的疗效更好。FOLFOX用于高危和中危的Ⅱ期患者也是合理的,但不适于预后良好或低危的Ⅱ期患者。FLOX是FOLFOX的替代方案。5-FU推注/LV/伊立替康不支持用于辅助治疗。

2. 晚期或转移性结肠癌的化疗 如下所述。

(1) 初始治疗

1) 可耐受强烈治疗的病例:①FOLFOX±贝伐单抗或CapeOX±贝伐单抗。②FOLFI-RI±贝伐单抗。③5-FU/LV±贝伐单抗。

2）不能耐受强烈治疗病例：①卡培他滨 ± 贝伐单抗。②5 – FU 输注/LV ± 贝伐单抗。

（2）进展后的治疗：①FOLFIRI。②伊立替康。③西妥昔单抗 + 伊立替康（2B 类）。④FOLFOX 或 CapeOX。⑤不能耐受联合用药时，可单用西妥昔单抗或帕拉妥单抗。

结直肠癌根治术后 CEA 水平升高的处理：应检查包括，肠镜检查、胸腹部和盆腔 CT 和体检。如 CEA 水平升高，而影像学检查正常时，如有症状，则应每 3 个月复查 1 次扫描。如 CT 扫描为阴性时，可进行 PET/CT 扫描来确定有无转移灶。对 CEA 升高而检查为阴性患者，不建议盲目行剖腹探查术。

四、肿瘤内科治疗和化疗方案

（一）肿瘤内科治疗

1. 单药化疗和联合化疗　有效药物有 5 – FU、DDP、OXA、HCPT、CPT – 11、TPT。首选药为 5 – FU，治疗大肠癌的近期有效率约 20%。我国临床试用国产 UFT 治疗大肠癌，48 例中 24 例有效，有效率为 50%。另一 5 – FU 衍生物卡莫氟（HCFU），在临床试用中发现对大肠癌的疗效为 43%，国内试用在大肠癌的 CR + PR 率为 35%，亦优于 5 – FU。对一般情况差或骨髓脆弱的晚期大肠癌患者，口服 FT – 207UFT、HCFU，可能获得短期缓解症状。

大肠癌联合化疗较单药化疗的有效率有所提高。亚叶酸（CF）能调节 5 – FU 代谢，增强 5 – FU 的生物活性，加强并延长 5 – FU 对胸苷酸合成酶的竞争性抑制，所以 CF 与 5 – FU 联用可增加 5 – FU 的抗肿瘤作用。在临床上 CF + 5 – FU 以不同剂量、不同给药次序等广泛深入试用，总的说来，多数文献报道，对以往未用过 5 – FU 的结肠癌，疗效约在 30% ~50%，以往用过 5 – FU 的，也取得 10% ~20% 的近期疗效，较单用 5 – FU 的疗效提高 1 倍。试用也表明，CF 剂量增大（500mg/m²）对疗效的提高不优于 200mg/m²；另外在 CF 与 5 – FU 使用的先后次序上，似乎先用 CF，继用 5 – FU 的效果好。CF + 5 – FU 疗法在提高疗效的同时，也要注意其毒副作用增加。

2. 分子靶向药物　如下所述。

（1）西妥昔单抗

1）西妥昔单抗单药治疗：对 ECFR 表达的既往化疗抵抗的结直肠癌患者，公开标签 Ⅱ 期临床试验。西妥昔单抗首次 400mg/m²，静滴 2h，以后剂量 250mg/m²，每周 1 次，静滴 1h，每周 1 次。疗效：西妥昔单抗治疗结直肠癌 57 例，PR5 例，为 9%，MR 或 SD21 例，为 37%，中位生存期 6.4 个月。认为西妥昔单抗每周 1 次方案对既往化疗抵抗的结直肠癌患者有效，并可耐受（Saltz LB 等，2004）。

2）西妥昔单抗 + CPT – 11 合并治疗：576 例转移性结直肠癌，82% 为 EGFR（＋），其中 329 例患者，在经过 CPT – 11 为主方案治疗 3 个月后疾病进展患者，随机分合并治疗组和单药组。疗效：PR：爱必妥 + CPT – 11 合并组（218 例）和爱必妥单药组（111 例）分别为 23%（50 例）（95% CI 18% ~29%）和 11%（12 例）（95% CI 6% ~18%，P = 0.007 4）。PR + SD 分别为 56%（122 例）（95% CI 49% ~62%）和 32%（35 例）（95% CI 12% ~42%，P = 0.000 1）。中位进展时间分别为 4.1 个月和 1.5 个月（P < 0.000 1）。中位总生存期分别为 8.6 个月和 6.9 个月（P = 0.48）。认为 CPT – 11 抵抗的结直肠癌患者，爱必妥和 CPT – 11 合并治疗与爱必妥单药治疗比较，有效率、稳定率、中位进展时间和中位生存时间在合并治疗组明显高于单药组（Cunningham D 等，2004）。

3）西妥昔单抗与 CPT – 11 与 FU/LV 合并治疗：对 CPT – 11 抵抗，EGFR 表达的初次治疗的转移性结直肠癌进行大组、随机、公开标签、多中心研究。西妥昔单抗（不同剂量）与 CPT – 11 加 FU/LV 合并治疗。疗效：西妥昔单抗加 IFL 合并治疗，CR 为 5%（仅一组研究），PR 为 43% ~58%，SD 为 32% ~52%。与西妥昔单抗单药比较，有较高的部分缓解率和疾病控制率，疾病进展时间延长，而生存期两组相似（Reynolds NA 等，2004）。

（2）贝伐单抗

1）贝伐单抗 + FU/LV 对转移性结直肠癌的治疗研究：FU/LV 加贝伐单抗组：治疗 249 例，接受 FU/LV 加贝伐单抗（5mg/kg，每 2 周 1 次）；FU/LV 加安慰剂组：治疗 241 例，接受 FU/LV + 安慰剂，每周 1 次 ×4，6 周重复。疗效：FU/LV 加贝伐组和 FU/LV 加安慰剂组的客观有效率：CR 分别为 2.4%

（6例）和0.8%（2例）；PR分别为31.7%（79例）和23.7%（57例）；总有效率分别为34.1%（85例）和24.5%（59例）（P=0.019）；中位无进展生存期：分别为8.77个月（95% CI 7.29~9.79个月）和5.55个月（95% CI 5.36~6.34个月）（P=0.000 1）；中位生存期：分别为17.94个月（95% CI 16.43~19.35个月）和14.59个月（95% CI 11.99~16.30个月）（P=0.008 1）。有效率、无进展生存期和总生存期，FU/LV加贝伐单抗组均较FU/LV加安慰剂组明显为好。表明对既往未治的转移性结直肠癌患者贝伐单抗加FU/LV具有显著统计学意义和临床受益（Fairooz F等，2005）。

2）贝伐单抗加CPT-11和FL：对813例既往未治的转移性结直肠癌，随机入组：①IFL加贝伐单抗组：402例。CPT-11、推注5-FU和LV加贝伐单抗（5mg/kg，每2周重复）。②IFL加安慰剂：411例。IFL用法同前。疗效：IFL加贝伐组和IFL加安慰剂组的有效率分别为44.8%和34.8%（P<0.004）；中位缓解期分别为10.4个月和7.1个月（P<0.001）；中位无进展生存期分别为10.6个月和6.2个月（P<0.001）；中位生存期分别为20.3个月和15.6个月（P<0.001），IFL加贝伐单抗组均较IFL加安慰剂组显著为好。不良反应：高血压3度毒性IFL/贝伐单抗组（11.0%）较IFL加安慰剂组（2.3%）要多，但容易处理。指出贝伐单抗加IFL化疗比IFL加安慰剂对转移性结直肠癌患者的疗效和生存期有重要改善和统计学意义（Hurwitz H等，2004）。

3）高剂量贝伐单抗合并IFL化疗：初次治疗晚期结直肠癌的Ⅱ期研究，首次20例接CPT-11 125mg/m²，5-FU500mg/m²和CF20mg/m²，每周1次×4，6周1周期，与大剂量贝伐单抗10mg/kg，每隔周1次。可评价疗效81例。总有效率49.4%，其中CR6.2%。中位随机时间37.5个月，中位总生存期26.3个月，中位无进展期10.7个月，1年生存率85%。显示未治的转移性结直肠癌患者，高剂量贝伐单抗加IFL为耐受良好和有较好疗效的方案（Giantonio BJ等，2006）。

（3）帕尼妥单抗：Ⅲ期研究，入组463例标准化疗后进展的转移性结直肠癌患者随机分为治疗组231例，和最佳支持治疗组232例。治疗组给帕尼妥单抗6mg/kg，每2周1次。客观有效率：治疗组10%，支持治疗组0%（P<0.000 1）。中位无进展生存期：治疗组8周（95% CI 7.9~8.4），支持治疗组7.3周（95% CI 7.1~7.7），平均无进展生存期：治疗组13.8周（标准差0.8周），支持治疗组8.5周（标准差0.5周）。治疗组患者显著延长无进展生存期（HR0.54；95% CI 0.44~0.66，P<0.000 1），总生存期两组无差别（Gibson TB等，2006）。

（二）化疗方案

1. NCCN（2009）指南推荐方案　如下所述。

（1）用于结肠癌早期病例的辅助化疗方案

1）FOLFOX4方案：OXA85mg/m² ivgtt 2h，第1天；LV200mg/m² ivgtt 2h，第1、2天；5-FU400mg/m²静推，第1天；接着给予5-FU600mg/m² civ22h，第1、2天，2周重复。

2）FOLFOX6方案：OXA 85mg/m² ivgtt2h，第1天；LV400mg/m² ivgtt2h，第1天；5-FU 400mg/m²静推，第1天；接着给予5-FU 1 200mg/（m²·d）×2 civ46~48h，总量2 400mg/m²，2周重复。（注：欧洲LV用左旋LV 200mg/m²，相当于美国LV400mg/m²）。

3）FLOX方案（2B类）：5-FU500mg/m²静推，第1天，每周1次×6；LV500mg/m² ivgtt，第1天，每周1次×6；OXA85mg/m² ivgtt，第1、3、5周各1次，每8周重复×3。

4）5-FU/LV方案：5-FU370-400mg/m²静推，每日1次×5；LV500mg/m² ivgtt，每日1次×5，28d重复×6。

5）卡培他滨单药治疗：卡培他滨1 250mg/m² po，每日2次，第1~14天，3周重复。

（2）用于直肠癌的辅助化疗方案

1）直肠癌接受术前放化疗病例的术后辅助化疗：①FL方案：5-FU380mg/m² iv，每日1次，第1~5天 LV 20mg/m² iv，每日1次，第1~5天，28d为1周期，4周期。②FOLFOX方案：见前（2B类）。

2）直肠癌未接受过术前治疗病例的术后辅助治疗：①5-FU/LV方案：5-FU/LV×1周期，然后同期放化疗（方案见下），然后5-FU/LV×2周期。LV 500mg/m² iv2h，注射1h时静推5-FU 500mg/

m^2 iv，每周1次×6周，休息2周为1周期。1周期指化疗6周，然后休息2周。②FOLFOX方案（2B类）：a. FOLFOX 4方案：方法同上，×4周期。b. mFOLFOX 6方案：方法同上。③卡培他滨治疗（2B类）：卡培他滨1 250mg/m^2 po，每日2次，第1~14天，3周重复，共24周。

3）直肠癌同期放化疗的给药方案：①放疗+5-FU每日225mg/m^2 civ24h，每周7d维持。②放疗+5-FU/LV：放疗第1、5周给予5-FU每日400mg/m^2 静推+LV每日20mg/m^2 静推，第1~4天。③放疗+卡培他滨（2B类）：放疗5周期间，卡培他滨每次825mg/m^2 po，每日2次，每周5或7d。

（3）用于结肠癌和直肠癌晚期和转移病例的化疗方案

1）FOLFOX 4方案：方法同上。

2）mFOLFOX 4方案：方法同上。

3）CapeOX方案：OXA 130mg/m^2 ivgtt 2h，第1天；卡培他滨850~1 000mg/m^2 po，每日2次，第1~14天，3周重复。

4）FOLFIRI方案 CPT-11 180mg/m^2 ivgtt 30~120min，第1天；LV 200mg/m^2 ivgtt，与CPT-11同时静滴，持续时间相同，第1、2天；5-FU 400mg/m^2 静推，第1天；接着给予5-FU 600mg/m^2 civ 22h，第1、2天，2周重复。

5）5-FU/LV静滴双周方案 LV 200mg/m^2 ivgtt 2h，第1、2天；5-FU 400mg/m^2 静推，第1天；接着给予5-FU 600mg/m^2 civ 22h，第1、2天，2周重复。

6）贝伐单抗+含5-FU方案：贝伐单抗用于KRAS检测野生型病例。

贝伐单抗5mg/kg ivgtt，每2周重复+5-FU+LV方案，或FOLFOX方案，或FOLFI-RI方案。

7）贝伐单抗单药治疗：贝伐单抗7.5mg/kg ivgtt，每3周重复+CapeOX方案。

8）西妥昔单抗±伊立替康方案：西妥昔单抗用于KRAS基因检测野生型。西妥昔单抗首次400mg/m^2 ivgtt，以后250mg/m^2 ivgtt，每周1次；或每次500mg/m^2 ivgtt，2周重复，伊立替康300~350mg/m^2 ivgtt，3周重复，伊立替康180mg/m^2 ivgtt，2周重复，或伊立替康120mg/m^2 ivgtt，每周1次×4次，6周重复。

9）西妥昔单抗单药治疗：用于KRAS检测野生型病例。西妥昔单抗首次400mg/m^2 ivgtt，以后250mg/m^2 ivgtt，每周1次。

10）帕尼妥单抗单药治疗：Panitumumab用于KRAS检测野生型。帕尼妥单抗6mg/kg ivgtt＞60min，2周重复。

11）GEMOX方案：治疗晚期结直肠癌的有效二线方案。GEM 1 000mg/m^2 ivgtt＞30min，第1、8天；OXA 100mg/m^2 ivgtt＞2h，第1天，3周重复。

2. 其他方案　如下所述。

（1）5-FU/CF方案：CF 200mg/m^2 ivgtt 2h，第1~5天；或20mg/m^2（Mayo Clinic方案）；5-FU 500mg/m^2 ivgtt，第1~5天；或425mg/m^2（Mayo Clinic方案），4周重复。

（2）FOLFOX2+放疗方案：OXA 130mg/m^2 ivgtt 2h，第1天；CF 100mg/m^2 ivgtt 30min，第1~5天；5-FU 350mg/m^2 civ 24h，第1~5天；4周为1周期，连用2周期。放疗1.8Gy/d，盆腔总量45Gy+1Gy，局部加量/每周五1次，每周5d，用5周。

（3）FOLFOX 3方案：OXA 85mg/m^2 ivgtt，第1天；CF 500mg/m^2 静滴，第1、2天；5-FU 1 500~2 000mg/m^2 civ 24h/d，第1、2天，每2周重复。

疗效：治疗67例，PR21%，SD58%，中位生存时间7.75个月。

（4）FOLFOX 4方案：OXA 85mg/m^2ivgtt 2h，第1天；CF 200mg/m^2 ivgtt，第1、2天；5-FU 400mg/m^2 ivgtt，第1、2天；5-FU 600mg/m^2 civ，civ 24h/d，第1、2天，每2周重复。

疗效：PR50.7%，生存时间16.2个月，1年生存率69%。

（5）Saltz方案：IFL方案（Saltz方案）：2000年美国FDA批准用于转移性大肠癌的一线治疗。CPT-11 125mg/m^2 ivgtt 30~90min，第1、8、15、22天；CF 20mg/m^2 ivgtt 2h，第1、8、15、22天；5-FU 500mg/m^2 ivgtt，第1、8、15、22天，6周重复。

（6）XELOX 方案：晚期结直肠癌一线治疗。OXA 130mg/m² ivgtt，第 1 天；希罗达 1 000mg/m² po，每日 2 次，第 1 ~ 14 天，3 周重复。

疗效：治疗 96 例，有效率 55%，1 年生存率 67%。

（7）Douillard 方案：CPT - 11 80mg/m² ivgtt 90min；CF 500mg/m² ivgtt 2h；5 - FU 2300mg/m² civ，24h/d，每周 1 次，连用 6 周，休息 1 周，3 周后重复。

（8）FOLFIRI 方案：为二、三线方案。CPT - 11 150 ~ 180mg/m² ivgtt 30 ~ 90min，第 1 天；CF 200mg/m² ivgtt 2h，第 1、2 天；5 - FU 400mg/m² ivgtt，第 1、2 天；5 - FU 600mg/m² civ，22h/d，第 1、2 天，2 周重复。

疗效：有效率为 40% 以上，中位生存期达 17 个月。

（9）L - OHP + CF + 5 - FU 方案：L - OHP 130mg/m² ivgtt 2h，第 1 天；CF 200mg/m² ivgtt 2h，第 1 ~ 5 天；5 - FU 300mg/m² ivgtt 2 ~ 6h，第 1 ~ 5 天，21d 重复。

（10）FOLFOX 2 方案：OXA 100mg/m² ivgtt 2h，第 1 天；CF 500mg/m² ivgtt 2h，第 1、2 天；5 - FU 1.5 ~ 2g/m² civ 24h，第 1、2 天，2 周重复。

疗效：有效率为 46%，中位生存期达 17 个月。

（11）GEMOX 方案：治疗晚期结直肠癌的有效二线方案。GEM 1 000mg/m² ivgtt > 30min，第 1、8 天；OXA 100mg/m² ivgtt > 2h，第 1 天，3 周重复。

（12）IFL + 贝伐单抗方案：CPT - 11 125mg/m² ivgtt 30 ~ 90min，第 1、8、15、22 天，每 6 周重复；CF 20mg/m² ivgtt 2h，第 1、8、15、22 天，每 6 周重复；5 - FU 500mg/m² ivgtt，第 1、8、15、22 天，每 6 周重复；贝伐单抗 5mg/kg ivgtt，第 1 天，每 2 周重复。

（彭　毅）

第十五章

直肠癌

一、概述

大肠癌是消化道常见的恶性肿瘤，直肠是大肠癌好发的部位，发病率高。直肠癌病年龄多在 40 岁以上，但 40 岁以下也不少见。男女比例为（2~3）：1。癌肿多在直肠下 2/3 部位，通过直肠指检可扪及。欲提高直肠癌手术根治率和延长生存期，关键在于早期诊断和早期合理的治疗。直肠癌发病原因不甚清楚，可能与高脂肪、高蛋白、低纤维素饮食、腺瘤癌变、炎症性肠病、血吸虫病虫卵在直肠黏膜沉积等因素有关。

二、诊断

（一）病史要点

直肠癌早期可无症状，随着癌灶逐渐增大，可产生一系列症状。

（1）便血：是直肠癌最常见的症状，但常被患者所忽视。便血多为红色或暗红色，混有粪便的黏液血便或脓血便，有时伴有血块、坏死组织。上述症状是由于癌肿增殖后血运发生障碍、组织坏死糜烂、溃破感染、溃疡形成的后果。

（2）大便习惯改变：由于肿块及其产生的分泌物的刺激，可产生便意频繁、排便不尽感、里急后重等症状，但排出物多是黏液脓血状物。最初这些"假性腹泻"现象多发生在清晨起床不久，称晨起腹泻，以后次数逐渐增多，甚至晚间不能入睡，改变了往日大便习惯。

（3）肠道狭窄及梗阻现象：癌肿绕肠壁周径浸润，使肠腔狭窄，尤在直肠乙结肠交界处，多为狭窄型硬癌，极易引起梗阻现象。直肠壶腹部癌，因多是溃疡型，并且壶腹部较宽阔，一般约 1~2 年才引起狭窄梗阻，一般常表现为便条变细、排便困难、便秘、引起腹部不适、腹胀及疼痛。由于粪便堆积，在梗阻上段乙状结肠部位，有时在左下腹部，可扪及条索状肿块。

（4）肛门疼痛及肛门失禁：直肠下段癌如浸润肛管部可引起局部疼痛；如累及肛管括约肌则可引起肛门失禁，脓血便经常流出，污染内裤；癌肿感染或转移，可引起腹股沟部淋巴结增大。

（5）其他：直肠癌晚期如浸润其他脏器及组织，可引起该处病变症状。侵犯骶神经丛可使骶部及会阴部疼痛，类似坐骨神经部疼痛；侵犯膀胱、前列腺，可引起膀胱炎、尿道炎、膀胱直肠瘘、尿道直肠瘘；女性可引起阴道直肠瘘，阴道部排出粪便及黏液脓血；肝转移后可引起肝大、黄疸、腹水等症状；全身症状可有贫血等恶病质现象；有时还可出现急性肠梗阻、下消化道大出血及穿孔后引起弥漫性腹膜炎等症状。

（二）查体要点

直肠指检是直肠癌的首要诊断方法，90% 的直肠癌可经指检检出。在手指可探及的范围内如能触到直肠肿块，应注意肿块的大小、形状、质地、活动度、位置、距肛缘的距离、侵犯肠管壁周径等。

（三）辅助检查

（1）直肠镜或乙状结肠镜检查：直肠指检后应再做直肠镜检查，在直视下协助诊断，观察肿块的形态、上下缘以及距肛门缘的距离，并取肿块组织做病理切片检查，以确定肿块性质及其分化程度。位于直肠中、上段的癌肿，手指无法触及，采用乙状结肠镜检是一种较好的方法。

（2）钡剂灌肠：可对直肠癌进行定位、筛选。

（3）腔内B超检查：用腔内探头可检测癌肿浸润肠壁的深度及有无侵犯邻近脏器，内镜超声也逐步在临床开展应用，可在术前对直肠癌的局部浸润程度进行评估。

（4）CT检查：可以了解直肠癌盆腔内扩散情况，有无侵犯膀胱，子宫及盆壁，是术前常用的检查方法。腹部CT也可扫描有无肝转移癌。

（5）肿瘤标记物：目前公认的对于大肠癌诊断和术后监测有意义的肿瘤标记物是癌胚抗原（CEA）。但认为CEA作为早期结直肠癌的诊断尚缺乏价值，其主要用于预测直肠癌的预后和监测复发。

（6）其他：低位直肠癌伴有腹股沟淋巴结肿大时，应行淋巴结活检。癌肿位于直肠前壁的女性患者应做阴道检查及双合诊检查。男性患者有泌尿系症状时应行膀胱镜检查。

（四）诊断流程

诊断流程见图15-1。

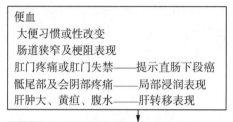

图 15-1　直肠癌诊断流程

三、治疗

（一）腹腔镜直肠手术

腹腔镜辅助下结直肠癌根治术在欧美国家已开展了10余年。1991年，Fowler Franclin和Jacobs完成世界上首例腹腔镜结肠手术以后，开创了腹部外科手术的新时代。但在结肠癌腹腔镜发展和直肠癌腹腔镜技术发展历程上也有不同，直肠癌腔镜技术应用相对滞后。对该技术的顾虑来源于手术的安全性和效果，而规范化的操作是该技术顺利开展的前提。

1. 腹腔镜全直肠系膜切除技术　全直肠系膜切除术（total mesorectal excision，TME）是英国的

Heald 等人于 1982 年提出的，也称直肠周围系膜全切除（complete circumferential mesorectal excision，CCME）。TME 主要适用于无远处转移的直肠中下部 $T_1 \sim T_3$ 期直肠肿瘤，且癌肿未侵出脏层筋膜，大多数适合低位前切除者，基本上均适用于 TME。经过 20 多年的实践，学术界已经把 TME 作为中低位直肠癌的标准手术技术。而对于癌肿较大，侵及壁层筋膜或周围器官、骶骨的患者，TME 已经失去了原有的意义。目前多数学者认为，应将上段直肠癌和乙状结肠癌同等对待，不必行 TME。

直肠癌 TME 的理论基础是建立在盆腔脏层和壁层之间有一个外科平面，这一平面为直肠癌完整切除设定了切除范围。直肠癌中 65% ~80% 病例存在直肠周围的局部病变，包括直接侵犯（$T_3N_0M_0$）或周围淋巴结、直肠血管周围淋巴结转移（任何 $TN_1 \sim 2M_0$），所有这些局部病变通常在盆腔脏层筋膜范围之内并且直肠癌浸润通常局限于此范围内。因而 Heald 的 TME 这一概念或原则是：直肠癌手术直视下在骶前盆筋膜腔脏层和壁层之间进行锐性分离；保持盆筋膜脏层完整无破损；肿瘤下缘远端的直肠系膜切除在 5cm 以上。近 20 年来临床实践证明，遵循 TME 原则可以降低直肠癌术后的局部复发率，5 年生存率明显提高，提高了患者术后生活质量。TME 已成为目前直肠癌切除手术必须遵循的原则。

腹腔镜直肠癌手术同样要遵循 TME 原则。而腹腔镜 TME（LTME）优点是显而易见的，由于手术野在电视屏幕上放大 6 倍，在清晰的视野下用超声刀锐性剪开组织，出血少。视角自由是腹腔镜手术所特有的技术优势，开腹手术常规只有自上而下的垂直视角，在处理中低位直肠癌时存在一定困难；而在腹腔镜手术中镜头可以从任一角度近距离观察术野，使术者可以清楚地看见所处理的组织层次。在锐性分离骶前筋膜和直肠固有筋膜之间的疏松结缔组织间隙时，判断和入路选择更为准确。利用腹腔镜特有的可抵达狭窄的骨盆并放大局部视野的光学特点，用超声刀直视下锐性分离骶前间隙，可使直肠固有筋膜完整，较开腹手术解剖层次清晰，更有效地避免损伤盆腔内的邻近组织。同时可以游离切断直肠系膜达肿瘤下端 5cm 以上，在距肿瘤下端 2cm 以上使直肠纵肌显露。在剔除肠系膜根部动脉、静脉血管周围的脂肪及结缔组织时，清晰的视野使肠系膜根部动脉、静脉血管骨骼化更加准确。

LTME 术者应具备扎实的开腹直肠癌 TME 手术的经验及熟练的腹腔镜盆腔手术操作技能，同时熟悉各重要解剖在腔镜下的识别，只有这样才能良好地完成 LTME 并使手术的并发症发生率降到最低。

2. 腹腔镜直肠癌手术方式及种类选择　如下所述。

（1）手术方式：腹腔镜直肠癌的手术方式有

1）全腹腔镜直肠手术：肠段的切除和吻合均在腹腔镜下完成，技术要求非常高，手术时间较长。目前临床应用很少。

2）腹腔镜辅助直肠手术：肠段的切除或吻合通过腹壁小切口辅助下完成，是目前应用最多的手术方式。

3）手助腹腔镜直肠手术：在腹腔镜手术操作过程中，通过腹壁小切口将手伸入腹腔进行辅助操作完成手术。

（2）手术种类：腹腔镜直肠癌手术种类包括

1）腹腔镜前切除术：适用于肿瘤根治性切除后齿状线上尚存 1 ~3cm 直肠者，由于 Trocar 位置相对固定，腔镜下切割缝合器角度限制等，腹腔镜下低位前切除术较开放手术难度增加。

2）腹腔镜腹会阴切除、乙状结肠腹壁造口术：适用于肿瘤下缘距离肛缘 5cm 以下的低位直肠癌。与开放 Miles 术相比，不使用机械化缝合器，腹壁仅有肠造口和 3 个小切口，优势明显，不受经济情况的限制。

3）腹腔镜肛管切除结肠肛管吻合术：适用于癌下缘距肛缘 3 ~5cm 的极低位直肠癌甚至部分早中期直肠肛管癌，即肿瘤位于齿线上 2 ~4cm。

在腹腔镜直肠癌手术中，强调个体化手术方式的重要性。影响各种手术方式选择的首先是肿瘤的位置、大小和组织学类型；其次是盆腔大小、肥胖程度和术者技术条件等。总体而言，腹腔镜直肠癌手术保存肛门括约肌手术比率较低，可能与病例选择、腹腔镜下吻合的费用和技术较高等有关。

3. 腹腔镜直肠癌手术器械　常规设备包括高清晰度摄像与显示系统、全自动高流量气腹机、冲洗吸引装置、录像和图像储存设备。腹腔镜常规手术器械主要包括气腹针、5 ~12mm 套管穿刺针（Tro-

car）、分离钳、无损伤肠道抓钳和持钳、剪刀、持针器、血管夹和施夹器、牵开器和腹腔镜拉钩、标本袋等。

特殊设备包括超声刀（Ultracision）、结扎束高能电刀（Ligasure TM 血管封闭系统）、双极电凝器、各种型号的肠道切割缝合器和圆形吻合器。

4. 腹腔镜直肠癌手术规范　如下所述。

（1）腹腔镜直肠癌手术适应证：腹腔镜直肠癌的手术适应证与开腹手术类似，肥胖、肿瘤体积较大和盆腔狭小等情况下腹腔镜手术适应证的把握受术者技术水平等因素的影响，此时应综合分析，以取得最佳的根治效果，以避免术中并发症和减少手术创伤等为原则。腹腔镜直肠癌手术中转率在 6.1% ~ 12%，控制中转率关键是掌握适应证。

（2）腹腔镜直肠癌手术禁忌证

1）伴有不能耐受长时间气腹的疾病如严重的心、肺疾患及感染。腹腔镜下结直肠手术，手术空间靠气腹建立，手术野的显露要依靠调整体位，依靠重力作用使内脏垂于病变或操作部对侧，从而显露手术区域。腹腔镜直肠手术往往游离范围广，常需在手术过程中变换体位，方能完成切除肠段的游离。体位过度地调整，加上持续的气腹压力，使腔静脉回流阻力增加、膈肌上抬、心肺活动受限，导致血流动力学改变。

2）凝血功能障碍：凝血功能障碍无论对开腹还是腹腔镜手术都可能导致术中难以控制的出血。腹腔镜手术对出血尤为敏感，极少的出血都可使视野亮度降低，解剖层次不清，术野模糊。所以，对于常见凝血功能障碍，尽可能于术前予以纠正，以降低手术风险。

3）腹腔镜技术受限的情况：常见有病理性肥胖、腹内广泛粘连、合并肠梗阻、妊娠等。不少腹腔镜技术受限的禁忌证是相对概念，病理性肥胖很难有确切的界定，将肥胖纳入禁忌是因为肥胖患者腹腔镜手术空间显露受限，解剖层次不清，一些重要结构标志的辨认困难，对操作者的技能及专业分析综合能力要求高。腹内广泛粘连导致腹腔镜手术困难不能用常规方法一次性建立气腹获得操作空间，应选择远离原手术切口的区域以开放式建立气腹，分离腹内粘连，获得手术操作空间。所以，肥胖患者、腹内广泛粘连的腹腔镜手术，需要操作者具备丰富的腹腔镜操作技术和经验，以及扎实的专业功底。

4）晚期肿瘤侵及邻近组织和器官：晚期肿瘤已侵及邻近器官，如侵及输尿管、膀胱、小肠和十二指肠等，手术已失去根治意义。手术因涉及邻近器官的切除甚至重建，所以难度很大，一般不主张在腔镜下实施。但随着腔镜技术的熟练及器械的发展，腔镜下多脏器联合切除也成为可能。

（3）手术基本原则

1）手术切除范围等同于开腹手术：直肠远切端至少 2cm，连同原发灶、肠系膜及区域淋巴结一并切除；中下段直肠部位手术遵循 TME 原则。

2）无瘤操作原则：先在血管根部结扎动、静脉，同时清扫淋巴结，然后分离切除标本。术中操作轻柔，应用锐性分离，少用钝性分离，尽量不直接接触肿瘤，以防止癌细胞扩散和局部种植。在根治癌瘤基础上，尽可能保留功能（特别是肛门括约肌功能）。

3）肿瘤定位：由于腹腔镜手术缺少手的触觉，某些病灶不易发现，故术前 CT、术中肠镜或超声定位等检查可帮助定位。

4）中转开腹手术：在腹腔镜手术过程中，确实因出于患者安全考虑而须行开腹手术者，或术中发现肿瘤在腹腔镜下不能切除或肿瘤切缘不充分者，应当及时中转开腹手术。

5）注意保护切口：标本取出时应注意保护切口，防止切口的肿瘤细胞种植。

（4）术前准备

1）术前检查：应了解肝脏等远处转移情况和后腹膜、肠系膜淋巴结情况。

2）控制可影响手术的有关疾患，如高血压、冠心病、糖尿病、呼吸功能障碍、肝肾疾病等。

3）纠正贫血、低蛋白血症和水、电解质酸碱代谢失衡，改善患者营养状态。

4）行必要的肠道准备和阴道准备。

（5）术后观察与处理

1）密切观察患者生命体征、引流物的性质和数量。

2）维持水、电解质酸碱代谢平衡，给予抗生素防治感染。

3）持续胃肠减压至肠道功能恢复，肛门排气后可给予流质饮食，逐渐过渡到低渣常规饮食。

4）术后抗癌综合治疗，根据肿瘤性质制定方案，给予化疗、放疗和免疫疗法。

（6）手术方法

1）全腹腔镜直肠癌切除吻合术（LAR）（适用于直肠中、上段癌）

A. 体位：气管插管静吸复合全身麻醉。患者取头低足高 30° 的膀胱截石位，左半身体下垫沙袋使身体右倾。

B. 医生站位：腹腔镜直肠癌手术通常需要 3 位医生，即主刀医生、第一助手、第二助手。

C. 套管放置：脐孔或脐上行 10mm 戳孔用于安置 30° 斜面镜头；右下腹行 12mm 戳孔作为主操作孔；左、右脐旁腹直肌外缘行 5mm 戳孔安置器械；如术中不用结扎带牵引结肠，则左下腹可加行一个 5mm 孔；右肋缘下锁骨中线可以置入 5mm 孔，帮助结肠脾曲分离。

D. 探查：入腹后探查肝脏、盆腔、网膜、腹膜、腹水情况，因缺少开腹手术的手感，较小肿瘤部位的定位可以通过内镜下注射亚甲蓝定位来完成，也可以通过术中超声定位来明确肿瘤部位。

E. 暴露：大网膜和远端横结肠放于左膈下，空肠向右上牵引放于右横结肠之下，远端回结肠放于右下腹盲肠处，子宫可以缝线固定于前腹壁，直肠前壁分离时可以使用特制的可弯曲牵引器从耻骨上 E 套管置入，非常有效。

F. 乙状结肠分离：分离乙状结肠系膜的右侧，分离过程中应注意两侧输尿管的位置及走向，解剖暴露肠系膜下动脉和静脉，清扫血管根部淋巴结，切断肠系膜下动脉或直肠上动脉及其伴行静脉。但有时应注意保留结肠左动脉，以避免吻合口血供不足而产生吻合口瘘。在处理 IMA 及清扫腹主动脉周围淋巴结时，注意勿损伤肠系膜下丛神经（交感神经）。

G. 上段直肠分离：直肠的剥离开始于其后壁、骶骨前筋膜之前。成功的关键是打开直肠固有筋膜和骶骨前筋膜间的骶骨前区域，接着进行侧面和前方的剥离。骶骨前区的剥离开始于骶骨前，朝尾部剥离，要达到好的暴露，直肠往前往上牵引，并维持乙状结肠往上往左下象限位置，这样可以很容易剥离到第 4 尾椎，在这里两层筋膜似乎融合，Waldeyer 筋膜源于此。直肠外侧剥离在直肠周围筋膜和骨盆外侧壁筋膜间进行，在左、右侧延续乙状结肠系膜底部腹膜切口，往尾侧分离延续到直肠膀胱凹，再往下剥离至直肠外侧韧带上方。沿着直肠固有筋膜与盆壁筋膜的间隙行锐性分离，低位直肠肿瘤的骶前分离应至尾骨尖部。后方和侧方的分离注意避免下腹神经损伤。直肠前剥离在 Denonvillier 筋膜前面进行（Heald 描述）或后面进行。

H. 直肠下段分离：后方剥离，Waldeyer 筋膜被打开后，向尾部分离，使用超声到切断骶尾韧带，外侧韧带分离，先右后左，使用超声刀处理韧带内的血管，也可以使用钛夹来处理，注意保护盆腔的自主神经。前方，在切开直肠膀胱凹后，在男性可以看到精囊和前列腺，女性可以看到阴道后壁，在此间分离避免损伤男性勃起神经，最后将直肠游离至肿瘤下方至少 3cm。

I. 标本移除及吻合：在肿瘤下方 3cm 处用腹腔镜切割缝合器切断直肠。在下腹做相应大小的小切口，用塑料袋保护好切口，将带肿瘤的近端直肠乙状结肠拉出腹腔外，切除肠段。将圆形吻合器抵钉座放入近端结肠，重新建立气腹，使用吻合器在腹腔镜直视下作乙状结肠-直肠端端吻合。吻合口必须没有张力。

J. 对于过度肥胖、盆腔狭小、手术野暴露不理想和手术操作有困难的患者，可以改用手助腹腔镜直肠前切除术。

K. 冲洗盆腔后，吻合口附近放置引流管。

2）腹腔镜腹会阴直肠癌切除术（APR）：适用于直肠下段及肛管癌和某些无条件保留肛门的直肠中段癌患者。患者体位和套管穿刺针放置、结直肠分离与直肠前切除术相同。按无菌技术要求在腹腔内用线形切割器或体外直接切断乙状结肠，在左下腹适当位置做腹壁造口。会阴组手术方式同开腹手术。

5. 腹腔镜直肠癌手术安全性评价　如下所述。

（1）腹腔镜直肠癌手术切缘及淋巴结清扫的彻底性：腹腔镜直肠癌手术切缘及淋巴结清扫彻底性是外科医师最关注的。腹腔镜下行直肠癌根治性手术必须遵循与传统开腹直肠癌手术一样的原则，包括：强调肿瘤及周围组织的整块切除；肿瘤操作的非接触原则；足够的切缘；彻底的淋巴结清扫。很多学者对直肠癌腹腔镜手术的根治性尚存疑虑，可喜的是近年来研究结果表明腹腔镜手术组与开腹组在淋巴结清扫数目、切除肠段长度和上下切缘至肿瘤的距离等方面相比较均无显著差异。Moore 将在腹腔镜下切除的直肠癌标本进行病理检查，结果亦显示不管是切除范围还是淋巴清扫数目与开腹手术相比均无显著性差异。郑民华报道了 47 例腹腔镜手术和 113 例开腹手术大体标本病理检查的结果，在肠段切除长度、直肠癌保肛手术时切除肠段下切缘至肿瘤距离、淋巴结清扫数及各站淋巴结检出的转移淋巴结数目等方面比较均无显著性差异。

（2）切口种植：腹腔镜直肠癌手术切口肿瘤种植问题，自 1993 年报道腹腔镜下恶性肿瘤手术发生刀口肿瘤种植（port site recurrence，PSR）以来，切口肿瘤种植问题成为其治疗安全性的一大疑问。切口肿瘤种植需具有以下几个条件：

1）具有活力的肿瘤细胞从肿瘤上脱落。

2）肿瘤细胞到达创口。

3）肿瘤细胞具有侵袭性及创口局部有允许肿瘤生长的条件。

Ishida 在动物实验时用同位素标记直肠癌细胞，发现气腹不增加肿瘤的扩散和切口肿瘤种植。虽有数据表明，高 CO_2 气腹会促进腹腔内肿瘤的生长，但 15mmHg 气压是安全的。多项临床试验及严格选择地荟萃分析认为，腹腔镜直肠癌手术并没有增加 PSR 发生率，现在学者倾向于 PSR 的发生主要是由于腹腔镜下行直肠癌手术对术者的操作技巧要求较高，而术者的操作水平在短期之内达不到这种要求造成的，而不是腹腔镜直肠癌根治性手术固有的缺陷。这些提示进行规范熟练的腹腔镜操作有利于减少 PSR 的发生。

6. 腹腔镜直肠癌手术并发症及处置　腹腔镜直肠癌术后并发症除腹腔镜手术特有的并发症（皮下气肿、穿刺并发的血管和胃肠道损伤、气体栓塞等）以外，与开腹手术基本相同。主要有：

1）吻合口漏。

2）骶前出血。

3）肠粘连，肠梗阻。

4）切口感染。

5）排尿障碍和性功能障碍。

6）排便困难或便频。

7）人工造口并发症。

对于各种并发症重在预防，依靠腹腔镜手术的特有优点——视野清晰，手术多可以在正确的解剖间隙中进行。同样腔镜下各重要神经的辨认较肉眼下更加清晰，血管和神经损伤的机会较开腹手术要小；另外，肠道的吻合遵循"空、送、通"的原则，肠瘘多可以避免。当然手术成功更重要的是依赖操作医生的技能熟练，以及操作步骤的规范化。

直肠癌腹腔镜手术的掌握同样有一"学习曲线"，如何缩短学习曲线也是目前开展该项目单位需要解决的问题。

（二）直肠癌局部治疗

1. 直肠癌局部切除术　现代结直肠外科的发展和对直肠癌的病理及生物学特性认识的深入，为直肠癌的治疗提供了各种经腹腔的根治手术条件。尽管如此，在早期直肠癌淋巴结转移率低于 10%，对侵及黏膜或黏膜下层的中下段直肠癌行局部切除术，仍可取得较好的治疗效果。直肠癌局部切除术已经逐渐被大家接受和认可。目前有许多手术方法可以局部切除直肠癌。

局部切除术后复发率及 5 年生存率与术前病例的选择密切相关，普遍认为，低风险直肠癌（仅侵犯黏膜层，组织高、中分化，良好的生物学特性，无淋巴和血管侵犯）因其淋巴结转移率低于 3% ～

5%，是局部切除的绝对适应证。而 T_2 期直肠癌如果经超声和 CT 证实无淋巴结转移，如行局部切除并结合手术前后放化疗仍可取得比较满意的结果。特别是对高龄或有严重全身性疾病，估计不能耐受根治性手术的患者，局部切除结合辅助放化疗是可以优先考虑的选择。

直肠癌局部切除方法主要有经肛门切除术和经肛内镜微创手术两种。

（1）经肛门切除术：经肛门局部切除术（transananl resection，TAR）在临床最常见。首先将直肠牵开器放入肛管，黏膜下的直肠腺瘤要先在肿瘤的下方及周围注射肾上腺素溶液，从而达到减少出血的目的，切除时肉眼观肿瘤与切缘之间应留有正常的黏膜组织。切除后缺损的部位可以间断缝合也可以开放，对于较大的肿瘤要逐步调整直肠牵开器，直到完整切除肿瘤。对于直肠癌的患者采用全层切除的方法，切缘应不小于 10mm，从肛缘到直肠 12cm，肿瘤大小从绕肠壁一周到小的肿瘤都可以经肛局部切除。该手术死亡率为 0～2%，并发症的发生率是 5%～25%。由于手术视野和操作范围受到限制，再加上较高术后肿瘤复发率，该手术最后没有被广泛推广。

（2）经肛内镜微创手术（TEM）：近几年开展经肛门内镜下微创外科（transanal endoscopic microsurgery，TEM），是针对直肠肿瘤的局部切除而设计的。它解决了因牵引器或直肠镜暴露不好的问题，其特点是视野非常清楚，对病变有一定的放大效果，可以更近距离地看清楚肿瘤并完整地将其切除。目前对于直肠癌的姑息性局部切除是没有争议的，而早期直肠癌做根治性的局部切除术尚有争议。

采用 TEM 方法则可以减少手术创伤，减少手术失血，缩短手术时间，最大限度保留括约肌功能，避免回肠造瘘，缩短住院时间。目前已有了电切、电凝、注水、吸引四合一的多功能器械，它减少了术者使用器械的数量，也减少了术中器械之间的相互影响，从而加快了手术速度，降低了手术难度。另外，还有一些缝合的新技术及机械手的使用都为降低手术难度带来了福音。

直肠癌原则上应当做全层切除。从技术上来看，全层切除术似乎要比黏膜下切除术容易些，因为切开的直肠壁可能使得直肠的扩张更容易，手术视野进一步改善。所以，在许多资料里全层的局部切除术可以在大部分患者中完成。只有在肿瘤离括约肌太近时才做黏膜下切除术，目的是预防损伤括约肌。TEM 手术肿瘤边缘切除不完全的概率较小，大约在 10% 以内。如果肿瘤接近腹膜返折或在腹膜返折以下，与其他局部切除术相比，TEM 手术是很安全的。

做出直肠癌局部切除术的决定是比较困难的，争论集中在死亡率和并发症发生率。如果是姑息性切除，选择 TEM 相对容易。回顾比较传统的经肛局部切除与全直肠系膜切除术（TME），后者更容易被大家接受，其复发率明显低于经肛局部切除术。虽然有资料显示在早期直肠癌 TEM 与 TME 的复发率都是 3%～4%，生存率均为 96%，淋巴结的转移率也不高。但目前对早期直肠癌行 TEM 仍是一种新生事物，而不能回答是否可以使用 TME 来治愈性地切除直肠癌。

尽管 TEM 在治疗直肠肿瘤方面有出色的表现，但是它的推广却不是十分迅速。这可能与使用这项技术需要特别的设备和经过训练的医生才可以完成有关。完成这项技术的医生要有结直肠外科经验和腔镜下的操作基础。

TEM 的肿瘤完整切除率为 90%～92%，复发率在低危险因素的 pT_1 恶性肿瘤为 3%，在所有的恶性肿瘤患者中是 8%。这项技术的缺点是不易达到局部区域淋巴结的清除。

1）TEM 直肠癌手术适应证：分化良好或中等分化程度的早期直肠癌（pT_1）；年老、高危患者的姑息性切除。

采用 TEM 手术，术前应该有病理组织学分型、直肠超声分期、判定有没有淋巴结转移的可能、潜在的复发因素和对辅助治疗的敏感性。TEM 可以完成从肛缘到 25cm 的肿瘤切除术，这也包括直肠周围的肿瘤。

2）TEM 手术操作：1983 年，Buess 介绍了 TEM 手术，它是一项微创外科技术，也是一个插入肛门的单人操作系统。主要有直肠镜、直肠镜固定装置、操作器械固定装置、Martin 臂、成像系统、TEM 专用气泵、高频电切电凝装置和手术专用器械组成。TME 的成功要素就是直肠镜、立体视觉系统和直肠的恒定气压。手术首先在要欲切除的肿瘤周围的正常黏膜上用高频电刀做标记，距离肿瘤 0.5～1cm，沿着标记点按照术前设计的计划切除肿瘤可以做黏膜下切除，也可以做全层切除。不同层次的直肠壁组织和直肠壁外的脂肪组织可以清晰地看到。肿瘤切下来后创面可以用连续横逢的方法关闭，打结用银夹和银夹钳来完成。

3）TEM 并发症：TEM 全部的并发症发生率为 4.8% ~ 9% 。由于并发症而再手术的患者为 2.5% ~ 8% 。经肛局部切除术后应该引起注意的是，其时常引起括约肌功能障碍（只要对肛管进行扩张总是会对其造成功能上的损害）。但在 TEM 手术后大便失禁几乎很少见到，即使有也很短暂。TEM 中约 1.9% 的患者会形成肛瘘。

（3）其他方法：直肠癌局部切除术还包括经骶或经括约肌切除，这些术式最大的优点是能够切除并送检肠周淋巴结，从而获得更准确的肿瘤分期。手术的总并发症高达 40% 。

经骶切除术适用于距肛缘 5 ~ 7cm 的隆起型和表面型肿瘤，手术切口可以是平骶骨的直切口，也可以是通过尾骨尖部的横切口。该手术的主要并发症是吻合口漏和切口感染。

经括约肌手术由 Mason 提出和倡导，手术需切断外括约肌和肛提肌。尽管有研究认为在正确修复肛门外括约肌的基础上，经括约肌手术可以更彻底地切除肿瘤，并应作为中下段直肠癌局部切除术的首选术式，但仍有很多学者对术后肛门功能情况和手术的必要性存有疑惑。

2. 直肠癌冷冻治疗　冷冻治疗（cyrotheralpy）是利用 – 196℃液氮使癌组织发生凝固性坏死，继而脱落，达到切除的目的。实验表明，冷冻后直肠癌细胞膜及核膜破裂，胞质和核质外流，染色质积聚成块，线粒体肿大变形，内质网结构破坏，胞内核内出现空泡，证明冷冻能破坏癌细胞。同时动物实验还证明，冷冻不但能破坏癌细胞，而且在复温后残余肿瘤组织能够产生免疫物质，抑制肿瘤生长。O. Connor（1980）认为冷冻治疗虽不能替代经典直肠癌根治手术治疗，但如能精选病例，其优越性可以超过其他常规方法。而对于不愿手术或不宜手术的直肠癌患者，冷冻治疗是一项安全、有效的方法。

（1）适应证

1）选择性冷冻

A. 肿瘤上缘距肛缘 8cm 以内。

B. 大小不超过肠壁的 1/2 周径，且不固定。

C. 病例为高分化腺瘤。

D. 上述情况，患者有严重心、肺、肝、肾功能不全而不宜手术者。

E. 患者拒绝手术或做人工肛门者。

2）姑息性冷冻

A. 瘤体上缘距肛缘 8cm 以上。

B. 病变范围已超过肠壁 1/2 周径，且固定。

C. 曾手术，肿瘤不能切除或已做人工肛门。

D. 术前已有远处转移，不能手术。

E. 术后会阴部或吻合口肿瘤复发。

（2）相对禁忌证：妊娠期直肠癌，溃疡型直肠癌且侵及阴道，伴有严重高血压。

（3）并发症：常见的并发症有继发大出血、直肠穿孔、直肠狭窄。

3. 直肠癌高能聚焦超声治疗　高能聚焦超声（HIFU）是近年来兴起的微创性治疗良、恶性实性肿瘤的新技术，愈来愈受到人们的关注。高能超声体外聚焦热疗区别于以往的 41 ~ 45℃ 高温治疗，这种治疗采用了超声聚焦技术，发挥了超声波定向性好、脂肪不过热、能量分布有规律的优点，并可在体内焦点达到 70 ~ 110℃ 超高温，使肿瘤组织发生融解、凝固或变性坏死。它像手术、放疗一样是一种局部治疗，但无明显副作用，并使患者避免了手术疼痛、麻醉、失血、肠瘘等风险。热疗时不灼伤皮肤，也不会造成内脏穿孔、出血等并发症；亦无免疫抑制作用，这些都是手术和放疗无法相比的。

4. 直肠癌微波治疗　内镜微波治疗是内镜和微波技术相结合的一种高新技术，微波治疗肿瘤的基本原则是生物组织被微波辐射后即吸收微波能，导致该区组织细胞内的极性分子频频摩擦而将微波能转变为热能，其可以产生 43.5 ~ 45℃ 热度，高热可抑制肿瘤细胞 DNA、RNA 和蛋白的合成，并使细胞溶酶体的活性升高，从而加速对细胞的破坏，尤其是对放射线抗拒的 S 期细胞有效。有实验表明，微波热与放射治疗联合应用，能增强肿瘤细胞对放射线的敏感度，提高对肿瘤的杀伤力。

近20年国内外学者临床研究说明，内镜微波治疗腔道内肿瘤有独特作用。对于不愿意手术的老年直肠癌患者，使他们免受手术及带人工肛门之痛苦，提高生存质量。该方法无出血、穿孔等并发症，安全可靠，值得临床上选择性推广应用。

5. 直肠癌激光治疗 激光技术治疗恶性肿瘤目前已广泛应用于临床，国内上海、江苏、山东等省在解决直肠癌梗阻方面做了一定的工作。多以 YAG 激光打开通路来解决梗阻，YAG 激光波长 $10.6\mu m$，其能量密度极高，可在几毫秒甚至更短的时间内将局部组织温度升高 $200\sim1\,000℃$，使组织迅速凝固、碳化成气体，激光照射所产生的高温还可以封闭创面周围的微小血管和淋巴管，起到阻止癌转移的作用。YAG 激光无选择性地杀灭癌组织和正常组织，因此有报道其肠穿孔率达 50%。

激光动力学技术解决了这一缺点，它可以选择性杀死癌细胞而不使正常组织受到损害，但氩离子激光对组织的穿透深度仅为 $0.5\sim1.0cm$，在治疗一些晚期或较大瘤体时会很难达到理想效果。也有学者将不同波长激光联合应用取得较理想临床效果的报道。

（三）直肠癌常用化疗方法

1. 辅助化疗 目前，结直肠癌辅助化疗是肿瘤临床研究最活跃的领域之一，它由早期探索到现在成熟发展经历了半个世纪。最近，以 5 - FU 为基础的联合治疗方案已被肯定。5 - FU 加亚叶酸钙（Leucovorin，CF）的方案已被确定为 Dukes B 期和 Dukes C 期患者术后标准辅助治疗方案。几种有效的新药如草酸铂（Oxaliplatin，L - OHP）、伊立替康（Irinotecan，CPT - 11）、卡培他滨（Capecitabine，xeloda）和羟基喜树碱（Hydroxylcamptothecine，HCPT）单用有效，与 5 - FU + CF 联合应用效果明显。近两年 ASCO 会议上报告在 5 - FU + CF 基础上加用 L - OHP 或 CPT - 11 治疗晚期结直肠癌的效果优于单纯 5 - FU + CF。还有报告卡培他滨效果至少相当 5 - FU + CF，而且后者无效时再用卡培他滨仍可获得疗效。N2CN 2008 直肠癌治疗指南中，对于未转移直肠癌推荐 5 - FU + CF、FOLFOX 或者卡培他滨单药 3 种方案；对于转移性直肠癌推荐 5 - FU + CF、FOLFOX + 贝伐单抗、FOLFIRI + 贝伐单抗或者卡培他滨 + 贝伐单抗 4 种方案。

2. 新辅助化疗 对于可手术根治性切除的结直肠癌病例，虽然有证据显示术后化疗对治疗有益，但目前还无法统一术前化疗有相似作用的认识。随着一些新的化疗药物的临床应用，也许对这种状况做出了一些改变。资料表明，以伊立替康为主的术前诱导方案有效率高，可以提高进展期结直肠癌患者的疾病进展时间和总生存期。值得注意的是，新辅助化疗敏感性是生存期的预后指标，对治疗方案的选择有指导意义。NCCN2008 直肠癌治疗指南中对于 T_3 以上或淋巴结阳性的病例实施术前化疗，推荐的化疗方案有 5 - FU、5 - FU + CF 或者卡培他滨同时联合放疗；对于远处已有转移但可切除的患者推荐 5 - FU、5 - FU + CF 或者卡培他滨同时联合放疗，或者 FOLFOX + 贝伐单抗、FOLFIRI + 贝伐单抗或者卡培他滨 + 贝伐单抗方案。

新辅助化疗虽然在临床应用取得了一定的效果，但也存在不少问题。首先是与化疗本身有关的并发症：化疗药物可引起骨髓抑制而造成血白细胞和血小板减少，可能造成患者全身情况恶化或感染性并发症，化疗后对手术及术后恢复有负面影响，程度如何尚有忧虑。其次，部分化疗不敏感或耐药患者在进行一段时间的新辅助化疗后，病情没有缓解，反而进展，可能延误必要的治疗。此外，化疗产生的效果导致肿瘤退缩可能使切除范围变得难以确定；最后，由于化疗有效也可能使患者拒绝本应施行的手术治疗。基于此上原因，不少学者对结直肠癌术前化疗的常规应用持反对态度。

目前术前化疗方式的选择包括药物、剂量、强度等方面，尚需进一步深入。尤其需要注意的是，治疗的个体选择，强调治疗的个体化，这样才能取得更好的疗效和更小的不良反应。

3. 术中化疗 术中化疗倍受外科医生重视，原因是结直肠癌最容易肝转移、腹腔种植和吻合口复发。这与术中微小播散有关，如能术中应用抗癌药物将微小病灶或脱落癌细胞杀灭则可防止或减少术后转移和复发；术中化疗不会延迟手术时间，也不影响术后恢复；术中化疗所花时间少，目前所用的方法副作用不大。因此，许多外科医生倾向术中辅助化疗。目前，术中化疗方法主要有肠腔化疗、腹腔化疗、门静脉灌注化疗。

（1）肠腔化疗：目前尚无一种药物被证实在肠腔化疗中有效，包括再辅助和新辅助治疗中证实有效的 5 - FU，有待进一步观察或用联合化疗或采用更强有力的新药。

（2）腹腔（温热）化疗：国内有人报道一组 120 例中晚期大肠癌随机对照研究结果，手术结合腹腔内温热灌注化疗（IPHP）68 例，术后局部复发 5 例，肝转移 4 例，死亡 9 例（随访时间 3～8 个月），而对照组（单纯手术）52 例局部复发 8 例，肝转移 5 例，死亡 8 例（随访时间 3.4～5.5 个月）。术中肉眼有腹膜广泛转移伴腹水的 13 例患者中，手术加 IPHP 化疗者 8 例，半年生存 6 例，1 年生存 4 例，2 年生存 2 例；而对照组 5 例无 1 例存活超过 8 个月。可见，IPHP 化疗对防治腹腔转移复发有一定作用，特别是对胃肠癌侵犯浆膜和腹膜播散有效；但该方法需特别仪器进行灌注、测温和控温，要延长手术时间，对浸润腹膜下较深的肿瘤，IPH 化疗后仍有腹膜复发。因此，推广此项疗法尚需进一步多中心随机试验、开发浸透性好的抗癌药、改进仪器设备和缩短术中灌注时间等。

（3）门静脉插管化疗：瑞士癌症临床研究组报道，术后门静脉灌注 5 - FU 的无瘤生存率显著高于对照组，复发率降低 21%。但亦有不同意见，Beart 等报道 224 例 Dukes B 期和 DukesC 期结直肠癌术后随机试验结果，全部病例随访 1～9.5 年（平均 5.5 年），试验组和对照组的无瘤生存率和复发率无显著性差异。目前对于门静脉插管化疗尚无有说服力的临床试验数据。

4. 术前血管介入化疗　临床上，直肠癌常于手术后进行经静脉化疗，由于全身副作用大，用药剂量受限，化疗药降低了机体的抵抗力。术前经动脉灌注化疗栓塞，使药物进入病灶选择性强，局部浓度增高，能充分发挥药物的抗癌作用，同时也降低了药物的全身性反应。由于化疗药物刺激肿瘤供血动脉并且又对其栓塞，使肿瘤自身血管痉挛、收缩，血供减少而逐渐萎缩，血管灌注化疗药物还使肿瘤组织周围水肿，刺激局部癌周组织大量细胞浸润及纤维组织增生，加强肿瘤的抑制作用，防止癌细胞的扩散和转移。

局部化疗及栓塞治疗可使肿块局限，质地变脆，手术时肿块易剥离，术中出血减少，且可提高手术切除率。大量的临床资料认为直肠癌术前的经动脉灌注化疗栓塞是一种安全、有效的治疗方法。

介入化疗常用的化疗药物有：5 - FU 1 000mg，MMC 12mg，ADM 40～60mg，CBP 400～600mg 和 DDP100mg。目前 L - OHP 也为常用药物，通常选 2～3 种联合应用。栓塞剂为明胶海绵条。根据肿瘤的大小和病理血管的多少用量不一，以完全阻断供血动脉主干为目的。

5. 术后介入化疗　晚期大肠癌常常有肝转移，或者手术后一段时间发生肝转移（由于肠系膜血管向门静脉引流所致），文献报道发生率为 10%～25%。所以在化疗治疗直肠癌时，也应肝动脉化疗，预防肝内转移，以提高生存期。

（四）直肠癌放疗

随着社会的进步，科学技术水平的提高，人们对生活质量的要求也提高了，直肠癌患者更多要求保肛。再则，局部复发是直肠癌治疗失败的原因，如何防止局部复发一直是临床主要课题。由此，单靠手术治疗难以满足这样的要求，只能谋求多学科综合治疗。其中放疗的临床意义重大。

1. 辅助性放疗　如下所述。

（1）术前放疗（新辅助放疗）：早在 20 世纪 50 年代就有学者试图利用有效的术前放疗作为辅助治疗以控制晚期患者的术后局部复发。术前放疗的优点主要是减少手术时肿瘤接种，降低肿瘤分期，增加手术切除和保肛的可能性。直肠癌照射的范围包括相应淋巴结引流区和直肠病变上下界以外一定区域。术前放疗能加强局部控制并能降低分期。美国结直肠癌研究合作组汇总 14 个术前放疗试验共 6 350 例发现：术前放疗组 5 年和 10 年局部复发率分别为 12.5% 和 16.7%，而单纯手术者分别为 22.2% 和 25.8%（P < 0.000 01）。术前放疗有一个现象是，放疗后至手术的间隔期 > 10 天者分期下降更明显。最近法国随机试验比较不同的放疗——手术间隔时间（6～8 周与 2 周）证明：间隔时间长者有效率更高（72% 比 53%，P = 0.007），病理学改变为 26% 比 10%（P = 0.005），淋巴结侵袭减少（5% 比 16%，P = 0.01）。术前放疗还能增加保肛机会。研究显示，新辅助放疗后低位直肠癌的保肛率可由 40% 左右提高到约 60%。目前普遍认为，结合新辅助放疗直肠癌在男性距肛缘 5～6cm、女性距肛缘 4～5cm 的情况下，均可安全行保肛手术。

新辅助放疗有长程方案和短程强化方案两种：

1）长程方案（5周方案）：即传统的辅助放疗方案，通常总剂量为45~5 014Gy，分25~28次完成，放疗完成4周后行手术。研究证实，这一方案可有效实现肿瘤降期，提高局部控制率、保肛率和长期生存率。然而，长程放使手术至少延后2个月，对于肿瘤放疗敏感性差的患者来说，放疗收效不大，却一定程度上延误了手术时机。

2）短程强化放疗（7日方案）：总剂量为25Gy，分5次，1周完成，第2周行手术。结果显示，该方案可显著降低局部复发率，提高长期生存率。短程强化放疗方法简便，不明显延迟手术，患者依从性好，但却合并较高的神经放射性损伤及手术并发症（包括术中出血、会阴部切口愈合不良、吻合口漏等）的风险。此外，由于放疗后很快手术，肿瘤难以充分萎缩，切缘阳性率并无降低，因而对提高保肛率作用不大。因此，术前MRI等检查提示切缘阳性风险高的患者，宜选用更强、更长程的术前放疗方案。

（2）术后放疗：美国学者与欧洲学者不同，较倾向术后放射治疗。术后放疗主要优点是：根据病理检查准确选择需要放疗的患者和准确定位，避免不必放疗者（Tis~T_2）术后过度治疗。缺点是：手术造成肿瘤床低氧或缺氧，有可能延误手术切口的愈合。

术后放疗主要毒副作用是皮炎、腹泻、膀胱炎、肠炎等。

（3）术中放疗：术前术后放疗常因剂量大引起并发症，而术中放疗（IORT）可以发挥最大的肿瘤特异效应，补充体外放疗的剂量不足，IORT的生物效应是体外照射的2~3倍。IORT通常采用剂量为10~20Gy。IORT保持了分割照射的优点，定位准确，大大减少了边缘复发的危险性，增强了局部控制。IORT也有并发症，主要是神经病变和输尿管狭窄，应予以注意和预防。但是不管如何，未来10年包括IORT在内的三明治式治疗方法对局部晚期直肠癌仍然是最有希望的疗法。

（4）术后放化疗：为增加放疗效果，防止远处转移，进一步争取提高生存率，术后除放疗外，可联合化疗实施。美国胃肠肿瘤研究组GITSG27175随机试验表明，术后放化疗比单纯手术效果显著，5年局部复发率为11%比20%，远处转移率为26%比36%，5年生存率为59%比44%。中北部肿瘤治疗组（NCCTG）Mayo794751试验亦证实放化疗可提高局部控制率和生存率。美国癌症研究所的共识会推荐对T_3~T_4或淋巴结转移的直肠癌做术后放化疗。

2. 直肠癌三维适形放疗（3D–CRT）和调强放疗（IMRT）　三维适形放疗（3D–CRT）和调强放疗（IMRT）技术可使直肠肿瘤受到更精确的照射，盆腔正常组织得到更好的保护。盆腔多组淋巴结可出现转移病变，决定了三维适形和调强放疗照射时靶区形状的不规则性，用常规的放疗方法难以使所有靶区达到治疗剂量同时保护正常组织。三维适形放疗是通过共面或非共面多野或多弧照射，使放射剂量分布区在三维方向上与肿瘤靶区高度一致，在肿瘤靶区受到高剂量照射的同时，最大限度地保护周围正常组织，为增加肿瘤区域放射治疗剂量、提高肿瘤局部控制率、缩短治疗疗程奠定了放射物理学基础。

资料表明，三维适形放射治疗直肠癌术后复发病例具有明显的剂量分布优势，可以更好地提高直肠癌术后复发患者的局部控制率，并有望延长其生存期，为直肠癌术后复发病例的治疗带来希望。

直肠术后复发的主要原因是术中肿瘤残留或术中癌细胞种植播散，其部位为盆腔及（或）会阴部持续性酸胀痛、下坠感等，严重影响生活质量。三维适形放疗后能使症状明显缓解。

由于三维适形放疗减少了正常组织的照射量，使其所造成的放疗反应大大降低。放射性肠炎发生率低。放射治疗的副反应如白细胞下降和放射性膀胱炎症状大大减少或可以避免。

3. 直肠癌放疗适应证及放疗原则　如下所述。

（1）直肠癌适应证

1）临床分期$T_{1~2}N_0$接受腹会阴联合切除手术，病理$TNM_{1~3}N_{1~2}$需要接受放疗；接受经肛门手术而病理$T_{1~2}$高风险，$T_{1~3}N_{1~2}$需放疗。

2）临床分期T_3N_0，$TaN_{1~2}$，可考虑术前放疗或术后放疗。

3）T_4或无法手术切除的病例需术前放疗。

4）有远处转移的患者在化疗后接受放疗。

（2）直肠癌放疗原则

1）照射野包括肿瘤及瘤床，及周围 2.5cm 组织、骶前淋巴结、髂内淋巴结。对于 T_4 肿瘤还应包括髂外淋巴结。对于远端侵及肛管的病变还应包括腹股沟淋巴结。

2）放疗推荐使用多照野技术（3~4 照野）。

3）接受腹会阴手术的患者照射野应包括会阴。

4）存在放疗副反应高风险时，推荐使用 IMRT 技术。

5）盆腔照射量为 45~50Gy，对于可手术病例，术前放疗瘤床及周边 2cm 加量 5.4Gy，术后放疗则加量到 5.4~9.0Gy。

6）小肠照射总量控制在 45Gy 之内。

7）对于不可切除的病灶，照射剂量应 >45Gy。

8）对于接受基于 5-FU 化疗的患者，推荐放化疗同时进行。

（3）直肠癌放疗并发症及处置：直肠癌放疗并发症主要有全身症状和局部症状，其中全身症状以出现乏力、胃纳减退和白细胞下降，给予升白细胞及对症处理后可缓解。局部症状有放射性肠炎、肛周灼痛、外阴炎、放射性膀胱炎等。

直肠癌放疗早期反应为腹痛、大便异常、次数增多等放射性肠炎症状，是由于放疗引起小肠黏膜反应，为一过性。放疗部位在距肛门 6~8cm 内反应较剧，距肛门 10cm 以上较轻。60%~90% 患者有不同程度的放射性肠炎表现，放疗前的肠道准备有助于减轻症状，症状出现后可以给予高维生素饮食。合理的饮食、中药保留灌肠后可以缓解。对于出现黏血便的患者可以中断放疗。

约 30% 患者有肛周灼痛和外阴炎，加强肛周护理，使用放疗期间用温盐水或 1/5 000 高锰酸钾溶液坐盆每天 1~3 次，水温 38~41℃，每天 10~20 分钟以改善局部循环，促进组织水肿或炎症吸收，解除痉挛，并对局部起清洁作用。

有 15% 左右患者放疗期间会出现放射性膀胱炎，放疗期间注意患者小便的量及颜色，每次放疗前排空小便，减少治疗时膀胱的辐射受量，应鼓励患者多饮水，每天饮水量达 3 000mL，口服维生素 C 及维生素 K，必要时使用尿路抑菌药。

（五）直肠癌分子靶向及免疫治疗

1. 分子靶向治疗　分子靶向治疗是以肿瘤细胞过度表达的某些标志性分子为靶点，选择针对性的阻断剂，能有效地干预受该标志性分子调控并与肿瘤发生密切相关的信号传导通路，从而达到抑制肿瘤生长、进展及转移的效果，成为治疗肿瘤的一个新途径。目前有多种药物均是针对这些靶点且在直肠癌临床试验或临床应用中取得很好疗效。

（1）表皮生长因子受体（EGFR）通道的靶向治疗

1）抗 EGFR 单克隆抗体

A. Cetuximab（IMC-C225，西妥昔单抗）：Cetuximab 已于 2004 年 2 月经美国批准用于与伊立替康联合治疗 EGFR 阳性，含伊立替康方案治疗失败的转移性直肠癌的治疗，以及单药用于不能耐受伊立替康的 EGFR 阳性晚期直肠癌的治疗。多中心临床研究纳入了 11 个欧洲国家 57 家医院 300 多例晚期结直肠患者（BOND 试验），超过半数的患者从此次研究中获益。23% 患者的肿块体积收缩。另外，33% 的患者肿块停止增长。西妥昔单抗的不良反应相当轻微，以痤疮样皮疹、皮肤干燥和皲裂最常见，其他有虚弱、恶心、呕吐、腹痛和腹泻、荨麻疹及低血压。大约有 <0.5% 的患者出现间质性肺病，一旦确诊需要立刻停药并给予相关处理。值得注意的是，痤疮样皮疹的发生和严重程度与 IMC-C225 治疗反应和生存情况密切相关。

B. Panitummab（ABX-EGF）：是一个完全人源化的 IgG2 单克隆抗体，目前正在进行多组 II/III 期临床试验，分别观察 ABX-EGF 单用及与化疗联合治疗晚期直肠癌的疗效。

2）EGFR 的小分子酪氨酸激酶抑制剂：EGFR 的小分子酪氨酸激酶抑制剂（TKIs）也是目前研究的热点之一，包括可逆性如吉非替尼（Gifitinib，ZD1839，Iressa）、埃罗替尼（Erlotinib，OSI-774，

Tarceva）和不可逆性如 EKB - 569 两类药物。这类药物的主要不良反应是乏力、腹泻和痤疮样皮疹等，但多数患者可以耐受。

A. 吉非替尼：一项有 21 例患者参加的 II 期临床试验显示，每天口服吉非替尼单药50 ~ 1 000mg 均有抗肿瘤效应，经 3 个月治疗后，6 例达 SD，5 例血清 CEA 下降超过 50%。患者均耐受良好，主要的剂量限制性不良反应是腹泻，主要发生在剂量在每天 600mg 以上的患者中。吉非替尼与多种化疗药物如 5 - FU、伊立替康、奥沙利铂、卡培他滨及其他抗肿瘤药物如 COX - 2 抑制剂塞来考昔的联合治疗也显示出较好的效果。

B. 埃罗替尼：Townsley 等在一项 II 期临床试验中，单用埃罗替尼 150mg/d 口服治疗 38 例转移性结直肠癌，39% 的患者达 SD，并且 SD 的患者疾病中位进展时间达 116 天。另外，在联合卡培他滨、奥沙利铂治疗前期化疗失败的晚期直肠癌临床试验中，有报道 PR 达 20%，SD 达 64%。

C. 其他小分子 FKI 化合物：靶向药物 CI - 1033 为一种不可逆的 Her - 2 和 erb 双功能 KTI；GW - 572016 和 EKB - 569 均为可同时抑 EGFR 和 Her2 的双功能 KTI；AEE - 788 是同时作用于 VEGF、EGFR 和 Her - 2 的多靶点，这些 FKI 小分子化合物靶向治疗药物治疗晚期直肠癌的临床前和临床研究均在进行之中。

（2）针对 VEGF 通道的分子靶向治疗：贝伐单抗（Avastin，Bevacizumab）是一针对血管内皮生长因子的单克隆抗体，可抑制肿瘤血管形成。NCCN2008 指南中推荐对晚期直肠癌或转移性直肠癌行 Bevacizumab + FOLFOX4 治疗。ECOG - E3200 是一项联合 FOLFOX4 二线治疗晚期直肠癌的 III 期临床研究，研究共纳入 829 例（可评价 822 例）既往经 5 - FU + Irinitican 治疗（主要是 IFL 治疗失败）的患者，试验随机分为 3 组：A 组，Bevacizumab + FOLFOX4（290 例）；B 组，FOLFOX4（289 例）；C 组，Bevacizumab 单抗单药组（243 例）。使用剂量为 10mg/m^2，每 2 周用药。中期分析发现 Bevacizumab 组疗效明显低于化疗组，研究因而被中止。化疗组和 Bevacizumab 联合化疗组中位总生存时间分别为 10.9 个月和 12.9 个月。E3200 研究结果提示，Bevacizumab 的安全性好，主要的不良反应有鼻出血、高血压、蛋白尿，其他常见的不良反应有乏力、疼痛、腹泻、白细胞减少，偶有肿瘤出血，在使用过蒽环类化疗药或联合治疗方案内有蒽环类化疗药物的患者中，有少量患者出现心力衰竭（2%）。另外，研究观察到 A 组患者 III/IV 级高血压和感觉性神经病变的发生率明显高于 B 组，分别为 6.2% 和 15.9%。

（3）以血管内皮细胞为靶向的药物

1）RAS 通道的靶向治疗：50% 的晚期直肠癌中可检测到基因突变，因此可以在治疗中把 RAS 作为靶点。R - 115777（Zamestra）联合伊立替康治疗包括晚期直肠癌在内的晚期肿瘤的 II 期临床试验已取得初步疗效。

2）基质金属蛋白酶（MMP）抑制剂：是涉及细胞外基质降解和基膜通透，与多种肿瘤的侵袭、转移和血管生成相关的蛋白质家族。一些合成的药物已在进行单用或与化疗联合应用的临床研究。

（4）选择性环氧化酶 - 2（COX - 2）抑制剂：COX - 2 可刺激细胞生长，抑制细胞凋亡，刺激新生血管形成，并可通过催化花生四烯酸产生 COX - 2，抑制抗肿瘤免疫，从而促进肿瘤生成。COX - 2 的过度表达可见于多种肿瘤。一项有 23 例不能切除或转移性直肠癌的患者参加的 II 期临床试验表明，先用塞来昔布口服，400mg/m^2，bid，接着进行 FOLFIRI 化疗，结果显示有 5 例（28%）稳定。有研究表明，塞来昔布和卡培他滨联合应用能减少手足综合征，并能延长疾病进展时间和生存期。

随着分子靶向治疗基础及临床研究的深入，可以预见在不久的未来，靶向治疗有可能成为直肠癌的常规治疗方案，并将使更多的患者受益。

2. 主动免疫治疗 直肠癌治疗方法除手术、化疗（或）放疗外，免疫治疗亦是直肠癌很有前景的治疗方法。其中主动免疫治疗通过疫苗激发宿主主动的抗肿瘤特异性免疫反应，从而破坏肿瘤细胞，也产生抗肿瘤相关抗原的免疫记忆。在研究中备受关注。

（1）肿瘤细胞疫苗：目前肿瘤细胞疫苗介导的抗肿瘤免疫反应并没有取得令人鼓舞的临床效果。但有些临床效果还是乐观的，如 Liang 等研究发现，自体肿瘤细胞疫苗和新城疫病毒（new castle disease virus，NDV）疫苗可以延长患者的生存期，并可显著提高患者的生活质量。

（2）抗独特型抗体疫苗：105AD7（Ab2）是针对 gp27 抗原抗体的人源性 mAb，作为疫苗已用于临床治疗直肠癌患者。3H1（Ab2）是模仿癌胚抗原（CEA）的一个特异性抗原决定基的鼠源性抗独特型抗体。加用一些辅助制剂，如 DCs 或磷酸胞苷酰寡核苷酸（CpG）制成复合疫苗（3H₁ – DC 或 3H₁ – CpG）后，可以打破肿瘤宿主对 CEA 的免疫耐受，并介导产生保护性的抗肿瘤免疫。

（3）DNA 或 RNA 疫苗：肿瘤抑制基因 p53 在多种人类癌症患者包括结直肠癌在内的肿瘤细胞中呈过度表达，已经证实 p53 可以激发抗肿瘤的 T 淋巴细胞免疫反应，p53 疫苗治疗结直肠癌患者是可行的。目前我国 p53 基因治疗已获准在临床应用。

（4）肿瘤相关抗原：肿瘤相关抗原可作为免疫原激发机体的抗肿瘤免疫反应。目前已将 CEA 疫苗应用于直肠癌患者。Ep – CAM 是跨膜的糖蛋白，超过 90% 的结直肠癌和其他上皮肿瘤患者均过度表达该抗原，Ep – CAM 可以激发特异性的 T 淋巴细胞免疫反应和抗体介导的免疫反应。人绒毛膜促性腺激素（hCG）是结直肠癌肿瘤细胞分泌的糖蛋白抗原，在结直肠癌的发展过程中起着重要的作用。通过分子生物学技术已经可以人工合成疫苗 CTP37。

（六）直肠癌支架治疗

多年来，直肠癌伴有梗阻的急诊方法为癌姑息切除术或结肠造瘘术，但手术死亡率高达 15% ~ 20%。而肠内支架置入术在解除梗阻的同时，对患者打击少、无重大合并症及死亡的发生率低，且为患者提供适宜的手术机会。

对于不能手术的直肠癌梗阻，仅能保守治疗，而行结肠造瘘术，给患者带来了极大不便。临床实践表明，直肠支架的植入能迅速解除肠梗阻，使能够手术的患者完成充分彻底的肠道准备及其他术前准备，改善全身状况，减少术后并发症。直肠支架的应用为急性恶性直肠梗阻提供了更为有效的方法。但是仍有些问题有待解决，如费用昂贵、技术问题，能较好地确定狭窄部位的近侧端，降低支架移位的发生率。

对已行手术治疗局部又复发狭窄的患者，以往采用结肠造瘘术。但此方法给患者术后生活带来许多不便。现在采用的直肠内支架置入后患者梗阻症状解除满意，排便通畅，提高了生存质量，为进一步放化疗提供了机会，使患者生存期延长。

肠内支架治疗直肠梗阻，无论是解决术前梗阻或患者复发病灶的梗阻，均为一种新的治疗方法。此方法对患者打击小，可提高患者的生活质量，有着广阔的应用前景。

（关格格）

第十六章

白血病

第一节　急性淋巴细胞白血病

急性白血病（acute leukemia）是早期造血干/祖细胞在分化过程中出现分化阻滞，凋亡障碍，大量的原始及幼稚细胞在造血组织中异常增殖，从而引起一组造血系统的恶性疾病。由于造血干/祖细胞的恶变，生成的白血病细胞逐步取代骨髓组织，抑制了正常红细胞、白细胞和血小板的增生，患者出现贫血、感染和出血等正常血细胞减少综合征。大量积聚的白血病细胞随着血流全身播散，逐渐侵犯淋巴结、肝、脾及其他重要的组织器官。急性淋巴细胞白血病（acute lymphocytic leukemia，ALL）儿童多见。国外资料显示，在1～15岁儿童中ALL占所有恶性肿瘤的15%，在15～19岁人群中占5%，而20岁以上人群中<10%。

一、流行病学

ALL的发病率具有种族、性别和年龄分布的特点。根据1996年IARC登记的世界166个地区的白血病发病率情况来看，淋巴细胞白血病男性最高为8.1/10万，最低为0.5/10万；女性最高为4.2/10万，最低为0.3/10万。在美国，白人儿童的ALL发病率为（2.0～2.6）/10万，黑人儿童为（0.7～1.0）/10万；ALL发病率男女之比为（1.2～1.6）∶1；在年龄上存在2个高峰，<5岁的儿童（3.8/10万）和>70岁的老人（3.7/10万）。欧洲也有同样趋势。在中国，ALL主要见于儿童和青少年。

二、发病机制

白血病与其他肿瘤一样，其基本生物学特性是增殖失控、分化受阻和凋亡异常。导致这些特性的根本原因在于三大类癌基因，即原癌基因、抑癌基因和凋亡基因的结构及功能异常，对白血病的发生、发展及预后具有重要作用。正常干细胞在不断产生祖细胞的同时具有自我更新和自我维持，使自己永不消亡，但不能增殖；祖细胞则有高度增殖力，因此干细胞能够在体内长期或永久地重建造血，而祖细胞在体内只能短期重建造血。急性白血病是多能干/祖细胞肿瘤性病变，并且阻滞于分化特定阶段。近年来研究表明白血病细胞克隆具有异质性，其恶变性质不均一，可发生在造血干细胞定向、分化各个途径中。60%～85% ALL可发现克隆性染色体异常，主要为染色体数量和结构异常，染色体的异常改变又常导致特殊融合基因的产生，从而使细胞的生物学特征发生改变，导致白血病的产生。

三、临床表现

急性白血病起病多急骤，临床表现主要为骨髓正常造血功能衰竭和白血病细胞髓外浸润所致。常见症状主要为发热、进行性贫血、出血及组织脏器浸润。但也有些起病缓慢者多以进行性乏力、面色苍白、食欲不振等为首发症状。

1. 发热　发热是急性白血病常见的症状之一，大多为感染所致。感染引起的发热常以弛张热或稽留热为主，病原体以细菌多见。发病初期往往是革兰阳性球菌如粪链球菌、金黄色葡萄球菌；随着疾病进展，后期多以革兰阴性杆菌为主，如铜绿假单胞菌、大肠埃希菌、阴沟杆菌、假单胞杆菌等，少部分为真菌感染，以念珠菌及曲菌多见。发生病毒感染时病情常较凶险。感染可发生在体内任何部位，但以咽峡炎、口腔炎最多见，上呼吸道感染、肛周炎、肺炎、肠炎、耳部炎症、疖亦较常见。感染严重者，尤其是在化疗后，还可发生败血症、脓毒血症，从而危及生命。除感染外，白血病本身亦可引起发热，体温一般在 38～39℃，并对抗感染治疗无效。

2. 出血　约半数患者在诊断时伴有出血症状，以皮肤黏膜出血最为明显，表现为皮肤瘀点、瘀斑、鼻出血、牙龈出血、口腔黏膜出血。少数患者有眼眶出血，女性患者常伴有月经过多。严重时可出现血尿、消化道出血，甚至因颅内出血而危及生命。ALL 出血的主要原因是由于白血病细胞的异常增殖，使骨髓巨核细胞生成受抑，导致血小板减少。此外，白血病细胞对血管壁的浸润使血管脆性增加。

3. 贫血　贫血常是急性白血病的早期表现之一，患者常感到疲乏无力、面色苍白、虚弱、心悸、气短，贫血常呈进行性加重。造成贫血的主要原因为白血病细胞增殖使正常的红系祖细胞生成受到抑制；其次为无效红细胞生成及红细胞寿命缩短；再次为出血后失血使贫血加重。

4. 浸润　如下所述。

（1）骨关节浸润：由于白血病细胞对骨髓的浸润或骨骼坏死引起骨关节疼痛。成人 ALL 骨痛与儿童不同，多发生在肋骨和脊椎，因同时伴有骨质疏松，常表现为钝痛，有时呈剧痛。儿童多发生在四肢长骨，表现为严重的锐痛，行走困难。关节疼痛多发生在大关节，呈对称性、游走性疼痛，往往无红肿现象，易被误诊为风湿病。胸骨下端局限性压痛是急性白血病最常见的骨骼浸润表现，对诊断有重要意义。少数 ALL 患者因骨髓坏死，常出现全身骨骼剧痛。

（2）肝、脾、淋巴结肿大：半数以上患者有肝、脾、淋巴结肿大，ALL 较急性非淋巴细胞白血病多见。淋巴结肿大常表现为全身浅表淋巴结轻至中度肿大，质地中等，无压痛。ALL 患者有时也有深部淋巴结肿大，如纵隔、后腹膜、脊柱旁，通常 <3cm。肝脾肿大一般为轻至中度，质地中等。

（3）中枢神经系统浸润：白血病中枢神经系统浸润有脑脊膜浸润（脑脊膜白血病）、脑实质浸润（脑实质白血病）、脊髓浸润（脊髓白血病），统称为中枢神经系统白血病（central nervous system leukemia，CNS – L）。CNS – L 可发生在疾病的任何阶段，ALL 发生 CNS – L 比急性非淋巴细胞白血病高，大多数发生在疾病的缓解期，约 3% ALL 患儿在确诊 ALL 时即可发生，成人 ALL 在确诊时约 10% 伴 CNS – L。最常见为脑脊膜白血病，临床主要表现为头痛、头晕、恶性、呕吐，严重者有抽搐、昏迷；可有颈项抵抗感；脑脊液检查示压力增高，白细胞及蛋白含量上升，可找到白血病细胞。脑实质白血病类似脑瘤的表现，可有脑神经受压相应的临床症状，有时伴癫痫样发作。脊髓白血病可表现为截瘫及大小便障碍。凡白血病有不明原因头痛、恶心或呕吐，即使神经系统体征阴性，亦应做腰椎穿刺，以排除是否有 CNS – L。

（4）其他组织浸润：皮肤浸润可表现为皮下结节、丘疹、红斑、牙龈肿胀等。ALL 除成人 T 细胞白血病有皮肤结节、红皮病外，其他类型 ALL 皮肤浸润极为少见。此外，急性白血病有时可伴有肺实质、胸膜、心包浸润，出现胸腔及心包积液，临床出现相应的症状。男性 ALL 患者可有睾丸浸润，常出现在缓解期，表现为单侧或双侧睾丸无痛性肿大，质地坚硬，无触痛。女性极少数伴有卵巢浸润，肾脏浸润极为罕见。

四、辅助检查

1. 血象　红细胞和血小板常减少，一般为中等度的正细胞正色素性贫血，血涂片可见少量有核红细胞。血小板早期轻度减少，晚期明显减少，同时常伴有血小板功能异常。白细胞计数高低不一，ALL 患者约 2/3 诊断时白细胞计数是增高的，大多在（10～100）×10⁹/L，少数可 >100×10⁹/L，高白细胞以 T – ALL 和早期 B – ALL 较多见。外周血涂片中大多数患者可见到原始和幼稚细胞，但少数患者外周血中未见原始、幼稚细胞，同时白细胞计数也不高，这种类型的白血病常称为"非白血病性白血病"。

2. 骨髓象　骨髓中常显示有核细胞增生明显活跃或极度活跃，主要为原始及幼稚淋巴细胞的大量增生，原始细胞 >10%，原始 + 幼稚细胞 >30%。偶尔有患者起病时外周血全血细胞减少，骨髓增生低下。红系和巨核系细胞因受白血病细胞增殖的影响，均有一定程度的抑制。有骨髓坏死者则呈现"干抽"现象，或骨髓液呈"冻样"改变，涂片中可见破碎细胞及篮细胞。

3. 形态学分型　按 FAB 分类，ALL 可分为 L1、L2、L3。

(1) L1 型：原始及幼稚细胞以小细胞为主。核为圆形，核染色质较粗、结构一致，核仁小且不清楚；胞质少，呈轻或中度嗜碱性，极少有空泡。以儿童多见。

(2) L2 型：原始和幼稚细胞以大细胞为主。核形不规则，核染色质较疏松、结构较不一致，核仁较清楚、1 个或多个；胞质较多，呈轻或中度嗜碱性，空泡极少。以成人多见。

(3) L3 型：以大细胞为主。细胞大小较一致；核形较规则，核染色质细而致密，核仁清晰、1 个或多个、泡沫状；胞质为深蓝色，呈蜂窝状。

细胞形态学分型中，细胞化学染色有助于区分 ALL 和 AML。ALL 细胞化学染色的特点为：原始细胞过氧化物酶（POX）和苏丹黑 B（SBB）染色阳性率≤3%；过碘酸 - 席夫（PAS）反应呈块状或粗颗粒状；特异性酯酶和非特异性酯酶染色均为阴性；中性粒细胞碱性磷酸酶增高。

4. 免疫学分型　细胞免疫学检查对 ALL 的分型诊断具有重要意义。采用单克隆抗体检测细胞表面（Sm）或细胞质（Cy）内的分化抗原，依据抗原表达将 ALL 分为若干亚型。按照免疫学标记 85% 的 ALL 为 B - ALL，15% 属 T - ALL。目前根据 8 种单克隆抗体将 T - ALL 分为与正常胸腺发育阶段相对应的 3 个亚型：Ⅰ型为幼稚胸腺细胞型（immature T - ALL）；Ⅱ型为普通胸腺细胞型（common T - ALL）；Ⅲ型为成熟胸腺细胞型（mature T - ALL）（表 16 - 1）。非 T 细胞型可再分早期前 B - ALL（B - Ⅰ）、普通 B 细胞（common ALL，B - Ⅱ）、前 B - ALL（B - Ⅲ）和成熟 B - ALL（B - Ⅳ）（表 16 - 2）。

表 16 - 1　T - ALL 亚型

亚型	CD7	CD5	CD2	CyCD3	SmCD3	CD4	CD8	CD1a
Ⅰ	+	- / +	- / +	- / +	-	-	-	-
Ⅱ	+	+	+	+	- / +	+	+	-
Ⅲ	+	+	+	+ / -	+	+ / -	- / +	-

表 16 - 2　B - ALL 亚型

亚型	HLA - DR	CD10	CD19	CD20	CD22	CyIgM	SmIg
B - Ⅰ	+	-	+ / -	-	-	-	-
B - Ⅱ	+	+	+	- / +	- / +	-	-
B - Ⅲ	+	+	+	+	+	+	-
B - Ⅳ	+	+ / -	+	+	+	+	+

WHO 分类法更注重于免疫分型并将 ALL 与淋巴母细胞淋巴瘤合并。WHO 分类中的前体淋巴母细胞白血病/淋巴瘤（又分为 B 细胞型及 T 细胞型）相当于 FAB 分型中的 L1 及 L2 型。WHO 分类中的 Burkitt 淋巴瘤/白血病相当于 FAB 分型中的 L3 型。

5. 细胞遗传学和分子生物学特征　随着细胞遗传学技术的不断发展，急性白血病染色体的变化不仅与诊断有关，而且与方案选择及预后有关。约 60% 以上 ALL 有染色体异常，包括染色体数目及结构异常，从而导致基因发生变化。

(1) 染色体数目异常：主要分为 4 种：①假二倍体：染色体数目正常，但有结构异常。此型缓解期短，预后较差。②低二倍体：染色体数目在 44～45，伴有微小的结构变化，预后较差。③临界超二倍体，染色体数目在 47～50，儿童 ALL 如出现这种染色体异常，对预后影响不大，成人相对预后较差一些，应尽早使用有效的化疗。④超二倍体：染色体数目 >50（50～65 之间），儿童中 20%～30%、成人 5%～12% 有超二倍体，其预后较好，中位生存时间较长。

（2）染色体结构异常和基因的变化

1）B-ALL 相关的染色体的异常：如：①t（9；22）（q34；q11）：ph1 染色体在成人 ALL 中约占 25%，在儿童中占 3%，在 40~50 岁年龄组 ALL 中可高达 50%，并且可检测到 bcr/abl 融合基因，其融合蛋白约 75% 为 p190，25% 为 p210。这些患者在诊断时往往白细胞升高，老年人及男性多见，FAB 分型呈 L2 型。此型完全缓解率低，复发率高，预后差。②t（4；11）（q21；q23）：3%~5% 成人 ALL 可见此易位，形成 MLL/AF4 融合基因。伴有该异常的 ALL 免疫表型为前 B 细胞。临床上白细胞往往升高，有脾肿大和 CNS-L，对常规化疗反应欠佳，缓解期短，预后较差。③t（1；19）（q23；q13）：此型约占儿童 ALL 的 5% 和成人 ALL 的 3%，免疫表型为前 B-ALL。这种易位产生 F2A/PBX1 融合基因，可阻断 HOX 基因和 E2A 靶基因的表达。临床常见白细胞增高，对标准治疗方案效果欠佳，预后较差（儿童更明显），而强烈化疗后预后良好。④t（12；21）（p13；q22）：在儿童 B-ALL 中最为常见，约为 20%，成人约 2%，主要累及 TEL 和 AML1 基因，产生 TEL/AML1 融合基因，免疫表型为早期前 B-ALL。此型为 ALL 中预后较好的一种亚型。⑤t（8；14）（q24；q32）：是 B-ALL 中最常见的易位，和 Burkit 淋巴瘤的细胞特点相似，属 L3 型。此外也可以是 t（2；8）（p12；q24）或 t（8；22）（q24；q11）易位。这些易位使 8q24 上 c-Myc 癌基因易位到 14 号染色体上和免疫球蛋白重链 IgH 并列，或于 2p12 和 22q11 免疫球蛋白轻链基因 IgK 和 Igγ 并列，形成 IgH-Myc、Myc-Igκ、c 和 Igγ-Myc 融合基因，使 Myc 基因调控失常而过度表达，导致细胞的恶性转化，此种患者对化疗药物易产生耐药，中位生存期 <1 年。

2）T-ALL 相关的染色体异常：T-ALL 的遗传学异常主要是以一些转录因子的过表达为主要特点。T-ALL 患者最常见的是累及 1p32 上的 TAL1 基因重排，其中 3% ALL 患者可见 t（1；14）（p32；q11）易位，形成 TCRaa-TAL1 融合基因。T-ALL 也可存在位于 10q24 的 HOX11 基因的过表达，t（10；14）（q24；q11）易位，形成 TCRaa-HOX11 融合基因，而使 HOX11 基因活化。另一个 HOX11L2 基因位于 5q35，可通过 t（5；14）（q35；q32）或 t（5；14）（q35；q11）而活化。此外，25% T-ALL 有 t（11；14）（p13；q11）易位，并形成 TCRaa-TTG2 融合基因。另外，4% 儿童 T-ALL 有 del（11），可以是 11p12 和 11p13，该基因异常导致 LMO₂ 基因上游自身负调控区域丢失，从而使得邻近 LMO₂ 基因启动子被激活。

6. 血液生化检查 急性白血病，特别是在化疗期间，因白细胞破坏过多，血尿酸增高，尿中尿酸的排泄量增加，可出现尿酸结晶，若不及时处理，可引起尿酸性肾病。ALL 患者末端脱氧核糖核酸转移酶（TdT）大多增高，血清乳酸脱氢酶（LDH）可升高。

五、诊断

ALL 的诊断通常并不困难，一般临床上往往有贫血、发热或骨痛和肝、脾、淋巴结肿大。大多数患者外周血白细胞显著增高，并可见大量白血病细胞。骨髓检查即可确诊，即骨髓中原始＋幼淋巴细胞≥30%。ALL 诊断确定后，还必须通过细胞化学染色和免疫单克隆抗体方法进一步明确其类型和亚型。

六、鉴别诊断

一些疾病可产生与 ALL 相似的症状和血象，但只要详细询问病史，仔细检查和观察，比较容易鉴别。

1. 再障 再障和急性白血病都可以出现发热、出血、贫血和全血细胞减少，但再障患者的外周血涂片中找不到白血病细胞，肝、脾一般不肿大，骨髓检查可给予明确。

2. 传染性单核细胞增多症 传染性单核细胞增多症的患者外周血涂片中可见异常淋巴细胞，有时可能被误认为白血病细胞，一般来说做嗜异体凝聚试验和骨髓检查即可鉴别。

3. 骨髓病性贫血 癌肿骨髓转移时，外周血中常出现幼粒细胞和有核红细胞，骨髓涂片中的肿瘤细胞有时也会被误认为白血病细胞，如神经母纤维瘤细胞尤其容易被误认为原淋细胞，但骨髓中肿瘤细胞常聚集成堆，体积较大，细胞化学染色反应与白血病细胞或正常骨髓造血细胞也不一样。一般通过询问病史，全面分析患者的情况，不难做出正确诊断。

七、治疗

（一）支持治疗

大多数急性白血病都因发热、出血、贫血和（或）肝、脾、淋巴结肿大求治而确诊。因此对这些患者，在尽早进行化疗的同时，还应积极支持治疗，尤其是对化疗后白细胞减少或粒细胞缺乏的治疗，因其常合并严重感染，是死亡的主要原因。

1. 感染的处理　急性白血病在发病和治疗过程中易出现感染，故首先应加强预防措施。有条件者应安置在无菌层流病房进行化疗，降低感染率，强调口腔、鼻腔、皮肤、肛门周围的清洁卫生。化疗前如有局灶性感染，有条件者应予去除。有资料显示，当化疗后中性粒细胞绝对计数（ANC）$< 0.5 \times 10^9/L$，且持续1周以上者，几乎100%发生严重感染；当ANC $< 0.1 \times 10^9/L$ 而未能纠正者，80%死于感染；若ANC $< 1.0 \times 10^9/L$ 而未能纠正者，60%左右死于感染；当ANC $< 1.0 \times 10^9/L$ 但能纠正而恢复到 $1.0 \times 10^9/L$ 以上者，仅1/4死于感染。当患者体温升高达38.5℃以上，且在停止输液、输血等2.5h后高热仍不退时，应首先考虑感染。ALL患者一旦感染，常来势凶猛、进展迅速，尤其是革兰阴性杆菌感染。当粒细胞减少患者合并铜绿假单胞菌败血症时，若未予以及时治疗，死亡率甚高。经验性抗生素的早期应用大大降低了粒细胞减少患者感染的死亡率。故一旦出现发热，应尽早寻找感染源，详细询问病史及做全面体格检查，反复做血、痰、咽拭、尿、肛周等分泌物的细菌培养及药敏试验，行肺部X线检查，同时开始经验性抗感染治疗，选用广谱抗生素。对于粒细胞减少的白血病患者，则应侧重于选择抗革兰阴性杆菌的药物。最常用的方案为氨基糖苷类加抗铜绿假单胞菌的β内酰胺类。对于肾功能不全患者，特别是老年人或有明显听力障碍的患者，主张以第三代头孢菌素类代替氨基糖苷类抗生素。经验性抗生素治疗3~4d后若体温下降，再继续治疗3d；若体温不退，此时可参照病原菌的阳性结果和药敏情况调整用药。若各种培养阴性，患者仍有持续发热，则应考虑患者是否有真菌感染，可加用抗真菌药物。由于患者化疗后细胞免疫和体液免疫功能显著缺陷，故合并病毒感染的机会相对较多，尤其是巨细胞病毒和带状疱疹病毒感染，在正常人可呈良性且有自限性，在ALL患者病情可能较严重。有病毒感染时可采用阿昔洛韦、大蒜制剂及IFN-α或β。对体液免疫功能降低的患者，可用IVIG 0.2~0.4g/（kg·d），在一定程度上可帮助控制感染。

2. 出血的处理　出血是化疗前或化疗后常见的严重的临床表现。患者起病时由于血循环中白血病细胞数过高，脑部血管白细胞淤积，故颅内出血常是致命的并发症，因此对白细胞过高的患者应积极设法降低白细胞，如用白细胞分离术等。其次化疗后骨髓抑制、血小板计数明显降低，易发生出血。ALL出血若是血小板减少所致，可输注单采血小板，并加用一些止血药物如卡洛柳钠（安络血）、酚磺乙胺（止血敏）等；若为凝血因子减少所致，可输注相应的血浆制品如凝血酶原复合物、纤维蛋白原等。

3. 贫血的处理　贫血可引起全身各组织器官的缺氧，导致功能衰竭，因此贫血患者伴有心悸、心动过速、气急、气短或血红蛋白 $< 60g/L$ 时可输入红细胞悬液，以改善机体缺氧状况。纠正贫血的最根本方法是尽快使白血病缓解。

4. 高尿酸血症的处理　急性白血病最常见的代谢异常是高尿酸血症。对已有血尿酸增高者，在化疗期间随白细胞破坏过多，高尿酸血症可能加重，应及早给予别嘌醇0.1g，每日3次口服，防止尿酸性肾病的发生。同时补充足量的液体，使患者保持足够的尿液，以加速尿酸的排泄，并给一些碱性药物如碳酸氢钠，防止尿酸在肾小管沉淀。对白细胞计数 $> 20 \times 10^9/L$ 的患者，在急性白血病诱导化疗期间也采用上述治疗原则，以减少尿酸形成。

（二）化学治疗

随着医学的不断发展，急性白血病已由不治之症成为可以治愈的恶性疾病之一。骨髓和外周血干细胞移植开展是治愈白血病的方法之一，但却受到供体、年龄、设备诸多条件的限制，尚不能普及，因此化疗仍是目前临床治疗白血病最常用的手段。通过化疗大量杀灭白血病细胞，以减少肿瘤负荷。一次足量的化疗可以杀灭体内 2~5 个对数的白血病细胞，骨髓抑制越明显，越早获得完全缓解，持续完全缓解就越长，长期无病生存率越高。但遗憾的是化疗作用是全身性的，有很大毒性，它既作用于白血病细胞，也影响正常细胞。

1. 化疗策略　应用化疗的目的是杀灭肿瘤细胞，故在化疗时应注意：①初治诱导缓解的重要性：因为初治患者存在肿瘤原发耐药的概率较低，骨髓内保留的正常 CFU - GEMM 相对要多一些，患者整体情况好，如有感染，较易控制。②强调 - 疗程缓解率：此与缓解时残留细胞群数有关。③采取联合方案，加大剂量：这与缓解率有关，亦与一疗程缓解率有关。④缓解后治疗：其目的是消灭残存白血病细胞，阻止耐药细胞生长，防止复发，延长生存期。缓解后强化治疗无疑对治愈白血病起决定作用。

2. 化疗治疗原则　联合化疗至今仍是急性白血病治疗的主要方法。强烈诱导、及早巩固、大剂量强化、酌情维持及个体化治疗是白血病化疗的重要原则。此外，髓外白血病的防治（中枢神经系统、睾丸等），支持治疗的进一步加强，生物反应的调控治疗，免疫、分子靶向治疗及多药耐药逆转治疗，都应十分注意。

3. ALL 化疗　ALL 一旦被确诊，应立即进行化疗。首先是诱导缓解，目的是杀死患者体内的白血病细胞，从而使患者临床症状和体征完全消失，骨髓恢复正常造血。然后是缓解后治疗，包括巩固强化治疗、维持治疗及 CNS - L 的防治等。近来资料显示，儿童 ALL 的完全缓解（CR）率可达 98%，5 年无病生存（DFS）达 70% ~80%。成人 ALL 的 CR 率在 74% ~93%，5 年 DFS 为 33% ~48%。

（1）诱导缓解治疗：成人 ALL 标准的诱导化疗方案以长春新碱、泼尼松和蒽环类药物（柔红霉素或多柔比星）组成的 DVP 方案或加左旋门冬酰胺酶（L - ASP）组成的 VDLP 方案最常用，CR 率一般在 75% ~90%，中位缓解时间为 18 个月左右。有报道认为在 DVP 方案基础上加用 L - ASP 不影响 CR 率，但可以改善 DFS。在诱导缓解治疗中 L - ASP 可用，也可不用，但缓解后巩固治疗中最好能用。另外，诱导缓解中可提高蒽环类的药物剂量，如柔红霉素（DNR）45 ~60mg/（$m^2 \cdot d$），用 2 ~3d。地塞米松代替泼尼松，因为地塞米松在脑脊液中浓度高，维持的半衰期长，有更好地预防 CNS - L 的复发和提高 DFS 的作用。

为了提高 CR 率，继而改善 DFS，在成人 ALL 中诱导缓解治疗中加环磷酰胺（CTX）可提高 T - ALL 的疗效，加用大剂量阿糖胞苷（HD - Ara - C）主要在于提高 DFS 以及有效预防 CNS 的复发。MD Anderson 癌症中心尝试 Hyper - CVAD 与甲氨蝶呤（MTX）联合 HD - Ara - C 方案交替使用，其 CR 率可达 92%。此外，替尼泊苷（VM26）、大剂量 MTX、米托蒽醌也被广泛应用于 ALL 患者的诱导缓解治疗。

成人 ALL 患者经诱导治疗，约 20% 未能达 CR，约 10% 成人患者在确诊和治疗开始后最初 8 周内死亡。死亡率与年龄相关，患者年龄 >60 岁，约 2/3 死于感染，尤其在中性粒细胞减少期，各种广谱抗生素的大量使用使真菌感染机会明显增加。正规的标准剂量联合化疗 1 ~2 个疗程，未 CR 者属于难治性白血病，应改变化疗方案。

（2）缓解后治疗：ALL 在取得 CR 后应及时给予缓解后的强化治疗，进一步清除体内残留白血病细胞，防止复发，延长缓解期，使患者能长期存活。缓解后治疗可以采用大剂量化疗，应用诱导缓解时未曾应用的新的化疗药物，也可应用原诱导缓解或序贯的巩固化疗方案。如 CAM［CTX 1 000mg/m^2，第 1 日，静滴；Ara - C 1 000mg/m^2，每 12h 1 次，第 1 ~3 日，静滴，用 6 次；巯嘌呤（6 - MP）50mg/m^2，第 1 ~7 日，晚上顿服］、VDL、VDLP 方案也可作为缓解后的巩固治疗。

大剂量化疗——主要是 HD - Ara - C 或 HD - MTX，已越来越多地应用于成人 ALL 的巩固治疗。HD - Ara - C 常用剂量为每次 1 ~3g/m^2（每 12h 1 次，一般用 6 次），HD - MTX 为 2 ~3g/m^2，对于预防全身和睾丸复发、治疗 CNS - L 具有肯定价值。MD Anderson 癌症中心 Hyper - CVAD 治疗方案是典型的 HD - Ara - C、HD - MTX、HD - CTX、大剂量糖皮质激素相结合的方案：Hyper - CVAD（第 1、3、5、7 疗程），CTX 300mg/m^2，每 12h 1 次，第 1 ~3 日（美司钠等量解救）；VCR 2mg，第 4、11 日；多柔比星 50mg/m^2，第 4 日；地塞米松 40mg/d，第 1 ~4、11 ~14 日。HD MTX - Ara - C（第 2、4、6、8 疗程），MTX 1.0g/m^2，第 1 日；Ara - C 3.0g/m^2，每 12h 1 次，第 2、3 日；甲泼尼龙 50mg，每 12h 1

次，第 1 ~ 3 日。中位随访时间为 63 个月，5 年生存率为 38%，5 年持续 CR 率为 38%。

ALL 患者强化巩固治疗后，继续进行维持治疗对于延长患者缓解期及 DFS 是十分重要的。目前成人 ALL 维持治疗的方法是参考儿童 ALL，基本方案是：6 – MP 75 ~ 100mg/m²，晚上顿服；MTX 20mg/m²，每周 1 次，口服或静注。此外，成人 ALL 的维持治疗也可间歇使用联合化疗方案，或单药持续给药与联合化疗间歇序贯应用，维持治疗期间的强化治疗多选用 COAD、VDLP、VDL + HD – Ara – C 方案。强化化疗的间隔则根据不同的危险度，高危患者维持治疗开始每 3 个月需强化 1 次；中危患者每半年强化 1 次；而标危患者在 CR 后 12 个月强化 1 次即可。维持治疗的持续时间往往为 2 ~ 3 年，至少不应少于 1 年。

（3）髓外白血病的防治：髓外白血病是指骨髓以外部位所发生的白血病，这些部位在常规化疗时化疗药物不能达到有效的杀伤浓度。除了 CNS 外，尚有睾丸、卵巢等。这些部位残留的白血病细胞是造成临床复发的主要原因。因此加强对髓外白血病的防治是使 ALL 患者持续缓解、避免复发甚至治愈的重要环节。

成人 ALL 初治时脑膜白血病的发生率 < 10%，但如不接受 CNS 预防措施，30% ~ 50% 成人 ALL 可发展为 CNS – L。发生 CNS – L 的相关因素主要是外周血白细胞增高，特别是处于增殖周期的白血病细胞比例较高。其次 B – ALL，尤其是 L3 型 CNS – L 的发生率高。

1）CNS – L 的预防和治疗：包括：①鞘内化疗：预防性治疗通常在诱导缓解期，外周血中原始细胞基本消失，血小板回升即可开始鞘内注射 MTX 10mg + 地塞米松 2.5mg（每周 1 ~ 2 次，连用 4 ~ 6 次）。如出现 CNS – L，则 MTX + 地塞米松隔日鞘内注射至脑脊液生化、常规达正常为止，以后每 4 ~ 6 周 1 次，随全身化疗结束而停用。若 MTX 效果不佳，也可使用或加用 Ara – C 30 ~ 50mg/次。②全脑照射 + 鞘内注射 MTX：全脑预防性照射剂量，标危组为 18Gy，高危组或已发生 CNS – L 者为 24Gy。因全脑照射后长期生存者的随访发现有智力降低、神经内分泌功能降低和继发性脑肿瘤，故目前全脑预防性照射只应用于高危患者。③全身化疗：CNS – L 是全身白血病的一部分，由于血 – 脑屏障的存在，常规全身用药大多不能在脑脊液中达到足够浓度，无法起预防和治疗作用，故应使用能通过血 – 脑屏障的药物，并大剂量给药，如中、大剂量 MTX 或大剂量 Ara – C。当中剂量 MTX（500 ~ 1 500mg/m²）或大剂量 MTX（1 500 ~ 2 500mg/m²）静脉用药时，脑脊液内浓度达 $10^{-7} ~ 10^{-5}$ mol/L。一般认为 10^6 mol/L 浓度有杀灭白血病细胞的作用。临床上可以用大剂量 MTX 静注 + MTX（10mg/m²）鞘内注射预防 CNS – L。大剂量 Ara – C 静脉给药能很快到达脑脊液，渗入脑脊液的比例较高，约为血清浓度的 40%，使其在脑脊液中的浓度与血浆达到平衡，以预防脑膜白血病。

2）睾丸白血病：睾丸白血病的发生率仅次于 CNS – L，也是 ALL 细胞最易浸润的"庇护所"之一。5% ~ 10% 长期生存的男性患者可发生睾丸浸润。生存越久，发生率越高，且多累及双侧睾丸，可根据临床表现和睾丸穿刺活检确诊。对睾丸白血病的治疗主要用局部放射治疗，同时加全身化疗，特别是大剂量化疗可明显提高疗效，还可用类固醇激素治疗。

3）卵巢白血病卵巢白血病十分罕见。在可能情况下以手术全切除为主，可配合全身化疗或局部放疗。

（4）Ph/bcr – abl 阳性 ALL 治疗：Ph/bcr – abl 阳性 ALL（在成人 ALL 中总的发病率为 25%，且随年龄增长而有所增加，50 岁以上患者发病率在 40% 以上）是一个预后最差的亚型。Ph/bcr – abl 阳性 ALL 的 CR 率加权平均值为 66%，然而只有不到 10% 患者在强烈诱导治疗后可达到分子遗传学的缓解，传统化疗甚至是包括大剂量化疗（如 HD – Ara – C）后中位缓解期很短（9 个月），2 ~ 3 年的 LFS 为 0 ~ 15%，非常差。目前最好的结果是在 CR1 时进行干细胞移植，最好是来源于 HLA 相合的同胞供者，也可以是无关供体或自体干细胞移植。

最近出现了一些新的分子靶向治疗手段，可直接选择性抑制 bcr – abl 基因。伊马替尼作为 Ph（+）ALL 的一线治疗的研究已逐渐开展。现一般认为：①在诱导和巩固阶段用化疗与伊马替尼联合有协同作用，CR 率达 95%，并有助于防止继发耐药。②化疗与伊马替尼同时使用有更高的 PCR 转阴率。③老年 Ph（+）ALL 的患者采用伊马替尼 600mg/d 和泼尼松诱导，也可获 90% 的 CR 率。④使用伊马替尼能更好地维持细胞和分子遗传学的缓解，减少复发。⑤CD20 – ALL 可加用抗 CD20 单抗。

（三）造血干细胞移植

ALL 患者用化疗能够获得长期 DFS，尤其是儿童 ALL，CR 率高，长期生存率也较高，这些并不急需在 CR1 时就进行干细胞移植。成人标危 ALL 在 CR1 时也不主张进行干细胞移植。目前欧洲骨髓移植协作组公布的 allo – HSCT 在 ALL 治疗中的适应证为：CR1 的高危/极高危患者（PH$^+$、诱导缓解化疗无效、T – ALL 且泼尼松反应不良、诱导化疗 6 周后 MRD > 10^{-2}等）；CR2 患者（CR1 持续时间 < 30 个月或 CR1 期 MRD 持续高水平）。

（关格格）

第二节　急性髓细胞白血病

急性髓细胞白血病（acute myeloid leukemia，AML）是造血系统的一类恶性肿瘤，白血病细胞在骨髓和血液中大量积聚，浸润全身器官和组织。AML 是一个具有明显异质性的疾病群，它可以由正常髓细胞分化发育过程中不同阶段的祖细胞恶性增殖而产生，不同阶段祖细胞的 AML 具有不同特征，故 FAB 分型有 $M_0 \sim M_7$ 虽然 AML 有其异质性，但对其分子生物学特征和临床治疗方面除了急性早幼粒细胞白血病有比较深入的了解和针对靶基因采取诱导分化治疗外，其他髓系白血病仍以联合化疗为主。AML 总的缓解率可达 60% ~ 80%，但 5 年无病生存（DFS）率仍在 25% ~ 30%。

一、流行病学

美国 AML 每年发病率约为 3.6/10 万，男性略高于女性（1.2：1），随年龄增长，发病率逐渐升高，65 岁以下为 1.7/10 万，而 65 岁以上则为 16.2/10 万。过去 10 年间 AML 发病率迅速增加。我国近几年也呈上升趋势，20 世纪 80 年代末我国 22 个省进行了白血病年均发病率调查，总发病率为 2.76/10 万，其中 AML 为 1.85/10 万。与 ALL 不同的是，AML 以成人多见（成人急性白血病中 ALL 占 20%，AML 占 80%），其发病率随年龄增长渐次上升，20 岁以下年轻患者仅占全部 AML 的 5%，一般过 40 岁后发病增加，而 50% 以上 AML 年龄 ≥ 60 岁，中位发病年龄为 60 ~ 65 岁。男性发病率比女性略高，至老年期男性发病率明显高于女性。

二、病因和发病机制

AML 的病因和发病机制类似 ALL，主要为遗传因素、电离辐射、化学药物和某些职业相关因素，但病毒致 AML 还没有直接证据。

1. 遗传因素　体细胞染色体异常如 Down 综合征（21 – 三体）、Patau 综合征（13 – 三体）和 Klinefelter 综合征（XXY 畸形）的患者中，AML 的发生率增加。此外，一些常染色体遗传病如先天性血管扩张红斑病（Bloom 综合征）、先天性再生障碍性贫血（Fanconi 贫血）、先天性丙种球蛋白缺失症和 Kostmann 综合征等，AML 的发病率均较高。

2. 电离辐射　日本遭原子弹袭击后的幸存者中，AML 的发生率明显提高，爆炸 5 ~ 7 年后是发病高峰。单纯的放疗很少增加 AML 的患病率。

3. 化学因素　苯作为溶剂，应用于化工、塑料、橡皮和制药行业，它的致白血病作用已经肯定。吸烟、接触石油制品、燃料均会增加 AML 的患病率。抗癌药物，尤其是烷化剂可引起继发性白血病，多发生在接触后 4 ~ 6 年内，5 号和 7 号染色体异常多见。拓扑异构酶 Ⅱ 抑制剂相关的白血病发生在 1 ~ 3 年内，染色体异常表现为 11q23。乙双吗啉、氯霉素、保泰松亦可能有致白血病作用。氯喹、甲氧沙林可引起骨髓抑制，继而发展为 AML。

AML 的恶性克隆性增殖累及造血细胞的水平不一，可以是多能干细胞，也可以是粒 – 单核细胞祖细胞，白血病细胞失去进一步分化成熟的能力，阻滞在较早阶段。髓系造血细胞发生白血病变的机制可能还与染色体断裂、易位有关，使癌基因的位置发生移动和被激活，染色体内基因结构的改变可导致细胞发生突变。

三、临床表现

AML 的临床表型与 ALL 大致相同，但各有其特点。

1. 贫血　AML 患者起病急缓不一，有些自感乏力、心悸、气短、食欲下降和体重减轻，多数为轻至中度贫血。老年患者贫血更为多见，甚至为严重贫血，可能少数在确诊前数月或数年先有难治性贫血，以后再发展为 AML。

2. 出血　AML 患者起病时血小板减少极为常见，约 1/3 患者血小板数 $< 20 \times 10^9/L$，60% 初发患者有不同程度的出血，临床主要表现为皮肤瘀点和瘀斑、鼻出血、牙龈出血、口腔黏膜出血，少数患者有眼球结膜出血，女性患者常伴有月经过多。出血的主要原因是由于白血病细胞的异常增殖，使骨髓巨核细胞生成受抑，导致血小板减少；也可能是继发于 DIC 所致，这通常见于急性早幼粒细胞白血病患者，其表现为广泛皮肤、黏膜或注射部位、穿刺部位大片出血，甚至因颅内和消化道大出血而死亡。

3. 感染　10% 的 AML 患者，发热是首发症状，而感染是发热最常见的原因。几乎所有 AML 患者发病时中性粒细胞绝对值是下降的，同时伴粒细胞功能的缺陷。感染可发生在体内任何部位，约 25% 出现严重的软组织或下呼吸道感染，多数为细菌感染，极少数为真菌感染。

4. 白血病细胞浸润　AML 髓外浸润主要以 M_4 和 M_5 多见，白血病细胞可侵及牙龈，出现牙龈增生和肿胀，甚至表面破溃出血。皮肤浸润表现为斑丘疹、结节状或肿块。眼部浸润一般出现在原始细胞极度升高的患者，以视网膜浸润为主，有时在眼球后部位可见绿色瘤，主要是因瘤细胞内含大量髓过氧化物酶，使瘤体切面呈绿色。肝、脾、淋巴结肿大比 ALL 少，肝、脾通常肋下刚及，明显的肝、脾、淋巴结肿大者 ≤10%。中枢神经系统浸润方面，AML 明显低于 ALL，包括初发和复发患者，成人 CNS - L 发生率大约为 15%。极少数患者（2% ~ 14%）首先发现有肿块，可出现在软组织、乳房、子宫、卵巢、硬脑（脊）膜、胃肠道、肺、纵隔、前列腺、骨骼或全身其他部位。肿块是由白血病细胞积聚而成，称为粒细胞肉瘤。肿块可以于 AML 诊断时被发现，亦可在 AML 诊断确立前即出现。这种粒细胞肉瘤多见于伴有 t（8；21）染色体易位的患者。

四、辅助检查

1. 血象　AML 患者的白细胞均值约为 $15 \times 10^9/L$，约半数 AML 患者白细胞在（10 ~ 100）$\times 10^9/L$，而 20% 患者的白细胞 $>100 \times 10^9/L$，25% ~ 40% 患者白细胞计数 $<5.0 \times 10^9/L$，少数患者白细胞数 $< 4 \times 10^9/L$，常为 M_3 型和老年患者。外周血分类中可见不同数量的白血病细胞，大约有 5% 患者外周血中很难找到原始细胞。外周血中性粒细胞吞噬和趋化功能削弱，形态有异常改变（核呈分叶状，缺乏正常的嗜天青颗粒）。大多数患者有不同程度的正细胞正色素性贫血，有些甚至出现严重贫血，网织红细胞常减少。75% 患者血小板计数 $<100 \times 10^9/L$，而 25% 患者 $<25 \times 10^9/L$，尤其是 M_3 型。血小板的形态和功能异常，巨大畸形含异常颗粒，失去正常的聚合、黏附功能。

2. 骨髓象　急性白血病的诊断依赖于骨髓穿刺和活检。多数患者骨髓象示细胞显著增多，白血病原始和（或）幼稚细胞占骨髓细胞的 30% ~ 100%，取代了正常的骨髓组织。白血病细胞常有形态异常和核质发育不平衡，如胞质内出现 Auer 小体，则可确诊 AML 而排除 ALL。偶尔可见骨髓纤维化（M_7 多见）和骨髓坏死。

3. 其他实验室检查　在出现 DIC 时，除血小板减少外，可有血浆凝血酶原时间（PT）和活化部分凝血活酶时间（APTT）延长，血浆纤维蛋白原降低，纤维蛋白降解产物增加和 D - 二聚体升高。高尿酸血症常见于白细胞数增高和诱导化疗期的患者，往往与肿瘤溶解有关，表现为高钙血症、高钾血症、高尿酸血症、高磷酸血症和肾功能不全，这些症状往往出现在治疗开始后不久，不予适当治疗将危及生命，但 AML 的高尿酸血症发生率比 ALL 低。血清乳酸脱氢酶（LDH）可升高，在 M_4 和 M_5 中多见，但也比 ALL 轻。血清溶菌酶在 AML 患者中增高，以 M_4 和 M_5 型多见。

五、分型

根据白血病细胞的形态学、细胞化学、免疫表型、细胞遗传学及分子生物学的特点，可以将 AML

进行多种分类。

1. 形态学　典型 AML 白血病细胞直径在 $12 \sim 20 \mu m$ 之间，形态有异常改变，如染色质粗糙、排列紊乱，核的形态异常（切迹、分叶），核仁明显，胞质中常含有嗜天青颗粒。AML 的一个重要特征是胞质中可见 Auer 小体，经 Wright - Giemsa 染色呈红色。法国、美国、英国协作组（FAB 协作组）根据形态学和组织化学将 AML 分为 8 个亚型：M_0、M_1、M_2 和 M_3 型是原粒细胞分化停滞在不同阶段，M_4 和 M_5 型白血病未成熟细胞为粒（单核）系，M_6 型为红系，M_7 型为巨核系。

2. 免疫表型　根据细胞表面抗原对单克隆抗体的免疫反应，在一定程度上有助于 AML 进行分型。在 AML 的单克隆抗体检测中，未成熟的粒 - 单核细胞表面抗原可以与抗 CD13、抗 CD14、CD15、抗 CD33 和抗 CD34 结合，这种反应出现在 AML 患者的白血病细胞中。而 M_6、M_7 型表达红系、巨核系的免疫表型，M_6 型为抗血型糖蛋白 A，M_7 型表达抗血小板糖蛋白 CD41、CD42b、CD61。AML 同时表达 HLA - DR 抗原，但通常缺乏 T 细胞、B 细胞和其他淋巴细胞抗原。仅 10%～20% AML 患者可表达 T、B 细胞等淋巴细胞抗原，这些患者淋巴细胞抗原的表达并不改变疾病的发展，但对化疗的反应可能较差。

3. 细胞遗传学和分子生物学　在 AML 中，不同的形态学表现和临床亚型往往有特征性的染色体异常。染色体异常包括数目异常、染色体多或少；更多见的是染色体易位、缺失和倒置。在诊断 AML 时进行细胞遗传学的检测成为预测患者预后及治疗方案选择的依据。50%～60% 的初发成人 AML 骨髓可检测到染色体克隆的异常（至少 2 个细胞分裂中期的细胞有染色体结构异常或染色体三体，至少 3 个细胞分裂中期的细胞发现染色体单体）；10%～20% 患者存在复杂核型，即至少有 3 种染色体异常；另有 40%～50% 患者通过常规染色体显带技术检测不到细胞遗传学异常。一些协作研究已经提出在根据诊断时的核型变化，将 AML 分为预后良好、中等和不良三组。而且有资料证实，在诊断时即使只有 1 个中期细胞存在核型异常，但只要这种核型持续存在，就会导致更高的累积复发率及更低的 DFS 和总生存（OS）。当急性白血病患者经过化疗达完全缓解（CR）期，染色体异常消失；而当疾病复发后，染色体异常将又出现。

在所有细胞遗传学分类中，正常核型的患者比例最高，为中等预后。但发现对此类患者采取相同的治疗方案，其效果并非相同，可能原因是正常核型的 AML 患者在分子水平上存在异质性。目前影响正常核型 AML 患者最重要的因子是 FLT3 基因的内部串联重复（FLT3 - ITD），大约发生在 1/3 的患者中，提示预后不良，尤其是伴有不表达 FLT3 野生型等位基因或高度突变的 FLT3 基因的患者，预后更差。另外，在正常核型 AML 中有 5%～10% 的 MLL - PTD 突变，另一些有 BAALC 和 ERG 的过度表达，这些突变和过度表达均提示其预后不良。相反，如出现 NPMI 和 CEBPA 突变，则提示其预后较好。

六、诊断

根据 AML 临床表型、外周血常规及骨髓检查，一般均能给予明确诊断。随后结合骨髓涂片中的细胞化学、免疫学、染色体及分子生物学的检测，按照 FAB 或 WHO 分型进一步确立其分型。

七、鉴别诊断

1. 再障　白血病和再障都可表现为外周全血细胞减少，但再障的骨髓象示细胞增生低下或极度低下，无原幼细胞发现，淋巴细胞相对增多。

2. MDS　表现为外周血细胞减少，出现病态造血，骨髓中可见一系或多系病态造血，原始细胞 <20%。

3. 类白血病反应　严重感染可出现类白血病反应，外周血中可见幼稚粒细胞，但骨髓和外周血中以后期幼粒细胞为主，原始和（或）幼稚细胞增多不明显，一般 <10%，细胞化学染色 NAP 积分升高，经抗感染治疗后白细胞逐渐下降。

八、治疗

AML 诊断确立后，应迅速对患者病情作一评估，然后给予适当的治疗。除了判断 AML 的亚型，还应对患者的全身整体情况做出评判，包括心血管系统、呼吸系统和肝肾功能等。还应评定与预后有关的某些因素，这些将影响患者能否达到 CR 和维持缓解的时间。如患者同时伴有感染，因寻找原因，积极抗感染处理。某些患者存在严重的贫血和血小板减少，应及时给予输注红细胞和血小板。尤其是急性早幼粒细胞白血病，若并发 DIC，除积极治疗原发病外，可使用低分子量肝素，24h 内肝素剂量为 3 000 ~ 6 000U；若同时伴有凝血因子减少包括纤维蛋白溶解亢进所致，可输注相应的血浆制品如凝血酶原复合物、纤维蛋白原等。

约 50% 患者血清尿酸浓度轻度或中度升高，仅 10% 有严重升高。尿酸在肾内形成结晶引起严重的肾病是较少见的并发症。化疗将加重高尿酸血症，应立即给予患者别嘌醇，并嘱咐其多饮水并碱化尿液。

多年来成人 AML 的总体疗效逐步改善，目前仍以细胞毒化学药物治疗为主。AML 的化疗一般分为诱导缓解治疗和缓解后治疗两个阶段。诱导缓解治疗的目的是达到临床和血液学的 CR，而缓解后的治疗则是尽可能地减少机体亚临床的白血病细胞负荷，达到真正的治愈。

1. 诱导缓解治疗　目前非 APL 的 AML 诱导缓解经典方案为 DA "3 + 7" 方案：柔红霉素（DNR）45mg/m^2 静注，用 3d；阿糖胞苷（Ara - C）100mg/（m^2·d）静滴，用 7d，最好 24h 内持续静滴。小于 55 ~ 60 岁患者的 CR 率为 60% ~ 75%，遗传学特征不良组（即核型差的成人 AML）CR 率在 55% ~ 58%。有许多随机研究在 Ara - C 用量不变的基础上比较了盐酸柔红霉素与伊达比星（idarubicin）、安吖啶（amsacrine）、阿柔比星、米托蒽醌，结果显示这些药物均优于 DNR（45mg/m^2）。因此，目前主张采用比 45mg/m^2 更大剂量的柔红霉素，或换用其他蒽环类，如伊达比星或米托蒽醌。伊达比星替代 DNR，组成伊达比星加 Ara - C 的 "3 + 7" 方案，伊达比星 12mg/（m^2·d）静滴，每日 1 次，连续 3d，而 Ara - C 的用法同上。此方案比 "DA 3 + 7" 方案有较高的长期 DFS 率。研究表明，此结果可能与伊达比星比 DNR 具有更好的中枢渗透性和在细胞内积蓄，以至不易被 P 糖蛋白（Pgp）泵出和与不易耐药有关。

近几年来有许多在 "3 + 7" 方案基础上的改良方案，通过增加 Ara - C 的剂量或加用依托泊苷来提高诱导化疗强度，对初始缓解率虽无明显提高，但 DFS 率得到改善，尤其对于 50 岁以下的患者。最近几年广泛的临床试验结果表明，在 AML 中具有潜在应用价值的其他新药包括以下 4 类：①核苷类似物：氟达拉滨（fludarabine）。②拓扑异构酶 I 抑制剂：托泊替康（topotecan）和一氨基喜树碱（9 - amino camptothecin）。③去甲基化制剂：氮杂胞苷（5 - azacytidine）相地西他滨（decitabine）。④铂和烷化剂类似物：卡铂（carboplatin）和 tablimustine。这些新药目前主要被用于难治性 AML 和复发 AML 的诱导缓解治疗。

2. 缓解后治疗　20 世纪 80 年代以前 AML 的缓解后治疗主要是长期的维持治疗。维持治疗的方案很多，多数由 2 种以上的药物构成，但总的细胞毒杀伤程度通常低于诱导缓解治疗，复发率比较高。近来缓解后治疗方案的选择主要依据细胞遗传学特征而定。

（1）预后好的遗传学特征组：这组患者对诱导缓解的初始反应率在 85% 左右，经过强烈缓解后治疗 5 年生存率 >50%。缓解后治疗的化疗方案有很多，但大多数认为年龄在 55 岁以下者，大剂量阿糖胞苷（HD - Ara - C）是缓解后治疗的有效方案。HD - Ara - C 的具体用法为：Ara - C 2.0 ~ 3.0g/m^2，每 12h 1 次，每次持续静滴 3h，第 1 ~ 3 日，共 6 次，根据骨髓造血功能恢复的快慢，每 35 ~ 42 日为一疗程，共 4 ~ 5 个疗程。主要毒副作用为皮疹、充血性结膜炎、胃肠道反应和中枢神经系统（常为小脑共济失调）毒性。CALGB 报道称对那些有 t（8；21）易位的患者，3 ~ 4 个疗程的 HD - Ara - C 是最合适的，这组患者 3 年 DFS 约为 60%。对本组患者缓解后是否需要进行自体造血干细胞移植尚有争议。自体造血干细胞移植后复发率明显下降，但移植相关死亡率为 18%，故总生存率无差别。而异基因干细胞移植治疗相关死亡率高，对这组患者不作为标准方案。

（2）预后中等的遗传学特征组：对 55 ~ 65 岁的患者，建议行 HLA 相合同胞的异基因移植，3 年生存率达 65%，3 年复发率为 18%。至于初次缓解期何时行异基因干细胞移植为宜，尚无前瞻性研究，IBMTR 的回顾性资料提示缓解后继续化疗无特别优点，如果有 HLA 相配的供体，应当尽快实施移植。

无合适同胞供者，可接受 HD – Ara – C 方案，HD – Ara – C 的剂量为 $1.5 \sim 3g/m^2$。有关核型中等 AML 患者的自体造血干细胞移植有相当多的报道。MRC 研究报道，接受自体移植的患者复发率为 35%，而接受强化疗的患者复发率为 55%，5 年生存率分别为 56% 和 48%。提倡移植前给予几个疗程强烈化疗以达到体内净化，或移植前加用抗 CD33 单抗。

（3）预后不良的遗传学特征组：含 3 种以上异常的复杂核型，这组患者长期以来被认为是 AML 中治疗效果最差的，虽然初始治疗反应可能 >50%，但无论缓解后治疗采用什么方案，总的长期生存很差。目前治疗趋势是，如果有 HLA 相合同胞供者，应当在诱导缓解后尽快行异基因造血干细胞移植，5 年生存率达 44%，而接受化疗组仅 15%。如无 HLA 相合同胞，可在第一次缓解后就接受 HLA 相合的无关供者或半相合同胞供者，长期生存仍可达 40% ~50%。无合适供者，则接受 2 ~3 个疗程 HD – Ara – C 或类似方案，再行自体造血干细胞移植。

3. 老年 AML 的治疗　老年 AML 的治疗仍是一个具有很大挑战的问题，因为细胞遗传学的预后分组主要是以年轻患者（年龄 <60 岁）的研究结果而定，某些染色体的异常对老年和中青年 AML 临床预后的影响是不同的。如 MDR 的表达，<56 岁的为 33%，而 >75 岁的为 57%；预后良好的核型在 <56 岁为 17%，>75 岁则降至 4%；而年龄 <56 岁和 >75 岁 AML 患者核型不良的分别为 35% 和 51%。且老年患者体能状态差，某些有 MDS 的病史，骨髓中伴有多系分化异常，因此要寻求新的治疗措施，以改善老年患者的生存。

有研究显示，化疗比单纯支持治疗的生存率有增加的趋势，但是年龄 >80 岁的老年患者不会从标准化疗中受益。多中心研究显示，老年患者用标准方案治疗后的 CR 率达 45% ~55%，但 3 年 DFS 率 <15%；尤其是对 60 岁以上患者，在诱导治疗和缓解后治疗中采用 HD – Ara – C，并不优于标准剂量 Ara – C。将依托泊苷、疏嘌呤等其他药物加到诱导化疗方案中，缓解率略有提高，但并不改善患者的 DFS。目前尚无随机对照显示缓解后的治疗能够改善老年患者的预后，但有研究表明，老年 AML 患者进行诱导缓解和缓解后治疗可获得较长的 DFS，因此给予缓解后治疗是合理的。可以采用重复诱导缓解方案、减弱的诱导方案（DA："2 +5"）或 Ara – C 单药治疗。

九、预后

AML 的预后因素主要与年龄、外周血白细胞和原始细胞数的高低，以及患者的全身状况、细胞遗传学改变及治疗疗效有关。

患病时的年龄是影响预后最重要的因素，因为年龄较大的患者对化疗耐受性差，难以达到 CR。同时老年患者的 AML 生物学特征与年轻患者不同。老年患者的白血病细胞常有 MDRI（多药耐药基因）的表达，对化疗药物有抗药性。随着年龄增加，对药物的抗药性也增加。老年 AML 患者合并慢性疾病或并发症，对治疗的耐受性下降，如果治疗前有其他急性疾病，也会降低生存率。同时老年患者的一般情况将影响其对化疗的反应和预后，白细胞计数较高是影响预后的又一独立因素，维持 CR 的时间与外周血白细胞计数、外周血白血病细胞绝对值呈负相关。患者白细胞数 $>100 \times 10^9/L$，则早期中枢神经系统出血及治疗后复发比例较高，均会影响预后。FAB 分类诊断也会影响预后，其中 M_4 及 M_5 的预后较差，M_7 的预后最差。染色体异常是影响预后的一个独立因素（前面已述）。骨髓有多系细胞异常造血者，或在 AML 诊断前已有一段时间存在贫血、白细胞减少和血小板减少者，预后较差。此类患者可能由 MDS 演变而来。应用细胞毒性药物治疗其他恶性疾病而引起的继发性白血病预后亦差。

除了治疗前的因素，一些治疗时的因素也关系到能否达到 CR，如治疗后多久白血病细胞在外周血中消失。患者经过一个疗程即达到 CR，预后要好于通过几个疗程才能达到 CR。

（关格格）

第三节　慢性淋巴细胞性白血病

慢性淋巴细胞性白血病（chronic lymphocytic leukemia，CLL）是一种发生在外周血、骨髓和淋巴结的形态单一的小圆 B 细胞淋巴瘤，伴有前淋巴细胞和副免疫母细胞（假滤泡），通常表达 CD5 和 CD23。CLL 是肿瘤性疾病，病因不明，其发生发展可能与基因有关。约 50% CLL 患者的白血病细胞有染色体的异常，其中 13q14 基因缺失是最常见的染色体异常，其后依次是 12 – 三体型。17q13 的 p^53 肿瘤抑制基因的突变常见。

一、流行病学

本病在西方国家是最常见的成人白血病，占 65 岁以上白血病患者的 65%。中位发病年龄 65～70 岁。30 岁以下极为罕见，但 20%～30% 的病例于 55 岁前发病，年发病率约 3/10 万。欧洲、澳大利亚、北美白人以及黑人的发病率是印度、中国、日本的 20～30 倍。美国每年的新发病例约为 17 000 人，发病率为 2.7/10 万人，约占所有白血病的 30%，发病年龄一般大于 50 岁（平均 65 岁），并且随着年龄的增加发病率也呈上升趋势，50 岁以下仅占 10%。男性多于女性，男女比例约为 2：1。一般来说，这种肿瘤性淋巴细胞属于 B 细胞系，而 T 细胞来源小于 2%，称为 T 淋巴细胞白血病。CLL 在东方人中少见，在日本仅占 2.6%，我国亦较少见，仅占 1.1%。

二、病因和发病机制

CLL 的病因和发病机制目前还不清楚。至今尚无明确的证据提示化学物质和放射接触史、饮食、吸烟、病毒感染以及自身免疫性疾病等因素能够引起 CLL，但本病具有家族聚集的特点。CLL 的 B 细胞表面免疫球蛋白呈弱阳性，主要为 IgM 和 IgG，为单一的轻链型（χ 或 λ）。血清中常产生自身抗体。单克隆性 B 淋巴细胞的增生可能同抗原的持续刺激，T、B 细胞的调节异常，细胞因子调控异常以及细胞及分子遗传学的改变有关。约 80% 的病例伴有染色体的异常，常见的为 13q14 缺失，11q 缺失和三体 12，少见的有涉及 p^53 基因的 17p 的缺失和 6q 的缺失。在伴有异常核型的患者中，65% 为单一核型异常，部分可有两种以上的染色体变异。

三、分类与分型

过去曾把细胞形态和临床表现与本病相似，但免疫表型带有明显 T 细胞特征的淋巴细胞增殖性疾病也归于 CLL，作为 CLL 的一种变异型，或称为 T 细胞性慢性淋巴细胞性白血病（T – CLL）。根据世界卫生组织对造血组织和淋巴组织肿瘤的分类方案，已经将本病归类于慢性淋巴细胞性白血病/小淋巴细胞性淋巴瘤（CLL/SLL），而 T – CLL 则被归类于 T 细胞幼淋巴细胞性白血病（T – PLL）和 T 细胞大颗粒淋巴细胞白血病（T – LGLL），而经典者均为 B 细胞性淋巴细胞白血病。

四、临床表现

大多数患者诊断时年龄在 60 岁以上，且 90% 大于 50 岁。男女发病率为 2：1。80% 的 CLL 患者表现为无痛性淋巴结肿大，大多见于颈部和锁骨上腋窝。50% 的患者有轻到中度脾肿大，少部分因脾功能亢进引起继发性贫血和血小板减少。多数情况下因骨髓浸润和（或）自身抗体间断表达引起血细胞减少。肝脏肿大少见，多因白血病细胞浸润所致。

1. 起病　起病比慢粒更缓慢，常拖延数月至数年才就诊，不少病例因其他疾病检查血常规时才被发现，首发症状以淋巴结肿大为最常见，也可因乏力、消瘦、贫血、出血、脾肿大、感染而就诊。

2. 全身症状　可有乏力、发热、出汗、瘙痒、体重减轻等。

3. 淋巴结、肝、脾肿大　淋巴结肿大为全身性，最常见于颈部、腋下、腹股沟等处。淋巴结常呈中等度肿大，表面光滑，质地中等硬度，无压痛或粘连。纵隔淋巴结肿大可压迫支气管而引起刺激性咳嗽及反复的肺炎发作等，也可压迫上腔静脉而引起上腔静脉综合征。后腹膜淋巴肿大可致下背痛、下肢水肿，也可引起输尿管梗阻，从而反复并发肾盂肾炎，甚至发生肾功能损害、尿毒症。扁桃体和胸腺也可明显肿大。

脾肿大不如慢粒显著，亦有少数病例只有脾肿大而无淋巴结肿大。肝大不如脾肿大多见，但至晚期，肝脏可有明显肿大，伴肝功能损害，表现为黄疸、右上腹疼痛、低蛋白血症，血清碱性磷酸酶、谷丙转氨酶及乳酸脱氢酶值升高。本病还可因胆道浸润而发生梗阻性黄疸。并发慢性溶血者还可继发胆色素结石，从而出现胆道疾病的表现。

4. 其他局部表现   50%病例有皮肤病变。非特异性改变包括瘙痒、荨麻疹、湿疹、丘疹、疱疹带状疱疹等；特异性皮肤损害，则包括结节和红皮病。肺部表现为肺浸润和胸膜渗出，可引起呼吸道症状。胃肠道表现为厌食，上腹饱胀、腹痛、腹泻及黑便等，偶有肠梗阻或肠穿孔。骨骼系统可有骨痛、溶骨性改变及骨硬化。20%病例有蛋白尿、血尿，并可发生肾结石。

五、实验室检查

外周血淋巴细胞比例和计数均明显增高，细胞形态表现为成熟型小淋巴细胞。部分病例可伴有贫血和血小板减少，多数与脾脏肿大伴有脾功能亢进以及骨髓浸润有关。部分患者 Coomb's 试验阳性，但有溶血表现的不多见。骨髓中淋巴细胞比例可达到 30% ~ 100%，骨髓活检可见淋巴细胞浸润。

1. 血常规   白细胞增多，一般为 $(30 ~ 200) \times 10^9/L$（3万 ~ 20万/mm^3），偶见高达 $(500 ~ 1\,000) \times 10^9/L$（50万 ~ 100万 mm^3），分类中多数为成熟小淋巴细胞（可达 80% ~ 99%），血片中破碎细胞较多，偶可找到原淋细胞。有时可见幼粒细胞，为骨髓受白细胞浸润所"刺激"的表现。

贫血和血小板减少为晚期表现，除由于白血病细胞浸润骨髓外，本病易并发自身免疫性溶血性贫血及血小板减少症，还可能由脾功能亢进引起。

2. 骨髓象   疾病早期，白血病细胞仅在少数骨髓腔出现。以后侵犯全身骨髓。骨髓象显示增生明显至极度活跃，主要是淋巴系增生。50% 以上为小淋巴细胞，并可见相当数量的大淋巴细胞，原始淋巴细胞和幼稚淋巴细胞较少见（5% ~ 10%）；红系一般增生低下，有溶血反应时，幼红细胞增生；巨核细胞到晚期才减少。骨髓活检示淋巴细胞浸润呈弥漫性、间质性或局灶性，在后两种情况下常保留有残余的正常造血。

3. 淋巴结检查   典型的淋巴结结构因小淋巴细胞的浸润而丧失，这些小的淋巴细胞和循环的白血病细胞形态相同，淋巴结组织学和低分化的小淋巴细胞性淋巴瘤相同。在疾病进展期，淋巴结融合形成大而固定的团块。

4. 免疫表型   95% 以上的 CLL 呈 B 淋巴细胞标志。瘤细胞表面 IgM 弱（＋）或 IgM 和 IgD 弱（＋），$CD5^+$，$CD19^+$，CD20 弱（＋），$CD79a^+$，$CD23^+$，$CD43^+$，CD11e 弱（＋）。并且 CD10 和 cyclin D1（－）；FMC7 和 CD79a 通常（－）或弱（＋）。有些具有典型 CLL 形态的病例可出现免疫表型分离，即 $CD5^-$ 或 $CD23^+$，$FMC7^+$ 或 $CD11c^+$，或表面 Ig 强（＋），或 $CD79b^+$。

5. 遗传学   80% 患者存在异常核型。50% 的患者有 13q14 基因缺失，20% 的患者 12 号染色体出现三倍体的情况，11q22 ~ 23 基因缺失见于 20% 的病例，10% 的患者有 17q13（p^{53} 位点）基因缺失，5% 的患者有 6q21 基因缺失。

六、分期

CLL 分期对预后有意义，以 Rai 分期系统和 Binet 分期系统应用较广。

Rai 分期系统，由 Rai 等于 1975 年提出。

0 期：仅有外周血和骨髓中淋巴细胞增多，为低危；Ⅰ期：淋巴细胞增多和淋巴结肿大，为中危；Ⅱ期：淋巴细胞增多合并肝和（或）脾肿大，为中危；Ⅲ期：淋巴细胞增多和贫血（血红蛋白 < 110g/L），为高危；Ⅳ期：淋巴细胞增多和血小板减（ < $100 \times 10^9/L$），为高危。

其平均生存期依组别增加而递减，分别如下：0 期，150 个月；Ⅰ期，101 个月；Ⅱ期，72 个月；Ⅲ期，30 个月；Ⅳ期，30 个月。

Binet 分期系统，由 Binet 等于 1981 年提出。除淋巴细胞增多外，将身体淋巴组织分为 5 个区域即颈淋巴结区、腋下淋巴结区、腹股沟淋巴结区、脾脏和肝脏。

A 期：血红蛋白 ≥ 100g/L，血小板 ≥ $100 \times 10^9/L$，小于 3 个淋巴结区受累；B 期：血红蛋白 ≥

100g/L，血小板≥100×10^9/L，≥3个淋巴结区受累；C期：血红蛋白<100g/L和（或）血小板<100×10^9/L，不论累及部位多少。

七、鉴别诊断

CLL应与下列疾病相鉴别：

（一）幼淋巴细胞白血病

幼淋巴细胞白血病是CLL亚急性型，该病50%以上的血液白细胞是大淋巴细胞，其大小和形态可以和CLL的白血病细胞区别。幼淋巴细胞直径10~15μm，而CLL细胞一般是小的静止的淋巴细胞，直径为7~10μm。血液或骨髓中的幼淋巴细胞为圆形或分叶核，每一核有单突厚边缘的核仁，染色质的密度高于原始淋巴细胞，而低于成熟淋巴细胞或CLLB细胞。胞质一般呈淡蓝色，无颗粒，有时光镜下可见胞质包涵体。这些细胞侵犯淋巴结，一般产生浸润假结节，它与典型CLL弥漫型明显不同。与CLL白血病B细胞不同，幼淋巴细胞高表达表面免疫球蛋白，SN8染色亮，表面抗体为特异性CD79b。

（二）毛细胞白血病

毛细胞白血病肿瘤B细胞比CLL细胞大（MCV 400fl），胞质丰富，常有较好的丝状"毛发"影。这些细胞对酸性磷酸酶抗酒石酸同工酶呈强阳性反应。与CLLB细胞不同的是毛细胞白血病的肿瘤细胞高表达CD11c和CD25。

（三）淋巴瘤

淋巴瘤有循环瘤细胞，这种瘤细胞有时引起血液淋巴细胞增多症，它可能被误认为CLL。

1. 小淋巴细胞白血病　低分化小B淋巴细胞淋巴瘤在生物学和临床特点方面与B-CLL密切相关，外周血小淋巴细胞淋巴瘤的肿瘤细胞与CLL白血病细胞形态相同，故需首先鉴别。CLL常常有血液淋巴细胞增多，而小淋巴细胞淋巴瘤常常有淋巴结浸润，CLL常常有骨髓淋巴细胞增多，而小淋巴细胞淋巴瘤骨髓未受浸润。当小淋巴细胞淋巴瘤浸润骨髓时，呈典型的结节型，而不是间质型及弥漫型。

2. 套细胞淋巴瘤　套细胞淋巴瘤是一种中度分化B细淋巴瘤。与弥漫性淋巴结受累典型CLL不同，套细胞淋巴瘤的淋巴结组织学特征之一是套带单克隆B细胞围绕反应生发中心。而且与CLLB细胞不同的是套细胞淋巴病一般不表达CD23。

3. 滤泡性淋巴瘤　起源于滤泡中心细胞低恶度淋巴瘤能够侵犯血液，常以淋巴结肿大，偶尔巨脾为特征，这些白血病细胞体积小，典型的是胞核清晰，核仁清楚，滤泡中心小细胞淋巴瘤常表达CD10（CALLA）抗原。与CLL不同，这些细胞常高表达表面免疫球蛋白，而不表达鼠的玫瑰形受体和CD5抗原，这种细胞FMC7阳性。淋巴结活检可证实为结节状或弥漫小细胞淋巴瘤。

八、治疗

目前临床上使用Rai和Binet分期评估预后。早期的患者（Rai 0~Ⅱ，Binet A）一般不需治疗，仅需"观察和等待"。只有出现和疾病进展相关的症状（肝、脾、淋巴结肿大的症状或并发症）时，才必须治疗。NCCN（美国国家综合癌症中心联盟）治疗指征：有症状；反复感染；就诊时巨大瘤负荷；重要脏器功能受累；血细胞减少（红细胞、血小板）；自身免疫性血细胞减少（AIHA，ITP，纯红再障）；疾病持续缓慢进展至少6个月；患者要求治疗。BCSH（英国血液学标准委员会）治疗指征：全身症状：6个月内体重下降>10%，发热>38℃ 2周，乏力，盗汗；淋巴结肿大>10cm或进行性增大；脾脏肿大>6cm或进行性增大；淋巴细胞进行性升高：2个月内升高>50%，淋巴细胞倍增时间<6个月；进行性造血衰竭：出现贫血，血小板减少或加重；自身免疫性血细胞减少。

（一）烷化剂

苯丁酸氮芥（CLB）应用最广，延缓疾病进展，但不延长总生存期；苯丁酸氮芥+泼尼松或蒽环类药物并不延长10年生存期。用法为：①0.1~0.2mg/（kg·d），口服，连用6~12天，2周后减至2~4mg/d，长期维持。②间歇疗法，0.2mg/（kg·d），口服，连用10~14天，休息2周重复给药。亦可用联合化疗，用 CLB + PDN（泼尼松），CLB 0.1 ~ 0.2mg/（kg·d）与 PDN 10 ~ 20mg/d，连用 4 天，每 3 周一次。亦可用 M₂ 方案，即 BCUN（卡氮芥）0.5 ~ 1mg/kg，静注，第 1 天；CTX（环磷酰胺）10mg/kg 静注，第 2 天；L - PAM（苯丙氨酸氮芥）0.25mg/（kg·d），口服，第 1 ~ 14 天；VCR（长春新碱）0.03mg/kg 静注，第 21 天；PDN 1mg/（kg·d），口服，第 1 ~ 14 天。停药 4 周后可重复。苯丁酸氮芥的主要不良反应是骨髓抑制。

（二）嘌呤类似物

1. 嘌呤类似物单药治疗　目前治疗 CLL 主要使用 3 种嘌呤类似物：氟达拉滨、喷妥司汀（Pentostatin）和克拉屈滨（Cladribine）。氟达拉滨单药治疗相比于其他的包含烷化剂或糖皮质激素的治疗方案具有更出众的总体缓解率，但并未证实总体生存时间延长。

氟达拉滨 25 ~ 30mg/m² iv.（30 分钟滴注），d1 ~ 5，每 3 ~ 4 周重复。适用于患者对首次治疗无效或首次治疗后 12 个月内复发。

克拉屈滨 0.1mg/（kg·d）iv.（连续滴注），d1 ~ 7，每 3 ~ 4 周重复。

2. 嘌呤类似物联合化疗　CLL 联合化疗是氟达拉滨加环磷酰胺（FC）。在一项前瞻性研究中比较氟达拉滨和 FC，研究结果表明联合治疗具有更高的缓解率。FC 联合化疗具有明显更高的完全缓解率（16%）和总体缓解率（94%），相比于氟达拉滨单药治疗（分别是 5% 和 83%），FC 治疗也具有更长的中位缓解持续时间（48 个月：20 个月）和更长的无病生存时间（49 个月：33 个月）。FC 相比于氟达拉滨引起更显著的血小板减少和白细胞减少，但贫血不显著。FC 没有增加严重感染的数量。目前认为 FC 是 CLL 的一线治疗方案。

（三）美罗华为基础的化学 - 免疫治疗

美罗华（Rituximab），一种 CD20 单克隆抗体，在 CLL 治疗中令人鼓舞，Rituximab 可以下调抗凋亡因子的表达。联合美罗华的化疗被证实是 CLL 非常有效的治疗。在 MD Anderson 肿瘤中心进行的实验中 224 位初治的 CLL 患者，使用美罗华加氟达拉滨/环磷酰胺（FC）取得 95% 的缓解率，71% 完全缓解，提示美罗华加以氟达拉滨为基础的化疗是 CLL 治疗的较好选择。但复发患者应用 FCR 方案疗效还有待研究。177 名复治患者，无论患者既往曾应用单药或联合化疗，FCR 方案缓解率 73%，其中 25% 达 CR。氟达拉滨耐药患者缓解率也可达 58%，但 CR 率仅 6%。

（四）阿仑单抗（Alemtuzumab）为基础的化学 - 免疫治疗

阿仑单抗（Alemtuzumab）是一种重组人源化的 CD52 的单克隆抗体。在使用过烷化剂并且使用氟达拉滨治疗失败或复发的进展期患者中，阿仑单抗单药治疗已经产生 33% ~ 53% 的缓解率，中位缓解持续时间为 8.7 ~ 15.4 个月。Alemtuzumab 对于存在 p⁵³ 基因突变或缺失、对化疗无效的患者亦有一定疗效。Alemtuzumab 对多发淋巴结肿大患者效果欠佳，但对清除外周血及骨髓中肿瘤组织有一定作用。对自体干细胞移植的干细胞采集有一定作用。

（五）造血干细胞移植

CLL 患者的中位发病年龄为 65 岁，其中小于 60 岁的患者占 40%，因此对于高危组及低危组部分年轻患者也可行造血干细胞移植。

1. 自体造血干细胞移植　研究表明自体造血干细胞移植疗效优于传统化疗。有研究表明移植后仅 1 名患者死于移植早期并发症，CR 率 74%，5 年生存率 77.5%，5 年无病生存率 51.5%。未发现能够预测患者生存期及无病生存期的治疗前因素。可检测的 20 名患者中 16 名在移植后 6 个月内达到分子学完全缓解。8% 的患者发生移植后急性髓性白血病/骨髓异常综合征。目前研究认为，自体移植早期治疗相关病死率较低，但移植后机会感染发生率较其他疾病高。

与其他疾病相似，早期治疗和移植时肿瘤负荷低的患者预后较好，故认为患者应在第一次完全或部分缓解后尽早行造血干细胞移植。造血干细胞的采集时机和是否应该在第一次缓解时采集后保留至治疗终末期再应用，仍有待进一步探讨。此外，部分患者采集不到足够的 CD34⁺ 细胞，尤其对于接受大剂量前驱治疗的患者，推荐在最后一次应用氟达拉滨或白细胞减除术后至少 3 个月后再采集。复发是自体造血干细胞移植的主要问题。

2. 异基因造血干细胞移植　CLL 患者行异基因造血干细胞移植有较高治疗相关病死率，包括治疗相关毒性、移植物抗宿主病（graft - versus - host disease，GVHD）及感染。但存活患者疾病能够得到长期控制。据骨髓移植登记处资料统计，CLL 患者异基因造血干细胞移植治疗相关病死率为 46%，其中GVHD 病死率 20%。CLL 患者自体造血干细胞移植与异基因干细胞移植的疗效比较至今尚无定论。异基因移植的最主要优点在于存在移植物抗白血病效应，移植后供者淋巴细胞输注或停用免疫抑制剂可诱导该效应产生。研究者正在对 CLL 及其他血液恶性肿瘤患者应用供者淋巴细胞输注时的淋巴细胞用量及移植后的应用时机进行研究，希望能够达到最大的移植物抗白血病效应而不引起 GVHD。

3. 非清髓造血干细胞移植　非清髓或降低预处理剂量的移植能够降低移植后短期病死率，通常被称为"小移植"。主要的抗白血病效应是移植物抗白血病作用而非化疗。在预处理时应用 Alemtuzumab可能降低 GVHD 发生率，但却能够增加复发率，进而需要应用供者淋巴细胞输注。

降低预处理强度能够降低移植相关病死率，使老年患者造血干细胞移植成为可能，使更多的 CLL患者能够获得移植机会。虽然进行该类移植的患者多为反复化疗或难治性患者，但患者的植入率及 CR率均较高，移植后患者生存期延长。这说明移植物抗白血病效应在 CLL 患者治疗中可能得到广泛应用；今后的研究重点在于移植前或移植后维持适当的免疫抑制状态使嵌合状态能够呈稳态存在。值得强调的是这项治疗正在研究过程中，尽管与大剂量预处理相比其急性病死率明显降低，但慢性 GVHD 相关死亡及疾病控制情况仍不清楚。

总之，对于低危组年轻患者可应用大剂量化疗或自体干细胞移植治疗，但其最终疗效仍有待评价。微小残留病变的检测可用于指导上述治疗的应用。清髓性移植治疗相关病死率高，应该被限制应用于预后较差患者。虽然没有进行清髓性及非清髓性移植在 CLL 患者疗效的比较，但是考虑到 CLL 患者年龄偏大，选择非清髓移植似乎更合理。

尽管大剂量治疗能够获得高 CR 率，一部分患者能够达到长期无病生存，但目前 CLL 仍被认为是不可治愈的。与传统治疗相比自体移植能够延长患者的生存期及无病生存期。然而，随着非清髓移植的不断成熟，其可能最终取代自体移植。

（关格格）

第十七章

骨肿瘤

第一节　骨肉瘤

骨肉瘤是最常见的原发恶性骨肿瘤，骨肉瘤占原发性恶性骨肿瘤的 20% ~40% 。骨肉瘤可发生于几乎各年龄组，但多数发生于 10 ~20 岁，21 ~30 岁次之。男女性之比约为2：1。

一、病理

1. 部位　主要发生在生长活跃的干骺端。股骨远端和胫骨近端是最常见的部位，50% 以上的患者肿瘤发生在膝关节周围，次为肱骨近端，腓骨近端等处。

2. 分型　一般分为纤维母细胞型、骨母细胞型、血管型。Ross 将骨肉瘤分成 5 种类型：骨母细胞型、软骨母细胞型、纤维母细胞型、混合型和再造变异型。也有作者将骨肉瘤分为骨母细胞型、软骨母细胞型和纤维母细胞型三种。

3. 转移　骨肉瘤恶性程度较高，发展快，局部破坏性大，血行播散较多，较早发生肺转移，其次为骨转移，偶有淋巴转移。

二、诊断要点

1. 临床表现

（1）疼痛和肿胀：常见症状，肿块生长快，开始为间歇性隐痛，迅速转为持续性剧痛，夜间加重，局部出现肿胀。

（2）关节活动度受限：病变接近关节时，使关节活动受限，有时跛行。

（3）局部表现：皮温升高，静脉怒张，肿瘤部位有时会听到血管杂音，可发生病理性骨折。

（4）全身毒性反应：如食欲不振，体重减轻，出现恶病质。

2. 实验室检查

（1）红细胞沉降率（血沉）：约半数患者红细胞沉降率加快，多发生在肿瘤大，分化差，进展快的病例。红细胞沉降率可作为对肿瘤发展或复发的观察指标之一，但特异性和敏感性不够强。

（2）碱性磷酸酶：50% ~70% 患者升高，骨肉瘤早期、硬化型骨肉瘤、分化较好骨肉瘤、皮质旁骨肉瘤的碱性磷酸酶可正常。进展快，发生转移的可明显升高。切除肿瘤和化疗后可降低，复发或转移可再次升高，因此碱性磷酸酶可作为复发和转移的监测和预后评估的指标之一。

3. X 线检查

（1）基本病变表现：①瘤骨形成：呈象牙样或密度较低的棉絮状，也可呈放射状（针刺状）。②骨破坏：轻度表现为皮质呈筛孔状或虫蚀状骨破坏，骨松质为斑片状骨破坏，重症呈破坏区融合，出现大片状骨质缺损。③骨膜反应：呈层状或袖口状（Codman 三角），表示恶性程度极高。④软组织肿胀，内有数量不等及不规则的钙化区。

（2）不同类型的病变表现：①溶骨型：肿瘤以破坏为主，呈现局限而广泛的溶骨性透明区。②硬化型：肿瘤以成骨为主，呈现广泛的骨质破坏区。骨外软组织肿块内有放射状瘤骨形成。③混合型：具有骨肉瘤基本病变的全部表现。

（3）肺转移率较高，在肺野边缘或肺门区呈多个大小不等的棉絮状阴影。

4. CT 和 MRI 检查　CT 表现为不规则的骨质破坏、肿瘤骨的形成、骨膜反应、软组织肿块以及其中的瘤骨形成。可显示骨肉瘤在髓腔内、皮质和软组织受累的范围，有助于肿瘤分期的评估和保留肢体的手术设计，以及适用于脊柱、骨盆和部位较深的骨肉瘤。肺部 CT 可显示小的转移灶。MRI 作用与 CT 相似，尤其对髓内和软组织病变范围显示更为清楚，适用于脊柱、骨盆等位置深在的肿瘤。四肢保肢术前的 MRI 检查，了解肿瘤在髓腔扩散情况和软组织受累范围，有利于判断截骨平面和切除范围。

5. 放射性核素全身骨扫描（ECT）　可显示骨肉瘤的部位和范围，以及骨转移灶的部位，为分期提供帮助，也可作为随访的检查内容。

6. 血管造影　可在术前辅助介入治疗时，通过血管造影，了解肿瘤血液供应特点，肿瘤与主要血管的关系，为设计手术方案提供参考依据，同时通过导管进行化疗栓塞。

7. 病理检查　可确定诊断。

8. 鉴别诊断

（1）不典型骨髓炎：弥散性软组织肿胀，软组织结构层次不清，结合临床症状与病史进行鉴别。

（2）软骨肉瘤：有特征性环形钙化影，少有骨膜变化，软组织肿块周围可见钙化性包壳。

三、临床分期

骨肿瘤的 TNM 分期

1. 原发肿瘤（T）

T_x：原发肿瘤不能确定。

T_0：未发现原发肿瘤。

T_1：肿瘤限于骨皮质。

T_2：肿瘤超过骨皮质。

2. 区域淋巴结转移（N）

N_x：区域淋巴结转移不能确定。

N_0：无区域淋巴结转移。

N_1：有区域淋巴结转移。

3. 远处转移（M）

M_x：远处转移不能确定。

M_0：无远处转移。

M_1：有远处转移。

4. 病理学分级（G）

G_x：分化程度不能确定。

G_1：高分化。

G_2：中度分化。

G_3：低分化。

G_4：未分化。

5. 临床病理分期

Ⅰa 期：$G_{1,2}$ T_1 N_0 M_0。

Ⅰb 期：$G_{1,2}$ T_2 N_0 M_0。

Ⅱa 期：$G_{3,4}$ T_1 N_0 M_0。

Ⅱb 期：$G_{3,4}$ T_2 N_0 M_0。

Ⅲ期：未定。

Ⅳa 期：任何 G 任何 TN$_1$ M$_0$。

Ⅳb 期：任何 G 任何 T 任何 NM$_1$。

四、治疗要点

骨肉瘤单纯手术治疗的 5 年生存率仅有 5% ~20% 。自开展化疗以来，尤其在应用大剂量氨甲碟呤（MTX）和四氢叶酸钙（CF）解救疗法，骨肉瘤的生存率不断提高。目前骨肉瘤的治疗是以化疗和手术为中心环节的综合治疗，外科治疗包括术前分期的确定、切除肿瘤的"无瘤"技术，手术方式由单一的截肢发展为在有效的辅助治疗基础上，选择合适的病例实施保留肢体的方式。化疗是治疗骨肉瘤的重要组成部分，化疗包括术前和术后两个阶段，结合静脉化疗和动脉化疗及栓塞。

（一）手术治疗

原则上骨肉瘤在早期应尽可能手术切除，鉴于手术治疗失败的主要原因在于术后很快出现肺转移，所以应在有效的化疗以后给予手术或放射治疗。

（二）化疗

化疗近年来越来越多地应用于骨肉瘤的治疗，主要有两种形式：术前化疗（新辅助化疗）和术后化疗。化疗的应用明显改善了骨肉瘤的治疗疗效。常用的化疗方案如下。

1. 全国骨肉瘤化疗座谈会推荐化疗方案（1998 年 9 月）　多柔比星（ADM）45mg/m^2，静脉用药，顺铂（DDP）100 ~120mg/m^2，给 ADM 后第 1 天给药，静脉或动脉连续 48h 输入；甲氨蝶呤（MTX）8 ~12g/m^2，静脉用药 4 ~6h 输入，6h 后亚叶酸钙（CF）解毒。

大剂量 MTX – CF 疗法临床应用的注意事项：①大剂量 MTX 的应用对患者可引起全身的反应，化疗前应进行全面检查，包括心、肺、肝、肾和血液方面。体质虚弱者、严重心、肺、肝肾功能障碍者不适合此治疗。应进行 MTX 的血药浓度的监测。②在输入 MTX 的前一天需进行水化，静脉输入液体 2 000 ~3 000mL，输入 MTX 的当天和随后的 3 天均需补充足够的液体，每天 3 000mL，适量补钾，给予碱性液体碱化尿液，可每日静滴 5% 碳酸氢钠 100 ~200mL。③CF 解救：CF 解救一般在 MTX 点滴结束后 6h 开始，6 ~15mg/m^2，肌注或静注，每 6h/1 次，共 12 次（即 3d），待血中 MTX 浓度下降到安全阈以下，即0.1μmol/L 以下时才能停止。可定时监测血清 MTX 浓度，及时调整 CF 剂量，防止由于解毒药过量影响疗效及解毒剂量不足而产生严重毒性反应。

2. 骨肉瘤化疗方案　见表 17 – 1。

表 17 –1　骨肉瘤的化疗方案

方案	药物	剂量（mg/m^2）	用法	使用时间	周期
AP 方案	ADM	40 ~60	iv	d$_1$	3 周为 1 周期
	DDP	90 ~120	iv gtt	d$_1$	
IVP 方案	IFO	3 000	iv gtt	d$_{1,2}$	3 周为 1 周期
	Mesna	750	iv（IFO 后 0、4、8h）	d$_{1~3}$	
	VDS	4	iv	d$_1$	
	DDP	100	iv gtt	d$_3$	

（李向荣）

第二节　骨软骨瘤

骨软骨瘤（osteochondroma）即外生性骨疣，来源于软骨化骨的外周部分，在良性骨肿瘤中，骨软骨瘤最常见。可单发，亦可多发，而多发者具有遗传性，又称之为遗传性多发骨软骨瘤病。

一、骨软骨瘤

（一）临床表现

1. 症状与体征　发病年龄在 5 岁以上，青少年时多被发现。表现为缓慢生长、无痛的、坚硬的、固定的包块，症状多为其对周围组织的刺激所致。肿瘤生长缓慢，疼痛轻微或完全无症状，多因发现肿大的包块而来就诊，局部探查可触及一硬性包块，无压痛，位于关节附近的可引起关节活动受限，关节活动时引起疼痛或弹响，也可以影响邻近神经血管而引起压迫症状。位于脊柱的骨软骨瘤可突入脊髓腔，引起神经根或脊髓的压迫，导致相应症状。骨软骨瘤发生骨折引起局部疼痛，极易愈合，也可以引起自发吸收现象。成年后骨软骨瘤若继续生长或出现明确的疼痛则应考虑有无恶性变可能。

2. 发病部位　骨软骨瘤可发生于全身各骨骼，好发于股骨下端、胫骨上端、肱骨上端最为好发。下肢发病多于上肢。病变有自己的生长板，通常在骨骼成熟后停止生长。手足小骨也较长见。骨盆、肩胛骨、脊柱相对少见。脊柱发病则常见于附件。

（二）影像学检查

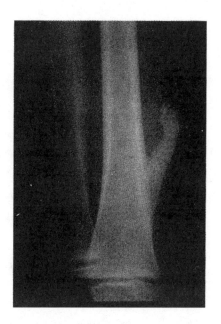

图 17 - 1　胫骨下端骨软骨瘤（窄蒂）

骨软骨瘤有典型的影像学表现。X 线表现为在长管状骨表面与受累骨皮质相连的骨性突起，分为窄蒂和宽蒂两种（图 17 - 1），但其特点是受累骨与骨软骨瘤皮质相连续，两者之间没有间断，病变的松质骨与邻近的骨干髓腔相通。骨软骨瘤的生长趋向与肌腱或韧带所产生力的方向一致，一般是骨骺端向骨干方向生长。肿瘤表面有透明软骨覆盖，称为软骨帽。CT 多用于复杂部位或不规则骨的检查，如肩胛骨、骨盆、脊柱等，表现类似于 X 线，且能判断软骨帽的厚度。

（三）病理组织学检查

1. 肉眼所见　呈菜花状，骨性包块表面被蓝灰色的软骨覆盖，肿瘤的纵切面中，显示三层典型结构：①表层为血管稀少的胶原结缔组织，与周围骨膜衔接并与周围组织隔开。②中层为灰蓝色的透明软骨，即软骨帽盖，类似于正常的软骨。软骨帽盖的厚薄与肿瘤的发展有密切关系：厚者表示发展，薄者代表成熟。若成人软骨帽盖超过 1cm 或儿童超过 3cm，说明肿瘤继续发展，应考虑有无恶变的发生。③基层为肿瘤的主体，外缘为皮质骨与正常骨相连，内部为松质骨，与宿主骨髓腔相通。

2. 镜下所见　主要是检查骨软骨瘤的软骨帽，生长期骨软骨瘤患者的软骨帽的组织学表现类似于骨骺板。常见如下情况：①活跃生长期，软骨帽由透明软骨组成，呈柱状排列，年轻者可见深染的双核软骨细胞。②停止期，软骨细胞停止增殖，并出现退行性变。③软骨层生长紊乱时，软骨中可有钙质碎屑沉积。④当骨软骨瘤发生恶性变时，常变为软骨肉瘤。其组织像可见软骨的明显钙化和骨化，软骨细胞具有异型性。

（四）诊断与鉴别诊断

因有典型的临床表现及影像学特征，故不易误诊，但需要除外是否多发的可能。多发性骨软骨瘤常伴有家族遗传性病史，且以膝关节周围多见，对称性明显，易鉴别。还需除外周围型软骨肉瘤，应根据临床、部位、影像学、病理组织学综合分析，才能最后确诊。

（五）治疗及预后

无症状或发展缓慢者可不做手术，密切观察。外科手术指征：①成年后持续生长；②出现疼痛；③影响关节活动；④肿瘤较大影响外观；⑤有邻近骨骼、血管、神经压迫；⑥位于中轴部位，如骨盆、肩胛骨、脊柱等；⑦怀疑有恶变倾向。手术时应做骨软骨瘤的膜外游离，充分显露，并于基底部周围的正常骨边缘做整块切除。基底部切除过少，局部可遗留有骨性突起。软骨帽切除不净，易于复发。位于中轴骨骼（即躯干、头颅、胸廓骨骼）的骨软骨瘤，即使没有恶变征象，手术切除也应广泛，以减少术后复发。当有恶变时应直接广泛切除。

二、遗传性多发性骨软骨瘤（hereditary multiple osteochondroma）

遗传性多发性骨软骨瘤主要有三个特征：①遗传性；②骨短缩与畸形；③易恶变为软骨肉瘤。它又称为骨干骺续连症，遗传性畸形骨发育异常症。

（一）临床表现

与单发性骨软骨瘤相比．其发病率为 1∶10。发病年龄较单发性骨软骨瘤早，自婴幼儿至青少年，其发病率逐渐减少，20 岁以后少见。遗传性多发骨软骨瘤在新生儿期很难发现，特别在女性。有些病例可以表现为终生亚临床状态，而不被发现。男性多于女性，发病比率约为 3∶1。

多发性骨性包块通常较对称是本瘤最重要的症状和体征。患者肢体短缩，有时像软骨发育不全，但无软骨发育不全的特征。肢体短缩不是由于生长性软骨异常所致，这些部位的生长性软骨能发挥其正常的功能，但存在着增生性外部分支不一致而导致畸形，如膝、踝、肘、腕的内外翻畸形。最典型的畸形是前臂及腕部畸形。由于骨软骨瘤腕关节比肘关节发病率高，因此，尺骨桡骨发育不平衡，从而桡骨向外侧（桡侧）及背侧弯曲或尺偏畸形伴桡骨小头脱位。

多发性骨软骨瘤分布广泛且相对对称。所有有软骨的骨骼均可有骨软骨瘤的存在。骨软骨瘤常见于长骨的干骺端，特别是膝关节、肩关节、腕关节、髋关节及踝关节，而肘关节少见，也常见于躯干骨。在这个部位，病变发生在近端次极骨化中心或骨突的中心，如锁骨、椎体的边缘及上、下关节突、肩峰、关节盂、喙突，骨盆主要在髂嵴，椎体主要见于棘突和横突，肋骨见于肋骨与肋软骨交接处，而在腕骨和跗骨本病相对少见。多发性骨软骨瘤的数量不一，多的可超过 100 个。

（二）遗传性

大约 2/3 的患者具有明显的遗传性。在一个家族中，如果某个男性发病，而他的子女不会发病；相反，在同一家族中即使某个女性患者表面上正常，她也有可能将此病传给后代。也就是说，男性患者与遗传无关，而女性，则可以是隐性携带者，并可将疾病传给后代。

（三）影像学特征

多发性骨软骨瘤同单发性骨软骨瘤的 X 线表现相同，只是数量不同。由于病变，干骺端通常增宽和畸形。影像学常表现出骨骼畸形的征象。

（四）病理组织学特征

遗传性和多发性骨软骨瘤的分布表明，本病是先天性错构瘤。

（五）诊断与鉴别诊断

本病诊断容易，不易误诊，与软骨瘤病表现完全不同，鉴别诊断多无困难。当然也有例外。当Ollier's病生长在骨的表面时，则临床上容易混淆。但根据其典型的放射学特征，容易区分，而且Ollier's病无家族性遗传史。

（六）治疗与预后

多发性骨软骨瘤与单发骨软骨瘤一样，随人体生长，骺闭合后也停止生长。由于其多发性，外科治疗难以做到全部切除，所以选择外科手术的指征是：①肿瘤较大影响美观；②有临床症状，压迫邻近血管神经；③引起邻近关节活动障碍；④存在畸形，切除肿瘤纠正畸形；⑤肿瘤有恶变征象，瘤体在成年后继续生长或突然生长，影像学提示有恶变或那些位于中轴骨骼的骨软骨瘤。多发性骨软骨瘤的预后与单发相同。手术后效果好，局部复发率低。手术应完整切除软骨帽。本病的恶变率明显高于单发，多为单个肿瘤恶变为周围性软骨肉瘤。文献报道其恶变率为5%～25%。需长期随诊观察。

三、半侧肢体骺发育不全症

又称为跗骨骺发育不全症，发育不全性骺的骨软骨瘤。该病表现为生长异常，是由于一个或多个骺的软骨内骨化以及跗骨病变所致。多见于婴幼儿，单侧肢体发病，主要特点是骺表面出现瘤样骨软骨块。因为它多仅位于肢体的一个或多个骺的一半，所以定义为半侧肢体骺发育不全。

（一）临床表现

该病极为罕见，无家族史，男性好发，多见于儿童，一般为2～8岁，常局限于骺或跗骨的一半。最多见于股骨远端的骨骺，其次为距骨，股骨近端骺少见。

始发症状常是骨的持续性肿胀，位于关节，在膝、踝或足的一侧，并逐渐加重。有间断疼痛，一般出现较晚且症状轻。最常发生的多是关节活动受限以及关节畸形，如膝内、外翻。但肢体的生长未被累及。

（二）影像学表现

X线平片特点为，病变仅位于骨骺，且为半个骺和跗骨。在该半骺的表面有一凹凸不平的包块向外突出，该包块不规则，由含有数个骨化中心的软骨组成。骨化中心消失后，形成一个不规则骨小梁结构的骨块。随着肿瘤的增大可以导致关节表面的畸形，有时会波及一部分干骺端，而影响邻近的生长软骨。这些可导致关节功能障碍和畸形。

（三）病理组织学检查

肉眼可见新生包块表面为软骨组织，顶端为圆形，内有结构不规则的正常软骨。组织学上表现类似于骨软骨瘤。表面为一层软骨帽，其下为软骨组织，中间可见软骨内骨化区，但却没有骨软骨瘤那样简单和规则，不同的骨化中心杂乱分布于增殖软骨内，这就导致骨、软骨乃至纤维组织的无序交替排列，并在不停的增生。如果不结合临床表现和X线，仅凭组织检查，往往易诊为骨软骨瘤或修复的骨软骨的骨痂。

（四）诊断与预后

本病具有典型的临床表现及影像学特征，表现为只侵袭半侧的骨骺，虽然组织学上与骨软骨瘤相似，但结合临床易于确诊。

此病是因骺和跗骨的先天性变化引起。正常情况下覆盖骺板和跗骨的软骨在生长期，只在其表面下有一层生发层，此层若向骺中心生长，则将形成柱状、肥大的、钙化的软骨。若向表面生长，则将使该骨生长并趋于成熟，且比较平缓，更多的表层细胞则脱落于关节腔内。而半侧骺发育不全症的软骨细胞却不这样，其向表层和深层同样无限制增生，以致形成软骨凸起，最后形成多个骨化中心。其半侧分布可能与骺的血管形成有关，因为骺有两条血管，每条各供相应的骺。该病在生后第一年发展最快，随着肿瘤的生长也就出现了关节畸形。6～7岁以后，包块已长成很大，此时各骨化中心已融合在一起，病变也就处于稳定状态。

（五）治疗

外科治疗应早期进行，以防止关节畸形和僵硬。手术主要是去除骺表面的整个包块。一般无复发（除外年龄特别小的），但关节形态和功能不能完全恢复。

（彭 毅）

第三节 骨巨细胞瘤

骨巨细胞瘤（giant cell tumor，GCT）是一种原发性骨肿瘤，起源于骨髓中未分化的间充质细胞，病理上以含多核巨细胞，散在分布于圆形、椭圆形或纺锤形的单核基质细胞中为特征，故又称破骨细胞瘤。

（一）临床表现

1. 症状

（1）疼痛：早期多见，一般不剧烈。产生的原因是由于肿瘤生长，髓内压力增高所致。发生于脊椎者，肿瘤可压迫神经或脊髓，产生相应的神经放射痛或截瘫。近关节腔可引起关节肿胀，关节活动受限。少数患者可因病理骨折而就医。

（2）局部肿胀、肿块：出现迟于疼痛症状，肿胀一般较轻，由于骨壳膨胀性改变及反应性水肿所致。如病变穿透骨皮质，形成软组织内肿物，则肿胀明显。肿胀逐渐地缓慢增大，有时迅速增大，多属肿瘤内出血所致。

（3）关节功能障碍：长骨骨端肿瘤的局部浸润反应可造成关节功能障碍。肿瘤很少穿破关节软骨，但可造成关节面的塌陷或薄弱，有时肿瘤体积较大，范围超过关节，但 X 线照片所见其关节软骨面尚完整，这也是该肿瘤的特点之一。

2. 体征

（1）局部皮温升高，静脉显露：表示病灶局部充血及反应区，特别是骨皮质破坏，形成软组织内肿块时，皮温增高明显，也与该肿瘤血液丰富有关。

（2）骨壳完整且较厚时，触及硬韧的肿物，薄的骨壳可有弹性。骨壳破坏或无骨壳者，呈囊性肿物。有时肿瘤呈现搏动，表示肿瘤充血明显。

（3）发生于脊柱部的骨巨细胞瘤，可引起椎体压缩骨折，脊髓损伤及截瘫。位于骶骨者可引起骶区疼痛，马鞍区麻木及大小便障碍，肛门指诊可扪及骶前肿物。

（二）影像学表现

1. 普通 X 线检查 病变多位于长骨骨端（骨骺部位），并侵及于骺端，呈偏心性溶骨性改变，溶解均匀，囊内既无骨化也无钙化表现（图 17 - 2）。一般情况下，病变边界较清楚，呈膨胀性改变。病灶周围一般有反应性薄层骨壳存在，骨壳内壁可有骨嵴突出于病灶内，形成 X 线下所谓"分叶状"或"皂泡样"改变。

骨膜反应一般不存在，有时可同时伴有患骨的骨质疏松。骨巨细胞瘤没有钙化肿瘤基质，常可伴有病理性骨折。位于骶骨的骨巨细胞瘤，病变往往是偏心性，且常累及一侧骶髂关节。

2. CT 检查 CT 检查对确定肿瘤边界方面超过平片及断层拍片。肿瘤呈实体性改变，CT 值与肌肉相近。有时肿瘤内含有囊腔，但很少像动脉瘤样骨囊肿那样看到液体平面。反应性骨壳与正常皮质骨不同，较少钙化。CT 检查对于明确肿瘤与关节软骨及关节腔的关系和肿瘤侵犯周围软组织的程度很有帮助。

3. 核磁共振成像（MRI） 核磁共振成像是骨巨细胞瘤最好的成像方法，它具有高质量的对比度和分辨力。肿瘤在纵向弛豫时间（T_1 加权像）呈现低强度信号。在横向弛豫时间（T_2 加权像）表现为高强度信号。因此看髓内病变最好用 T_1 加权像，在观察皮质外病变时最好用 T_2 加权像。MRI 在显示任何骨外的侵犯及关节受累程度具有优势，而 CT 对于观察皮质骨破坏及反应性骨壳具有特点。MRI 及 CT 对早期发现肿瘤的复发非常有用。

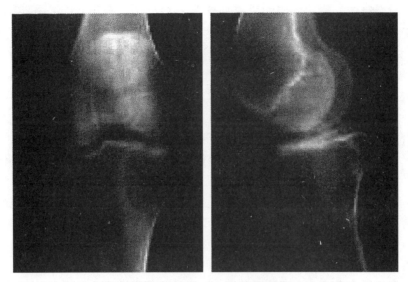

图 17-2　胫骨上段骨巨细胞瘤
X 线表现：偏心、膨胀、溶骨性、无骨膜反应

4. 骨扫描　骨巨细胞瘤与大多数其他骨肿瘤一样，可以增加摄取放射性同位素^{99m}Tc（锝）。肿瘤及其周围有同位素浓集，超过肿瘤边缘的广泛浓集提示肿瘤具有较高的侵袭性。由于同位素摄取可以超过肿瘤的边界，因此无法用来正确判断其在髓腔内的蔓延。同时骨外的肿瘤对同位素的摄取又很低，也无法用之确定肿瘤的范围。放射性浓集可以在与肿瘤相邻的关节发生。同位素骨扫描对于确定多病变的患者很有帮助。

（三）病理学组织学观察

1. 大体病理　肿瘤位于长骨的骨端及干骺端区域，肿瘤经常破坏关节软骨下骨质，但很少侵犯关节软骨。少数骨骺未闭合的患者，病灶常位于干骺端，肿瘤可穿过骺板到骨骺。肿瘤通常由反应骨及纤维组织形成的包壳所包绕，与周围组织有较清楚的界限。然而，在侵袭性强的病例，反应性包壳非常薄，肿瘤组织可直接侵入肌肉，脂肪等组织。肿瘤组织通常是实质性，颜色呈褐黄色，质软，由血管及纤维组织组成，伴有出血。瘤内出血，囊性变及坏死相当常见。瘤腔的内壁凸凹不平。肿瘤可以累及滑膜组织，关节囊，韧带及肌腱等，肿瘤偶有沿着软组织侵及关节的对侧骨，如胫骨骨巨细胞瘤侵犯腓骨，桡骨远端骨巨细胞瘤侵及尺骨及腕骨等。

2. 镜下观察　组织学检查应选取保存完好的肿瘤区域，而不是出血、坏死及纤维化的部位，对一般临床检查来说，无须电镜及特殊染色。骨巨细胞瘤组织富含细胞，由圆形，椭圆形或纺锤形的单核基质细胞和弥散分布的多核巨细胞组成，单核基质细胞核大，核膜清楚，核一般呈中心位，胞质较少。细胞界限不太清楚，细胞间物质也较少。可见核分裂象。基质细胞的数量、大小、形态等在不同肿瘤以及在同一肿瘤的不同部位可有所不同，因此病理医生常按照以基质细胞表现为主的镜下变化，将骨巨细胞瘤分级。多核巨细胞（multinuleated giant cell，MGC）分布在基质细胞（stromal cell，STC）之间，直径为 30~50um 不等。细胞核多聚集在细胞中央，数目可达数十个甚至上百个。巨细胞胞质内常有空泡出现。间质血管丰富，有时血管壁或血管腔内可见肿瘤细胞。有人认为血管浸润是发生转移的原因之一。多核巨细胞是骨巨细胞瘤的特征性成分，但许多骨病变中都有多核巨细胞，如孤立性骨囊肿、动脉瘤性骨囊肿、非骨化性纤维瘤、纤维异样增生症、骨化性纤维瘤、软骨母细胞瘤、软骨黏液样纤维瘤、成骨细胞瘤等。因此，要诊断骨巨细胞瘤，必须综合临床，X 线和病理三方面资料，排除其他含巨细胞的病变。肿瘤内，有时可见有些基质细胞变为梭形并产生胶原，这些区域相当于肉眼所见的瘤内纤维隔膜。如果肿瘤内有大片致密的胶原纤维形成，应考虑是否有恶性变，放射治疗后或植骨后复发。肿瘤本身并不成骨，但有时可见骨样组织，有可能为反应性新骨形成，纤维性间质的骨性化生或病理性骨折后形成的骨痂。

Campanacci 等结合影像学表现和组织学基质细胞异型性进行分级。Campanacci 的影像学分级 Ⅰ、Ⅱ、Ⅲ级，Ⅲ级属于恶性肿瘤的范畴，最常见于骨巨细胞瘤放疗后的肉瘤变。70% ~80% 的骨巨细胞瘤属影像学分级的 Ⅱ级，10% ~15% 属 Ⅰ级；10% ~15% 属Ⅲ级。这种分级对指导外科治疗是很有帮助的。

Campanacci 的分级系统：

Ⅰ级（静止、非活跃）此级约占骨巨细胞瘤的 10%，临床症状轻微或没有，病程平稳。X 线显示有薄的，完整的骨皮质包裹肿瘤。溶骨性破坏局限于成熟骨构成的骨壳内，有膨胀性改变。同位素浓集中等程度，并限于病灶内。血管造影显示血运不丰富。组织学上呈 Ⅰ ~Ⅱ级，有时可有大片坏死或纤维化。

Ⅱ级（活跃）此级最多，临床症状明显，但临床过程较平稳，没有快速发展表现。X 线显示溶骨性破坏，边界不清楚。皮质骨破坏，但肿瘤限于薄层反应骨内。同位素扫描显示，肿瘤及周围组织有同位素浓集。血管造影显示肿瘤血运丰富，组织学分级通常在 Ⅱ级。

Ⅲ级（侵袭性）此级约占原发骨巨细胞瘤的 20% 以下。但在复发的骨巨细胞瘤更多见。临床症状与恶性肿瘤相似，病情进展迅速，病理骨折多见。X 线显示溶骨性破坏，边界不清，骨皮质破坏，甚至消失。肿瘤突破骨皮质形成软组织内肿块。同位素广泛浓集于肿瘤及肿瘤周围区。广泛的肿瘤及肿瘤外血管形成。组织学分级在 Ⅱ级或Ⅲ级。

（四）诊断及鉴别诊断

根据患者病史，结合临床及影像学检查，诊断相对容易。常与以下疾病相鉴别：

1. 动脉瘤样骨囊肿　多数发生于 20 岁以下青少年，发病部位多位于近骨端的骨干部，一般不累及骨骺，也可表现为偏心性膨胀性骨质破坏，但与骨巨细胞瘤相比前者的"偏心性"表现得更为显著。MRI 检查表现为骨破坏区包绕薄层低信号骨壳，病灶呈单囊或分叶状，膨胀明显，可于骨皮质断端在骨外膜与骨皮质间向远处延伸。

2. 骨囊肿　好发于 10 ~15 岁年龄组，多见于干骺端或骨干，病灶呈卵圆形，长轴与骨长轴一致，相邻皮质多轻度膨胀变薄，膨胀性不如骨巨细胞瘤明显，一般不超过干骺端宽度，各别病例膨胀较明显。囊壁多光滑整齐，边缘轻度硬化，肿瘤实质密度均匀，可见到液平面。伴有骨折时，则可见到液 - 液平面。

3. 骨纤维异常增殖症　可发生于任何骨骼，常伴有腰臀大腿等部位皮肤色素沉着，少数骨骼受损严重患者有性早熟，绝大多数为女性。病灶可单发，也可多发。单发病灶分局限性、广泛性两种，局限性者病变限于一处，广泛者侵犯长骨一段或大部。典型病灶呈膨胀性骨破坏，为磨砂玻璃状，骨皮质变薄，病变周围界限清楚，无骨膜反应。多发性侵犯数骨，多偏于一侧肢体，发病部位以股骨、胫骨、腓骨、髂骨较多，双侧受累者并不对称，髂骨病灶常保留骨纹理，四肢长骨髓腔骨纹理常消失，皮质变薄消失，呈磨砂玻璃状，常并发骨骼弯曲变形、病理性骨折。CT 表现为略低于肌肉软组织密度和磨砂玻璃样钙质密度。

（五）治疗及预后

手术治疗是目前最有效的治疗方式，理想的手术是彻底清除肿瘤的同时，又保存了正常的骨结构和关节功能。外科治疗的选择是根据肿瘤的分期、部位、年龄及患者的病情评估特点。然而，彻底刮除及局部辅助疗法是治疗首选。下述情况应采用刮除术：所有 Ⅰ级，多数 Ⅱ级的病灶，残存骨能够承受机械应力，并且瘤段截除是不适合的或者功能损害很大的情况下（如脊椎部位）。节段性截除（瘤段切除）的指征为：部分 Ⅱ级及多数Ⅲ级的病例；肿瘤已经广泛破坏病变骨；有病理骨折发生；病变位于非重要的骨骼。瘤段切除应广泛，包括反应性骨壳周围组织。截肢术指征：恶性骨巨细胞瘤或明显恶变，侵及软组织广泛者。对于不能接受手术者，可考虑放疗，放疗也可作为防止术后复发的一种辅助治疗。化疗一般不敏感，临床很少采用。

骨巨细胞瘤是一种多变而又非常不典型的肿瘤。病程与其病理学表现存在一定的关系，因手术切除不彻底，多数 3 年复发。部分发生肺转移，但转移者仍有可能生存很长时间或痊愈。骨巨细胞瘤肉瘤样恶变多见于以下情况：

（1）虽经手术和放疗，但在其原手术区域或放疗区域复发或恶变者。

（2）手术切除术后复发，而未行放疗者。

（3）发恶变，骨巨细胞瘤未行治疗。

（关格格）

参考文献

［1］赫捷．临床肿瘤学［M］．北京：人民卫生出版社，2016．

［2］李进．肿瘤内科诊治策略［M］．上海：上海科学技术出版社，2016．

［3］李少林，周琦．实用临床肿瘤学［M］．北京：科学出版社，2016．

［4］周际昌．实用肿瘤内科治疗［M］．北京：北京科学技术出版社，2016．

［5］罗荣城，李爱民．肿瘤生物治疗学［M］．北京：人民卫生出版社，2015．

［6］强福林，杨俐萍，葛艺东．临床肿瘤学概论［M］．北京：科学出版社，2016．

［7］李少林，吴永忠．肿瘤放射治疗学［M］．北京：科学出版社，2016．

［8］周瑾．新编肿瘤微创治疗与护理［M］．北京：化学工业出版社，2016．

［9］高社干，冯笑山．肿瘤分子靶向治疗新进展［M］．北京：科学出版社，2016．

［10］曹军．常见恶性肿瘤并发症的介入治疗［M］．上海：上海交通大学出版社，2016．

［11］李桂源．现代肿瘤学基础［M］．北京：科学出版社，2015．

［12］于世英，胡国清．肿瘤临床诊疗指南［M］．北京：科学出版社，2017．

［13］刘连科．实用食管肿瘤诊疗学［M］．北京：科学出版社，2015．

［14］张霄岳．赵娟，杜亚林．消化系统肿瘤新治［M］．北京：中医古籍出版社，2016．

［15］万德森．临床肿瘤学［M］．北京：科学出版社，2016．

［16］吴凯南．实用乳腺肿瘤学［M］．北京：科学出版社，2016．

［17］茅国新，徐小红，周勤．临床肿瘤内科学［M］．北京：科学出版社，2016．

［18］魏少忠．结直肠癌多学科综合诊疗［M］．北京：人民卫生出版社，2016．

［19］韩俊庆．临床肿瘤学指南［M］．济南：山东科学技术出版社，2016．

［20］苏敏，马春蕾．血液与肿瘤［M］．北京：人民卫生出版社，2015．

［21］于世英，胡国清．肿瘤临床诊疗指南［M］．北京：科学出版社，2017．

［22］张一心，孙礼侠，火旭东．临床肿瘤外科学［M］．北京：科学出版社，2016．